医学机能学
实验教程

（2024年）

主　编 ⊙ 陈　健　周寿红　祝宁侠

副主编 ⊙ 辛　敏　卢慧玲　李勇文　庞勇军

涂　剑　李　鑫　张小玲

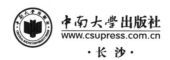
中南大学出版社
www.csupress.com.cn

·长沙·

U0344181

图书在版编目(CIP)数据

医学机能学实验教程／陈健，周寿红，祝宁侠主编.
—长沙：中南大学出版社，2024.1
ISBN 978-7-5487-5662-0

Ⅰ. ①医… Ⅱ. ①陈… ②周… ③祝… Ⅲ. ①实验
医学－高等学校－教材 Ⅳ. ①R-33

中国国家版本馆 CIP 数据核字(2024)第 013238 号

医学机能学实验教程
YIXUE JINENGXUE SHIYAN JIAOCHENG

陈　健　周寿红　祝宁侠　主编

□出 版 人	林绵优
□责任编辑	陈　娜
□责任印制	李月腾
□出版发行	中南大学出版社
	社址：长沙市麓山南路　　　邮编：410083
	发行科电话：0731-88876770　　传真：0731-88710482
□印　　装	长沙印通印刷有限公司

□开　　本　787 mm×1092 mm　1/16　□印张 24.75　□字数 610 千字
□互联网+图书　二维码内容　字数 3.2 千字
□版　　次　2024 年 1 月第 1 版　　□印次 2024 年 1 月第 1 次印刷
□书　　号　ISBN 978-7-5487-5662-0
□定　　价　86.00 元

图书出现印装问题，请与经销商调换

编委会

◇ 主 编

陈 健 周寿红 祝宁侠

◇ 副主编

辛 敏 卢慧玲 李勇文 庞勇军 涂 剑

李 鑫 张小玲

◇ 编 者 (以姓氏拼音为序)

陈 健 陈玲琳 陈毅飞 戴支凯 郭艳红

黄文君 李 波 李 鑫 李勇文 廖维勇

卢慧玲 卢 珺 吕 良 马玉香 庞勇军

彭慧敏 容明智 宋梦微 苏 敏 谭 兵

田 晶 涂 剑 王 娟 王 睿 王 勇

韦京辰 吴建朝 吴秋慧 吴 振 辛 敏

闫建国 于 丹 贠可力 张玲莉 张文婷

张小玲 张羽飞 周立华 周寿红 祝宁侠

◇ 秘 书

于 丹

前言

FOREWORD

医学机能学实验是高等医学院校适应新时代课程改革，由生理学、病理生理学和药理学这三门课程的实验整合而成的一门实验课程，主要是运用实验手段研究正常人体功能及其影响因素，以及疾病和使用药物状态下的机体功能变化及其机制。医学机能学实验将在生理、病理生理、药理三个不同研究层面上对教学内容进行有机组合和优化，着重从实践训练入手，突破传统分割式教学格局，将相关内容贯通穿插，培养学生融会贯通理论知识的能力、实验操作和观察的能力、综合分析实验结果的能力，以启发学生思维、培养创新精神和创新意识，改善知识结构。

随着医学学科的飞速发展，实验教学中出现了一批更具有先进性和实用性的新内容，实验教学的形式和手段也发生了根本性变化。医学机能学实验的教学对实验室的设备、环境以及师资的要求也越来越高，因此为了提高医学机能学实验的教学水平，编写一本结构严谨、内容丰富、实用性强、具有特色的医学机能学实验教材有十分重要的现实意义。本教材的内容包括医学机能学实验基础知识、基本实验技能、经典验证性实验、综合性实验、设计性实验、探索性实验以及人体机能学实验。本教材强调"以学生为主体"的教学理念，提倡混合式教与学的实验教学方法，夯实学生的基础知识，促进生理学、病理生理学和药理学知识的融合，培养学生分析问题、解决问题的能力及创新和动手的能力，充分调动学生的主观能动性。

本教材的编写得到了我校领导及相关部门的大力支持，谨此表示衷心感谢。由于编者水平有限，教材内容涉及多个学科，尽管本教材经过编委会多次研讨与修改，但其中的缺点与不足还是在所难免，恳请各位同仁和读者不吝赐教，提出宝贵意见，我们会在重印和再版时修订。

陈　健　周寿红　祝宁侠
2024 年 1 月 2 日

目录

CONTENTS

● 第二篇　医学机能学实验各论

第三篇 医学机能学科研

附 录

第一篇

医学机能学实验基础知识与技能

第一章　绪　论

第一节　医学机能学实验概述

医学机能学实验基于生理学、病理生理学以及药理学实验课程的核心内容，是一门研究生物体正常机能、疾病发生机制和药物作用规律的实验性科学。近年来，随着高等教育的发展和医学教育的改革，尤其是实验教学改革的深入发展，在传统教学模式之下，学生综合分析问题等能力以及创新力等医学素养都很难得到提高，难以满足当代医学生综合素质能力培养的基本要求，同时也难以顺应新形势下各学科融合发展的大趋势。为解决这一难题，诸多院校设立了机能学实验中心，综合开展基于生理学、病理生理学和药理学实验的医学机能学实验教学。

医学机能学实验源自生理学、病理生理学和药理学，继承了这三门实验课程的核心内容，并强调各学科之间的交叉融合，更注重对新技术的应用和学生创新能力的培养。发展至今，医学机能学实验正历经改革，以实现逐步适应现代教学的发展目标。对此，各医学院校专门设立独立的医学机能学实验教研室，配置相关专业的实验教师，成立专业的机能实验中心。为有效开展医学机能学实验教学，院方为其实施独立的学分制，创建了综合日常考勤、考试成绩、动手操作能力以及实验设计等多元化的考核方式，使得考核结果更具全面性、科学性、合理性和规范性，亦加强了学生运用理论知识解决实际问题的能力以及个人创新能力。现今，医学机能学实验教学内容与培养形势日趋完善，教学内容方面大都是由基础理论知识、基本实践操作以及单元类型实验等组成，以基础理论知识为出发点，结合基本实践操作，再根据具体的单元类型实验内容综合学生基础理论和基本实践，使学生在掌握理论知识的基础上提高实践能力。同时，设计性实验是在开展综合性实验基础上进行的开放性实验教学，是进行医学机能学实验教学的重要内容。相对于常规的实验来说，设计性实验可在较大程度上提高学生主动性与积极性，开阔学生眼界以及提高学生综合素质能力。

为更好地适应社会的发展，满足教学的需求，医学机能学实验教学在改革发展中还需不断进行探索、研究和完善。在综合分析医学机能学实验教学的现状和组建高素质的机能学实验教师队伍的基础上改善教学内容并丰富教学模式，加强设计性实验操作，并积极进行教师之间的交流工作，才能更好地进行医学机能学实验教学，促进医学机能学实验教学的可持续发展。

（陈健）

第二节 医学机能学实验的教学目的与实验基本要求

医学是一门实验性科学，是对生物功能的了解、疾病发生机制的探讨和药物作用规律的掌握，而各种医学知识无不来源于医学实验，即医学实验是医学研究的基本方法。因此，在学习医学课程时应特别重视实验教学。医学机能学实验作为医学实验教学的重要组成部分，教学目的与实验基本要求包括以下内容。

一、基本理论知识

(1)掌握医学机能学实验教学的目的、意义和要求。

(2)掌握实验动物的概念、给药方法、麻醉方法及局部手术等知识，了解实验动物的种类、试剂配制等基本知识。

(3)掌握医学机能学实验报告的写作要求、实验设计原理与数据处理等基本知识。

(4)熟悉医学机能学实验常用仪器的基本原理、构造以及使用方法。

二、基本技能

(1)掌握医学机能学实验常用仪器和手术器械的使用方法，包括分光光度计等仪器和各类手术器械。

(2)掌握医学机能学实验常用溶液、麻醉药品等的配制和用量，以及各类抗凝剂的作用原理和使用方法。

(3)掌握动物实验的基本操作技术，内容包括家兔等动物的捉拿、给药、处死方法和相关手术操作。

三、培养基本素质

通过科学实验的实践活动，学习和掌握医学机能学实验的基本技能和基本操作，培养动手能力，并通过实验实践来认识人体及其他生物体的正常功能、疾病发展机制及药物作用等的基本规律。同时，树立良好的职业道德、无私奉献的医者精神和严谨、实事求是的科学作风，并完善发扬集体主义精神和团队合作开展卫生服务工作的观念。

（祝宁侠）

第三节 医学机能学实验报告的意义、内容与要求

一、撰写医学机能学实验报告的意义

实验报告是为检验某一种科学研究活动中的科学理论或假设，通过对实验中的各类现象进行观察、分析以及综合判断，同时如实地记录实验操作全过程和实验结果，最后以文

字形式呈现的书面材料。医学是一门研究人类健康和疾病的科学，其最终目的是防治人类疾病、提高健康水平并提供技术、方法和手段。同时，获取医学知识的直接途径是对人体生命活动现象的观察研究和开展动物实验。但因诸多人类生命活动现象无法直接在人体上进行研究，于是选用动物进行实验观察和研究以获取医学知识，所以从严格意义上说，医学本身就是一门实验科学。因而，在进行医学机能学实验过程中，实事求是地撰写实验报告是不可或缺的重要环节。学生通过书写实验报告，将医学机能学实验理论知识和操作技能进行全面整合，能加深对理论知识的理解以及提高实验动手能力，同时也能锻炼自身的逻辑归纳能力、创新能力、综合应用能力以及文字表达能力，为今后的科研实验设计和论文写作打下坚实基础。

二、医学机能学实验报告的内容与要求

医学机能学实验报告主要由实验名称、实验目的、实验原理、实验设备、受试对象、实验内容和步骤、实验结果、实验讨论以及实验结论等构成。其具体要求如下。

（一）实验名称

实验名称即实验题目，要用最简练的语言反映该实验的内容，应力求具体、确切和精练简明。

（二）实验目的

实验目的是指通过该实验要证实的论点或者研究内容，以及实验人员在实验过程中应掌握的实验技术和仪器使用方法等。

（三）实验原理

实验原理是开展该实验依据的理论知识，是实施该实验方案的可行性理论依据。其表现形式包括文字描述、计算公式以及相关的化学反应方程式等。

（四）实验设备

实验设备包括开展该实验所需要用到的实验动物、药品以及对环境的要求。

（五）受试对象

在医学机能学实验中，受试对象主要是家兔、大鼠、小鼠等动物。注意应记录实验动物的种属、年龄、性别、体重以及健康状态等。

（六）实验内容和步骤

这是医学机能学实验报告中的重要内容。从理论出发，结合实验操作，应抓住重点，具体阐明实验操作依据的何种理论知识或者操作方法，再依次简明扼要地阐述该实验的主要操作步骤。必要时，还应该画出实验流程图，再配以相应的文字说明。

（七）实验结果

实验结果是对实验过程中出现的各种实验现象的描述，以及对实验数据的处理等，是实验报告中最为重要的组成部分。对于实验结果的表述，主要有以下三种方法。

1. 文字叙述

用准确的专业术语客观地描述实验现象和结果，做到系统化、条理化，同时文字描述应精练，尤其注意规范名词的使用。

2. 表格形式

用表格的方式使实验结果突出、清晰，便于相互比较，表格形式为三线表。

3. 图形式

坐标图形式可包括柱状图、波形图等。使用坐标图形式显示实验结果时，应同时做好图示说明，并注意计量单位的使用。

实验结果的显示方式是多元化的。针对不同类型的实验，我们可以选择多种形式对实验结果进行阐述，力求将实验过程中观察或记录到的实验现象真实、准确、详细地记录。

（八）实验讨论

实验讨论是指运用所掌握的理论知识，通过分析思考，尝试对实验中出现的现象及结果作出解释。实验讨论要围绕实验结果展开，要求实事求是、有根有据、符合逻辑。如果在实验过程中出现非预期的结果，应考虑并分析其可能发生的原因，并体现在实验报告中。

（九）实验结论

实验结论是从实验结果和分析结果中归纳出的一般性的概括性判断，也就是对该实验所验证的基本概念、原则或理论的简明总结。它应当用最精辟的语言进行高度概括，力求简明扼要，一目了然。注意，实验结论中不应罗列具体结果，也不要将实验中未得到充分证实的理论分析写进实验结论。

学生应根据实验室规定使用统一的实验报告用纸和规范的撰写格式进行实验报告的书写，按照相应指导教师的要求按时完成实验报告，以方便指导教师评阅。同时，学生应秉持严肃认真的态度，书写实验报告内容时应做到文笔简练、条理清晰、观点明确。

（周寿红）

第四节　医学机能学实验室规则

实验室是教学、科研的重要基地，实验室工作人员要强化全心全意为教学、科研服务的意识，具有高度的责任感和严谨的工作作风，遵守实验室的各项规章制度。依照医学机能学实验室管理方法条例，相关医学机能学实验室规则管理如下：使用实验室仪器设备时要严格遵守操作规程；未经批准，任何人不得将仪器设备带出实验室或外借。如确需外借，必须事先按照学院仪器设备管理规定办理有关手续后方可借出。实验人员从事实验工作时要做到安全、文明，切实做好实验室"三防"工作，保持实验室内空气流通、环境安静、整洁、卫生。同时，医学机能学实验室是进行实验课的主要场所，学生进行实验课时须遵守以下规则。

（1）学生实验前须认真预习实验，明确实验内容、实验目的、实验原理、基本操作规程、技术要点以及注意事项。

（2）学生进入实验室，须着白大褂，保持高度的组织性和纪律性，保持实验室干净整洁。

（3）实验过程中，学生应服从指导教师安排，合理分工和分配时间，严格按实验步骤顺序进行操作，仔细观察实验现象并收集整理实验信息与结果，中途不得擅自离开实验室。

（4）学生应正确使用仪器设备，严格按仪器操作规程进行操作。如因违规操作造成实验结果延误或失败，则应追究当事人责任。

（5）学生须爱护公物，严禁随意踩踏桌椅和墙面。不得将实验仪器设备、器材、动物等带出实验室。

（6）实验完毕时，学生须认真清洗器皿、整理仪器、清点器械，并打扫好实验室卫生。离开实验室须关水关电，经指导教师检查许可后方能离开。同时，根据指导教师要求，认真书写实验报告，按时交实验报告。

（周寿红）

第二章 实验动物概述

第一节 医学机能学实验常用动物

根据医学机能学实验动物选择原则，常用动物可分为小鼠、大鼠、豚鼠、家兔、犬等哺乳动物和青蛙、蟾蜍等两栖动物两大类。

一、小鼠

小鼠属于哺乳纲、啮齿目、鼠科、小鼠属动物。在哺乳类实验动物中，由于小鼠体小，饲养管理方便，易于控制，生产繁殖快，研究最深，有明确的质量控制标准，已拥有大量的近交系、突变系和封闭群，因此在各种实验研究中，用量最大，用途最广。同时经长期定向培育，已有许多特殊的小鼠品种，可复制多种疾病模型，研究范围可涉及心血管疾病、肿瘤感染性疾病、老年医学和免疫学等相关研究。而医学机能学实验常用品种是昆明小鼠，不同地饲养的昆明小鼠封闭群的生长发育与繁殖性能存在一定差异，但共同的特点是它的抗病力和适应力很强，繁殖率和成活率高；同时它的价格便宜，占我国生物医学动物实验小鼠总用量的 70% 左右。

二、大鼠

大鼠属于哺乳纲、啮齿目、鼠科、大鼠属动物。实验用大鼠（laboratory rats）是褐家鼠的变种，原产于亚洲中部。其毛色纯白，头面尖突，尾部较长，有环状角质鳞片。安静环境下性格温顺、易捕捉，受惊时易怒、易咬人。大鼠在医学机能学实验中的用量仅次于小鼠。由于大鼠无胆囊，胆总管括约肌的阻力较少，肝脏分泌的胆汁通过胆总管进入十二指肠，并受十二指肠端括约肌的控制，可进行消化功能研究。大鼠的心血管系统对药物敏感性高，适用于药物对心血管作用的研究。此外，大鼠的垂体-肾上腺系统功能发达，应激反应灵敏，常用于内分泌功能实验。

三、豚鼠

豚鼠属哺乳纲、啮齿目、豚鼠科、豚鼠属动物，又名天竺鼠、葵鼠等。其身体紧凑、短粗，头大颈短，无尾，具有小的花瓣状耳朵且位于头顶的两侧，小三角形嘴，四肢短小。豚鼠习性温顺，胆小易惊，喜群居，嗅觉、听觉较发达，故受惊时易流产。由于致敏的豚鼠再次接触抗原会引起支气管平滑肌收缩甚至死亡的急性反应，因而豚鼠适合用于研究速发型过敏性呼吸道疾病。豚鼠耳壳大，存在明显的普赖厄反射(又称听觉耳动反射)。其耳蜗对声波极为敏感，特别是对 700~2000 Hz 的纯音最敏感，所以常用于听觉和内耳疾病的研究，如噪声对听力的影响、耳毒性抗生素的研究等。

四、家兔

家兔属哺乳纲、啮齿目、兔科、穴兔属动物。家兔性情温顺，胆小怕惊、怕热、怕潮，繁殖力强、多胎多产。其耳缘静脉明显，便于给药和取血，是机能学实验教学中应用最多的动物之一。家兔颈部神经血管和胸腔的特殊构造，很适合做急性心血管实验，如采用直接法记录颈动脉血压、中心静脉压，采用间接法测量冠脉流量、心输出量、肺动脉和主动脉血流量等。家兔体温变化十分灵敏，最易产生发热反应，发热反应典型、恒定，因此常选用家兔进行致热源检测、发热的研究。此外，常选用家兔做失血性休克、肠毒素休克、微血管缝合、离体肠段和子宫的药理学实验、阻塞性黄疸实验、眼睑闭合不全球结膜和肠系膜微循环观察实验、卵巢和胰岛等内分泌实验以及进行离体兔耳和兔心的各种分析性研究等。

五、犬

犬属哺乳纲、食肉目、犬科、犬属动物。犬有非常灵敏的听觉和嗅觉，但视力较差。实验用犬品系主要是比格犬，其亲近人，温驯易捕，对环境适应力强，抗病力强，性成熟早，体型小，易于实验操作，且遗传性能稳定优良。犬的消化系统发达，内脏结构与人相似，可用于胃肠蠕动及消化液的分泌等研究。同时，犬的神经、血液循环系统发达，适合做失血性休克、弥漫性血管内凝血、脂质在动脉中的沉积、急性肺动脉高压、脊髓传导实验及大脑皮质定位实验、条件反射实验等。此外，犬被广泛应用于各方面外科实验的研究，如心血管外科、脑外科、断肢再植、器官和组织移植等。

六、青蛙和蟾蜍

青蛙和蟾蜍属两栖纲、蛙类、无尾目动物，青蛙属蛙科，蟾蜍属蟾蜍科。在医学机能学实验中，因为蛙类动物离体的心脏仍可有节奏地搏动较长时间，利用这一功能可进行生理学、药理学实验，常选用蛙类心脏进行实验。蛙类的腓肠肌和坐骨神经可以用来观察外周神经功能及药物对神经运动终板的影响。蛙类的腹直肌还可以用于鉴定胆碱能药物。蛙类还常用来做脊休克、脊髓反射、反射弧的分析实验。此外，因其卵子较大，适宜进行卵子发育研究，临床检验上常用蛙类做妊娠诊断实验。

第二节　实验动物的选择原则

实验研究成功的关键，就是要选择针对实验目的和要求的合适的种属、品系与个体。所选择的动物不同，实验结果可能会有很大差异。实验动物的选择一般遵循以下原则。

一、选用与人的机能、代谢、结构及疾病特点相似的实验动物

医学实验研究的最终目的是解决人类疾病问题，所以实验动物应与人类结构更接近或

者相似。而一般来说，动物等级越高，进化程度越高，反应就越接近人类。例如，狒狒、猩猩、猴等灵长类动物是与人类最相似的动物，但是这类动物难获取，价格高昂，饲养条件要求严格，故实际选择上会退而求其次。

二、选用遗传背景明确、生物性状稳定的动物

使用经遗传学、微生物学、营养学、环境卫生学的控制而培育出的标准实验动物进行实验，动物实验的结果才可靠、有规律，并得出正确的结论。故一般不选用杂种动物或者普通动物。

三、选用符合实验目的和要求的动物

即满足特异性原则，选用解剖和生理特点符合实验目的与要求的实验动物。

四、选择对实验处理敏感的品种品系实验动物

不同种系的实验动物可能对同一实验条件的敏感性不同，故选用最敏感的种系作为受试对象，以便获得更显著的实验结果。

五、选用人畜共患疾病的实验动物

有些病因可对人和动物都造成类似的疾病，故选择人畜共患疾病的实验动物有利于制备人类疾病动物模型，进而在动物模型上进行疾病研究。

六、考虑伦理道德和"3R"原则

现代动物实验必须考虑伦理道德与"3R"原则。从理性角度出发更好地保护实验动物，动物学家 W. M. S. Russell 和微生物学家 R. L. Burch 提出了"3R"原则。"3R"原则是指用替代(replacement)、减少(reduction)、优化(refinement)等原则来解决实验动物的伦理问题。这个原则被大部分科学家所接受，经过数十年的发展，具体内容如下。

(一)替代

替代原则是指用低等动物替代高等哺乳动物，或不使用动物也可以达到实验目的。常用的替代方法有相对替代法和绝对替代法。前者指可用离体细胞、组织或器官代替实验动物，后者指使用计算机模型等其他手段达到与动物实验相同的目的。

(二)减少

减少是指如果某一研究方案中必须使用实验动物，同时又没有可替代的选择方法时，则应尽量减少实验动物的使用数量，但必须保证实验的质量和正确的实验结果。

(三)优化

优化是指在符合科学原则的基础上，改善动物饲养条件，优化实验操作，尽量减少实验过程中对动物造成的伤害和疼痛。

七、实验动物的个体选择原则

(一)年龄和体重

应根据实验目的选用适龄动物,年幼的动物一般比成年动物敏感,故急性实验常选用成年动物,慢性实验一般选用年幼一点的动物。同时,在合格的饲养条件下,小型实验动物的年龄是可以按体重来估计的。

(二)性别

实验证明,不同性别对同一致病刺激的反应不同。如实验对性别无特殊要求时,选用雌雄各半;若已证明无性别影响时,亦可雌雄不限。

(三)生理状态

在选择个体时,应考虑动物的特殊生理状态,如妊娠、哺乳期等,因为此时机体反应性变化很大。

(四)健康状况

健康状况差的动物不能用来做实验,会对实验结果产生影响。通常根据下面几个方面判断实验动物的健康状况。

(1)总体情况:发育完好,食欲良好,反应灵敏,运动自如。
(2)头部:呼吸均匀,眼、鼻、口无分泌物流出,呼吸均匀,瞳孔清晰,不打喷嚏。
(3)皮毛:柔软有光泽,无脱毛、蓬乱现象,皮肤无感染症状。
(4)腹部:无膨大,肛门区无稀便及分泌物。
(5)外生殖器:无损伤、分泌物及脓痂。
(6)爪趾:完好、无溃疡及结痂。

第三节　实验动物的伦理与动物福利

动物实验研究为人类健康事业的发展做出了不可磨灭的贡献,为保护动物资源,世界各国制定了《动物保护法》,我国也于1988年颁布了《实验动物管理条例》。医学机能学实验会涉及很多动物,身为医学人员,更应该从伦理道德方面认真对待动物福利。

动物实验的伦理要求应充分考虑动物的利益,善待动物,防止或减少动物的应激、痛苦和伤害,尊重动物生命,制止针对动物的野蛮行为,采取痛苦最少的方法处置动物。实验动物项目要保证从业人员的安全。动物实验方法和目的符合人类的道德伦理标准和国际惯例。

动物福利一般指动物(尤其是受人类控制的)不应受到不必要的痛苦,即使是供人用作食物、工作工具、友伴或研究需要。这个立场是基于人类所做的行为需要有相当的道德情操,而并非像一些动物权益者将动物的地位提升至与人类相当,并在政治及哲学方面追寻更大的权力。实验动物福利就是让实验动物在康乐的状态下生存,其标准包括实验动物无任何疾病、无行为异常、无心理紧张压抑和痛苦等。

动物福利概念由以下五个基本要素组成。

(1)生理福利,为动物提供干净的饮水和维持健康和精力所需要的食物,使之不受饥渴之苦。

(2)环境福利,也就是提供适宜的栖息场所给动物,使之能够休息和睡眠,不受困顿之苦。

(3)卫生福利,主要是预防疾病和及时治疗患病的动物,使之不受伤病之苦。

(4)行为福利,为动物提供足够的活动空间和设施,应保证动物表达天性的自由。

(5)心理福利,保证提供良好的处置和条件,即减少动物恐惧和焦虑的心情。

第四节 常用动物基本状况的判断

一、动物年龄的判断

(一)小鼠

小鼠日龄与体重的关系见表2-4-1。

表 2-4-1 小鼠日龄与体重的关系

日龄/天	体重/g	日龄/天	体重/g
10	4	70	25
20	8	80	27
30	14	90	28
40	18	100	30
50	22	120	30
60	24		

(二)大鼠

大鼠日龄与体重的关系见表2-4-2。

表 2-4-2 大鼠日龄与体重的关系

日龄/天	体重/g	日龄/天	体重/g
20	18	140	216
40	40	160	228
60	80	180	240
80	130	200	250
100	165	320	260
120	195		

(三)豚鼠

豚鼠日龄与体重的关系见表2-4-3。

表2-4-3　豚鼠日龄与体重的关系

日龄/天	体重/g	日龄/天	体重/g
初生	60~80	60	240~300
7	100~120	90	330~400
20	150~200	120	400~470
30	170~220	180	520~600

(四)兔

兔日龄与体重的关系见表2-4-4。

表2-4-4　兔日龄与体重的关系

日龄/天	雄性体重/g	雌性体重/g	日龄/天	雄性体重/g	雌性体重/g
30	510	530	210	3200	3510
60	1180	1170	240	3400	3990
90	1710	1790	270	3500	4240
120	2380	2370	300	3630	4380
150	2650	2880	330	3660	4460
180	2890	3150	360	3730	4550

(五)犬

犬月/年龄与体重的关系见表2-4-5。

表2-4-5　犬月/年龄与体重的关系

月龄/月	牙齿特点	年龄/岁	牙齿特点
<2	仅有乳牙	1	牙长齐,洁白光亮
2~4	更换门牙	2	下门齿尖突部分磨平
4~6	更换犬齿	3	上下门齿尖突大部分磨平
6~10	更换臼齿	4~5	磨损部呈斜面并发黄

二、动物性别的判断

(一)哺乳动物

哺乳动物的性别判断见表 2-4-6。

表 2-4-6 哺乳动物的性别判断

性别	体型	性征	其他
雄性	体大,躯干前部较发达	生殖孔处可见性器官,有时可见睾丸	肛门离外生殖器较远
雌性	体小,躯干后部较发达	可见明显的乳头	肛门离外生殖器较近

(二)蟾蜍和青蛙

雄性青蛙脚蹼上有吸盘也叫作婚姻纽,头部两侧有鸣囊,叫的时候会鼓起来,下颚较松,雌性青蛙没有鸣囊且下巴较紧,故雌性青蛙也不会鸣叫;雄性青蛙的皮肤颜色较鲜艳,体型较雌性大。

第五节 常用动物生理指标的参考值

医学机能学实验中常用动物的主要正常生理指标见表 2-5-1。

表 2-5-1 医学机能学实验中常用动物的主要正常生理指标

动物种类	体温/℃	脉搏频率/(次·min⁻¹)	血压/mmHg	呼吸频率/(次·min⁻¹)	红细胞数/(10⁶)⁻¹	血红蛋白/(g·100 mL⁻¹)	红细胞直径/μm
小鼠	38.0	485	147	128.6	9.3	12~16	5.5
	37.7~38.7	422~549	133~160	118~139	9.2~11.8		
大鼠	38.2	344	107	85.5	8.9	15.6	6.6
	37.8~38.7	324~341	92~118		7.2~9.6		
豚鼠	38.5	287	75~90	92.7	5.6	11~15	7.0
	38.2~38.9	397~350		66~120	4.5~7.0		
兔	39.0	205	89.3	51~38	5.7	11.0~15.6	7.0
	38.5~39.5	123~304	59~119		4.5~7.0		
犬	38.5	70~120	155	10~30	6.3	8~13.8	6.0
	37.5~39.0				6.0~9.5		

(周寿红)

第三章　医学机能学实验常用仪器、器械及使用方法

生物信号采集与处理系统是指构建在计算机基础之上的实时信号采集处理系统。对计算机生物信号采集与处理系统、分光光度计及动物呼吸机等常规实验仪器的了解和熟练使用，以及常用实验器材及手术器械的正确使用，是今后完成机能学实验必须具备的基本技能。

第一节　生物信息采集与处理系统

生物信息采集与处理系统是研究生物机能活动的主要设备和手段之一。生物信号种类繁多，一般分为两类，一类为电信号[如脑电、眼电、心电、肌电及细胞电活动(动作电位、静息电位)]，一类为非电信号(血压、呼吸、心音、体温、脉搏及肌肉收缩等)。

生物信息采集与处理系统是由计算机、前置放大器、数据采集卡组成的4通道生物信号放大、采集显示、记录与数据处理系统。通过该系统可以探测到实验动物机体和离体器官中的生物电信号以及张力、压力、温度等非生物电信号的波形，从而对实验动物在不同的生理、病理或药理实验条件下的机能变化加以记录、处理与分析。国内常用的生物信息采集处理系统有 BL-420、PcLab、PowerLab 等型号，现以 BL-420 生物机能实验系统(以下简称 BL-420 系统)为例介绍其基本原理和使用操作方法。

一、BL-420 系统介绍

BL-420 系统是通过 USB 接口与计算机联用的4通道生物信号放大、采集显示、记录与数据处理系统，由以下三个主要部分组成：计算机、BL-420 系统硬件、生物信号采集与分析软件。

BL-420 系统硬件是一台程序可控的，具有4通道生物信号采集与放大功能的，并集成高精度、高可靠性及宽适应范围的程控刺激器于一体的设备。生物信号采集与分析软件利用计算机强大的图形显示与数据处理功能，可同时显示4通道从生物体内或离体器官中探测到的生物电信号或张力、压力等生物非电信号的波形，并可对实验数据进行存贮、分析及打印。

(一)组成部分

BL-420 系统主要由三部分组成：计算机、BL-420 系统硬件、生物信号采集与分析软

件。其前后面板见图 3-1-1。

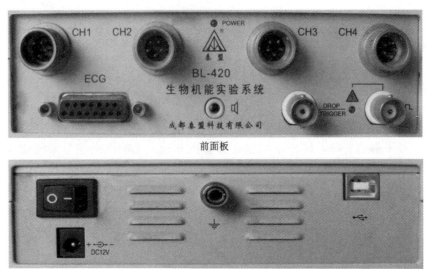

图 3-1-1　BL-420 生物机能实验系统的前后面板

(二) 主界面

BL-420 系统主界面见图 3-1-2。

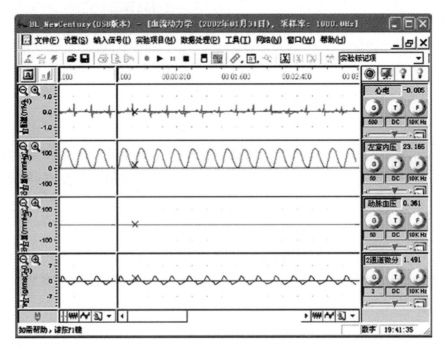

图 3-1-2　BL-420 系统主界面

(三) 常用工具按钮的功能

BL-420 系统工具条见图 3-1-3。

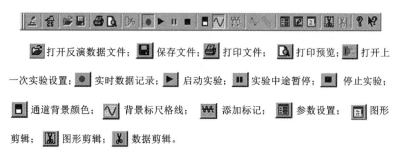

打开反演数据文件；保存文件；打印文件；打印预览；打开上一次实验设置；实时数据记录；启动实验；实验中途暂停；停止实验；通道背景颜色；背景标尺格线；添加标记；参数设置；图形剪辑；图形剪辑；数据剪辑。

图 3-1-3　BL-420 系统工具条

(四) 图形剪辑窗口及常用按钮的功能

BL-420 系统图形剪辑窗口及常用按钮的功能见图 3-1-4。

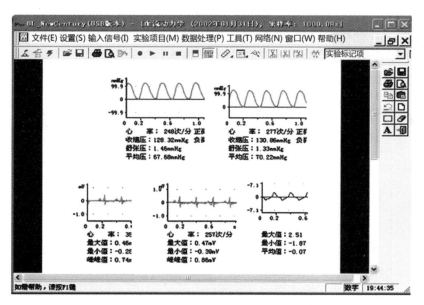

撤销上一条操作；刷新整个剪辑；框选功能；擦除功能；文字输入；退出图形剪辑窗口返回主界面。

图 3-1-4　BL-420 系统图形剪辑窗口及常用按钮的功能

(五) 生物信号引导方式

生物信号(生物电与非生物电)的引导方式有两种：一种是直接由引导电极引导生物

电；一种是通过传感器(如压力或张力)引导。

BL-420 系统设有 4 个通道的波形显示窗口，可分别同时记录显示 4 个不同的生物信号波形，在波形显示窗口分为左、右视图，以便在实验过程中实时观察各时段的波形的变化与比较。

二、BL-420 系统使用步骤

(一)打开 BL-420 系统主界面

先接通电源启动计算机，后开启放大器电源开关，双击 Windows 桌面上的"BL-420 生物机能实验系统"的图标，进入 BL-420 系统主界面。

(二)输入实验标题等相关数据

主界面的[设置]菜单里有[实验标题]、[实验人员]、[实验相关数据(包括动物名称、重量、麻醉方法、麻醉药、剂量)]等子菜单。按要求输入实验标题等相关数据。

(三)启动生物信号采样与显示

有 4 种方法可以启动 BL-420 系统的生物信号采样与显示(图 3-1-5)，比较常用的是从 BL-NewCentury 软件的"输入信号"菜单中进入。该方法是在 BL-420 系统主界面的"输入信号"菜单中选择需要采样与显示的通道号及所进行实验的相应信号种类，然后在工具条中启动[▶]波形显示按钮，即进入实验实时采样与显示状态。

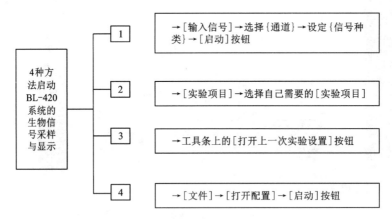

图 3-1-5　BL-420 系统生物信号采样与显示方法

(四)实验标记

在实验过程中对各实验观察项目添加标记，以明确实验过程中的变化时段，同时也便于实验数据反演时查找。BL-420 系统有两种类型的实验标记方式，分别是通用实验标记和特殊实验标记。

通用实验标记对所有的实验效果相同，其形式为在通道显示窗口的顶部显示 1 个向下箭头，箭头的前面有一个顺序标记的数字（如 1、2、5 等），箭头的后方则显示添加标记的绝对时间。添加通用实验标记的方法：按下工具条上的"通用实验标记"命令按钮。

特殊实验标记针对不同的实验，实际上是对特殊波形点的文字说明。BL-420 系统已针对每个常规的机能学实验特性设置了一组特殊实验标记项。特殊实验标记的方法：单击"打开特殊标记编辑对话框"[L]，根据实验要求选择一组特殊实验标记（如果在对话框中没有所需要的标记项时可以添加实验标记），按下"确定"按钮，再在"实验标记项"列表框中选择一项特殊标记，然后在添加标记的波形指定位置旁边单击一下鼠标左键。添加一次特殊标记后需要在"实验标记项"列表框中再做一次选择才能进行下一项标记。另外，特殊实验标记除了可以在实验的过程中进行添加，还可以在数据反演时进行添加、编辑或删除的操作。

（五）停止实验

BL-420 系统的工具条上有一个"记录"[■]命令按钮，这是一个双态命令按钮，即每按下一次其所代表的状态就改变一次，在实验过程中可以通过按下"记录"命令按钮来保存数据，也可以弹起"记录"命令按钮不保存数据。

当完成实验时按下"停止"[■]按钮即表示结束实验，同时弹出存盘对话框，其默认存盘文件名为 data 子目录的"temp"文件。如果在实验过程中由于不可预知原因造成系统死机时，其实验数据也存盘文件名为 data 子目录的"temp"文件，该文件也可以根据自己的需要随意改变最后的存盘方式。

（六）实验数据的编辑整理与打印

从工具条上选择"打开文件"命令，然后选择实验结束时存储的文件名按"确定"按钮即可进行实验数据反演。对于反演的数据，拖动显示窗口下面的滚动条来选择不同时间段的波形与数据；通过显示窗口下面的滚动条和"反演"按钮窗口中的"查找命令"按钮查找所需要的数据；选择工具条上的"开始"命令按钮，让存储的实验数据像实时采样反演。

1. 数据导出

数据导出是指将选择的一段反演实验波形的原始采样数据以文本形式提取出来，并存入相应的文本文件中。

数据导出的具体操作步骤如下。

（1）在整个反演数据中查找需要导出的实验波形段。

（2）将需要导出的实验波形段进行区域选择。

（3）在选择的区域上单击鼠标右键弹出通道显示窗口快捷菜单，然后选择"数据导出"命令，就完成了选择段波形的数据导出。

2. 数据剪辑

数据剪辑是指将选择的一段或多段反演实验波形的原始采样数据按 BL-420 系统的数据格式提取出来，并存入指定名字的 BL-420 格式文件中。

数据剪辑的具体操作步骤如下。

（1）在整个反演数据中查找需要剪辑的实验波形。

（2）将需要剪辑的实验波形进行区域选择。

（3）按下工具条上的"数据剪辑"命令按钮，或者在选择的区域上单击鼠标右键弹出快捷菜单并且选择数据剪辑功能，就完成了一段波形的数据剪辑。

（4）重复以上3步对不同波形段进行数据剪辑；

（5）在停止反演时，一个以"cut. tme"命名的数据剪辑文件将自动生成，也可以更改成这个数据剪辑文件的文件名。

3. 图形剪辑

图形剪辑是指将通道显示窗口中选择的一段波形连同从这段波形中测出的数据一起以图形的方式发送到Windows操作系统的一个公共数据区内，之后可以将这块图形粘贴到BL-NewCentury软件的剪辑窗口中或任何可以显示图形的Office应用软件（如Word、Excel或画图软件）中，选择这些软件"编辑"菜单中的"粘贴"命令即可。图形剪辑一是为了实现不同软件之间的数据共享；二是将多幅波形图剪辑在一起，形成一张拼接图形，以便打印。

数据导出的具体操作步骤如下。

（1）在实时实验过程或数据反演中，按下"暂停"按钮使实验处于暂停状态，此时，工具条上的"图形剪辑"按钮▧处于激活状态，按下该按钮将使系统处于图形剪辑状态。

（2）对有意义的一段波形进行区域选择（可以只选择一个通道的图形，也可同时选择多个通道的图形）。

（3）所选择的图形将自动粘贴到图形剪辑窗口中，在此进行编辑整理。

（4）选择图形剪辑窗口右边工具条上的"退出"按钮▨返回反演窗。

（5）重复以上4步剪辑其他波形段的图形，然后拖动图形拼接成一幅整体图形，此时可以打印或存盘，也可把这张整体图形复制到其他应用程序。

三、生物信号采集操作流程举例

（一）用1通道观察记录兔动脉血压变化（图3-1-6）

（1）在1通道的输入接口上安装压力传感器，再将压力传感器连接兔动脉插管。

（2）打开计算机和前置放大器电源，点击显示器桌面BL-420图标。

（3）进入主界面后，选择"输入信号"栏目中的"1通道"，弹出"1通道"子目录。

（4）在"1通道"子目录中选择"压力"信号。

（5）鼠标单击工具条上的"开始"命令按钮。

（6）根据信号窗口中显示的动脉血压波形，再适当调节动脉插管的位置或实验参数，以获取最佳的实验效果。

以上的步骤（3）~（5）可由下面的步骤（2）来代替。

（1）选择"实验项目"中的"循环实验"项，弹出"循环实验"子目录。

（2）在"循环实验"子目录中选择"兔动脉血压调节"实验模块。

(二)用1通道观察减压神经放电,在2通道绘制减压神经放电的积分图,3通道绘制减压神经放电的频率直方图(图1-3-16)

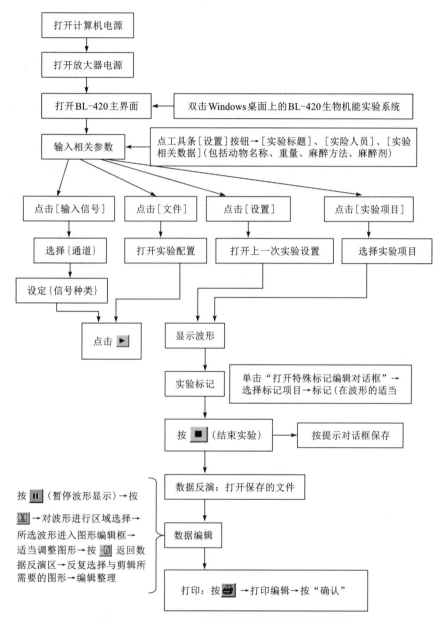

图 3-1-6　BL-420 系统信号采集处理操作流程图

　　(1)在1通道的输入接口上连接好神经放电引导电极,并且用引导电极的神经钩钩住减压神经。
　　(2)选择"输入信号"栏目中的"1通道",弹出"1通道"子目录。

（3）在"1 通道"子目录中选择"神经放电"项。

（4）鼠标单击工具条上的"开始"命令按钮开始实验。

（5）根据监听器发出的声音和信号窗口中显示的波形，再适当调节减压神经的引导位置或实验参数，以获取最佳的实验效果。

（6）选择"数据处理"栏目中的"积分"命令，弹出"积分参数设置"对话框；将"积分参数设置"对话框中的显示通道设置为 2 通道，再适当调节对话框中的其他参数，确定后按"确定"按钮。

（7）选择"数据处理"栏目中的"频率直方图"命令，弹出"频率直方图参数设置"对话框。将"频率直方图参数设置"对话框中的显示通道设置为 3 通道，再适当调节对话框中的其他参数，确定后按"确定"按钮。

（8）此时，在 1 通道上将出现两根水平线，可以使用鼠标来移动这两根水平线，方法是在某一根水平线的附近按下鼠标左键，在按住鼠标左键不放的情况下移动鼠标即可上下移动所选择的水平线。这两根水平线用来过滤信号幅度绝对值低于下线或高于上线的波形，即这两根水平线之外的信号波形在频率计数时将不予统计，这样可以有效地消除信号噪声的影响。

（庞勇军　周寿红　周立华　容明智　宋梦微　谭兵　李波　张文婷）

第二节　HPS-102 人体生理实验系统

HPS-102 人体生理实验系统（以下简称 HPS-102 系统）主要由集成化生物信号采集台、人体生理实验附件包、HPS-102 系统软件及 VSP-100 软件四大部分组成，见图 3-2-1。在该章节中主要对 HPS-102 系统的硬件部分进行介绍，如集成化生物信号采集台、人体生理实验附件包。

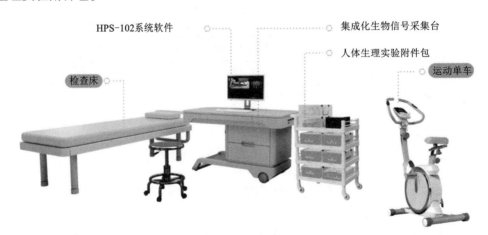

HPS-102系统软件　　　集成化生物信号采集台

人体生理实验附件包

检查床　　　运动单车

图 3-2-1　HPS-102 人体生理实验系统示意图

一、集成化生物信号采集台

集成化生物信号采集台包括 BL-420N 生物信号采集与分析系统(以下简称 BL-420N 系统)硬件和计算机两部分，主要完成对人体生理信号的采集、显示、分析和存贮等功能，见图 3-2-2。

(一)计算机

一般使用集成品牌高性能配置计算机。

(二)BL-420N 系统

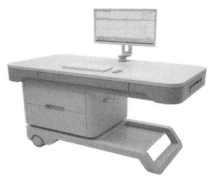

图 3-2-2　HPS-102 系统集成化
生物信号采集台

集成化生物信号采集台内置 BL-420N 系统硬件，已通过四川省医疗注册型式检验，并获取了欧盟 CE 认证，保证人体生理信号采集过程中的安全性和可靠性。

1.BL-420N 系统硬件的组成和功能

BL-420N 系统硬件包括外置程控放大器、数据采集板、数据线及各种信号输入输出线。前面板上有信号输入通道 CH1、CH2、CH3、CH4，全导联心电输入口，记滴输入口，刺激输出口，监听输出口，信息显示屏，刺激输出指示灯和高电压输出指示灯，见图 3-2-3，BL-420N 系统功能见表 3-2-1。

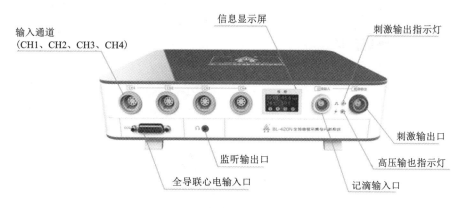

图 3-2-3　BL-420N 系统硬件

表 3-2-1　BL-420N 系统功能接口说明

序号	前面板要素	功能说明
1	输入通道 CH1、CH2、CH3、CH4	通用生物信号输入接口，可连接信号引导线、各种传感器等，4 个通道的性能指标完成相同
2	全导联心电输入口	用于输入全导联心电信号
3	记滴输入口	2 芯记滴输入接口
4	刺激输出口	2 芯刺激输出接口
5	监听输出口	用于输出监听声音信号

续表3-2-1

序号	前面板要素	功能说明
6	信息显示屏	显示系统基本信息,包括温湿度及通道连接状态指示等
7	刺激输出指示灯	显示系统发出刺激指示
8	高压电输出指示灯	当系统发出的刺激超过30V时,高压电输出指示灯亮

2. BL-420N 系统硬件的启动和关闭

按下采集台的电源开关,信息显示屏显示启动画面,仪器发出"嘀"的响声后表示设备启动完毕。启动后,信息显示屏上显示当前环境温度、湿度、大气压力和信号通道的设备连接状况信息。关闭信号采集系统时,只需按下采集台的电源开关。

二、人体生理实验附件包

为了能够顺利完成各项人体生理实验,需要有配套于BL-420N系统的附件箱。附件箱按照人体系统分类,安置在可移动推车上,以方便快捷地进行实验和实验结束后的收纳整理,实现对人体生理信号的采集,见图3-2-4,内置的各种传感器见表3-2-2。

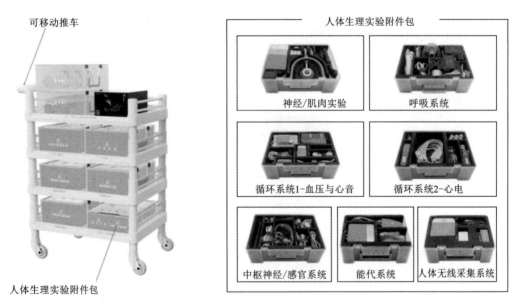

图 3-2-4　人体生理实验附件包

表 3-2-2　人体生理实验附件包分类及附件名称

分类	附件名称
神经肌肉实验	1.指力传感器;2.刺激器;3.刺激电极;4.肌电支夹;5.握力传感器;6.信号输入线;7.软尺;8.锂电池;9.电池充电器;10.一次性电极

续表3-2-2

分类	附件名称
呼吸系统	1.呼吸传感器；2.呼吸面罩；3.面罩固定带；4.吹嘴；5.气体过滤器；6.鼻夹；7.鼻夹垫；8.胸腹绑带；9.气道阻塞模拟器；10.围带式呼吸换能器；11.指脉换能器；12.密封袋；13.无效腔管；14.无效腔管转换头；15.血氧传感器
循环系统	1.血压换能器；2.听诊器；3.心音换能器；4.指脉换能器；5.血压传感器；6.接收器；7.信号输入线；8.全导联电线；9.心电支夹；10.吸球电极；11.心电传感器；12.一次性电极
中枢神经/感官系统	1.脑电帽；2.肌腱锤；3.位移换能器；4.事件开关；5.信号输入线；6.皮电传感器；7.指脉换能器；8.一次性电极；9.手电筒；10.软尺
能代系统	1.代谢仪；2.代谢流量传感器(含气管)；3.代谢面罩(含头带)
无线采集系统	1.无线人体生理信号采集系统；2.无线信号接收器；3.充电器；4.数据线

三、HPS-102 系统软件

(一) 软件界面

1. 主界面

HPS-102 系统主界面主要由"工具栏"和"主工作区"构成，见图 3-2-5。HPS-102 系统的工具栏上有丰富的功能按钮，比如打开文件、添加标签、信号选择，采样控制按钮等。主界面的正中间是主工作区，用于波形数据的绘制、实验标签和刺激标记的显示，还可以对波形在水平方向和垂直方向上进行调节。在主工作区的右侧是硬件参数调节、仪器连接状态展示视图停靠区；在主工作区的左侧是实验数据列表停靠区；在主工作区的下方是刺激器和数据测量结果视图停靠区，通过单击这些视图缩略图可以展开对应的界面。

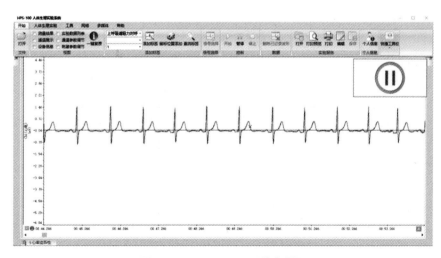

图 3-2-5　HPS-102 系统主界面

2. 首页

HPS-102 系统软件与 BL-420N 系统硬件配套使用，不仅可以记录人体生理指标数据，还可以使用大量数据分析功能。同时该系统以安全性、科学性和系统性为设计原则，通过严谨翔实的教学指导和生动有趣的视频操作指南中为高等院校教师、科研人员和学生提供了一套实验操作指南。在 HPS-102 系统软件中默认提供 20 个实验模块，这些实验模块按人体器官系统分为循环系统实验、呼吸系统实验、中枢神经系统实验等 10 类。进入 HPS-102 系统软件后，其主界面将展示这些实验模块的分类，见图 3-2-6。不同的分类下面有不同数量的实验模块，具体的实验涵盖了实验概述、实验项目、实验测验、实验拓展四个部分的电子多媒体内容，同时还设置了正确的采样通道、采样率、量程、滤波等实验参数。使用者在学习完成实验相关知识后可以直接开始实验。

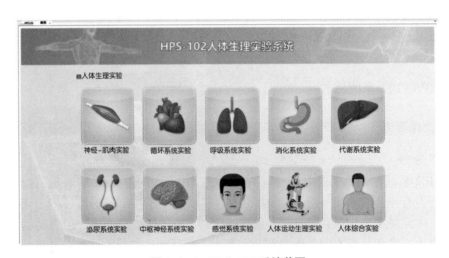

图 3-2-6　HPS-102 系统首页

3. 实验模块界面

具体的实验模块界面主要包括实验概述、实验项目、实验测验、实验拓展和实验注意事项，见图 3-2-7。实验概述包括实验目的和实验原理；实验项目包含器材与药品、实验准备和观察项目，详细地描述了整个实验的完整步骤，也是本教材中讲解实验过程的主要内容；实验测验是对该实验相关知识的考核；实验拓展是对该实验相关知识的拓展，包括发展历史、原理拓展、临床应用和参考文献。

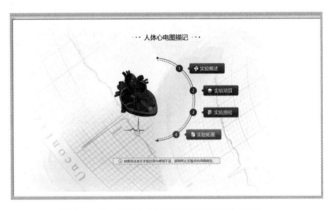

图 3-2-7　HPS-102 系统实验模块界面

4. 受试者基本信息界面

受试者基本信息对于人体生理实验有重要意义。部分人体生理指标可以根据个人的体重、身高等数据计算出理论值，其与实验获取的数据具有对比意义。HPS-102系统可以在进入"实验模块"页面前录入受试者基本信息（图3-2-8），也可以在个人信息窗口中录入（图3-2-9）。

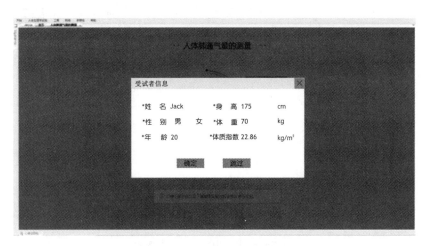

图 3-2-8 实验模块中受试者信息界面

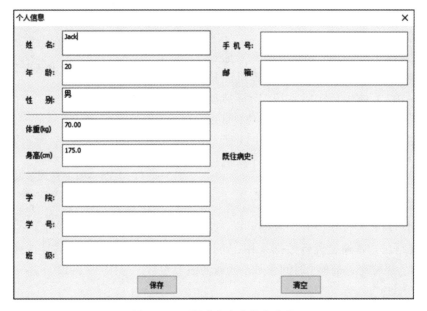

图 3-2-9 受试者个人信息窗口

5. 实验步骤界面

在"实验项目"界面中单击"开始实验"按钮，软件将进入实验操作指南界面，见图3-2-10。实验操作指南界面由实验列表导航区、实验操作步骤展示区和实验控制区三个部分组成。其中,实验列表导航区可以切换本次实验的全部实验观察项目;实验操作步骤展示区通过图文或视频指导实验的全部操作过程;实验控制区中"开始/暂停""停止"按钮是对实验采样的控制,"上一步""下一步"是对操作指南步骤的导航控制,"编辑报告"是指进入实验报告的编辑界面。

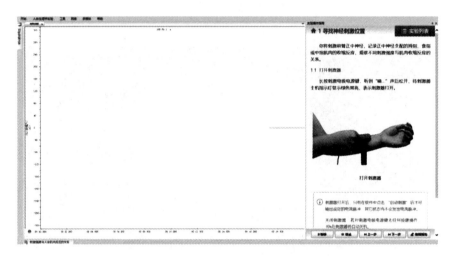

图 3-2-10　实验操作指南界面

(二) 软件功能

1. 设备连接状态判断

在成功启动 BL-420N 系统硬件后,通过 USB 连接线与计算机连接。双击计算机屏幕上的"HPS-102 人体生理实验系统"图标启动软件。如果硬件与计算器之间通信成功,直接进入软件主界面,否则将看到图 3-2-11 所示的提示信息。信号采集系统硬件与计算机连接成功,是开始实验的前提条件。

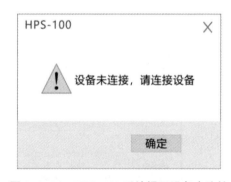

图 3-2-11　HPS-102 系统提示设备未连接

2. 采样参数设置

如果用户从实验模块中开始数据采样,此时采样参数已在软件中进行了默认设置。如果用户需要自己选择通道进行数据采用,可以在开始菜单栏中打开"信号选择"窗口设置通道的选择、采样率、量程、时间常数、低通滤波等参数。见图 3-2-12。

3. 开始实验

开始实验可以采用以下三种方式。

(1)信号选择"开始实验":用户可以单击信号选择窗口中的"开始实验"按钮,根据所选择的通道及参数进行数据采样。见图 3-2-12。

(2)实验模块"开始实验":用户可以在实验模块页面单击"开始实验"按钮,直接进行数据采集。见图 3-2-13。

（3）快速启动窗口"开始实验"：用户可以直接单击快速启动窗口中的"开始实验"按钮，启动数据采样。见图3-2-14。

信号选择

采样通道信号列表

通道号	信号种类	采样率	量程	时间常数	低通滤波	50Hz 陷波	扫描速度(s)	机器	选择
1 通道	体位	40 Hz	10.0 LEVEL	2 s	100 Hz	关闭	6.0000	BL-420N(1)	✓
2 通道	呼吸流速	100 Hz	250.0 SLPM	2 s	100 Hz	关闭	6.0000	BL-420N(1)	✓
3 通道	呼吸流量	100 Hz	3500.0 ml	2 s	100 Hz	关闭	6.0000	BL-420N(1)	✓
4 通道	电压	1 KHz	1.0 mV	100 ms	100 Hz	关闭	0.1000	BL-420N(1)	
5 通道	电压	1 KHz	1.0 mV	100 ms	100 Hz	关闭	0.1000	BL-420N(1)	
6 通道	电压	1 KHz	1.0 mV	100 ms	100 Hz	关闭	0.1000	BL-420N(1)	
7 通道	LEAD I	2 KHz	1.0 mV	5 s	450 Hz	关闭	0.5000	BL-420N(1)	
8 通道	LEAD II	2 KHz	1.0 mV	5 s	450 Hz	关闭	0.5000	BL-420N(1)	
9 通道	LEAD III	2 KHz	1.0 mV	5 s	450 Hz	关闭	0.5000	BL-420N(1)	

采样模式

○连续采样　　　○程控采样　　　○刺激触发　　　○外部触发　　　给定采样间长 100 ms

图 3-2-12　信号选择窗口

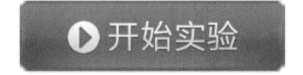

图 3-2-13　实验模块页面中的"开始实验"按钮

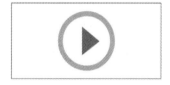

图 3-2-14　快速启动窗口中的"开始实验"按钮

4. 波形调节

启动实验后，可以通过"通道参数调节"窗口对波形进行"量程""时间常数""低通滤波"和"50 Hz 陷波"参数调节。将鼠标放在参数调节旋钮圆盘上，单击鼠标左键使参数变小，单击鼠标右键则反之；也可以将鼠标放置在"时间坐标轴"或"数据纵轴"上，通过滚动鼠标滚轮的方式对波形进行水平方向和垂直方向上的压缩、拉伸调节。见图3-2-15。

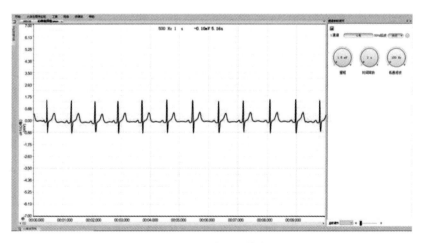

图 3-2-15　波形调节窗口

5. 实验标签

添加实验标签是指在实验数据记录过程中，对某一实验事件进行标记。HPS-102 系统软件提供三种添加实验标签的方法，分别是从实验操作指南视图添加、实验波形工作区添加和工具栏功能区添加。

从实验操作指南视图添加标签：打开实验操作指南视图中的"实验标签"框，从中选择相应的标签，比如"单收缩"或"不完全强直收缩"，然后单击"添加"按钮，将鼠标移动到目标波形处单击左键完成添加。见图 3-2-16。

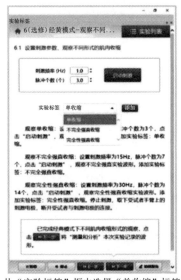
从"实验标签"框中选择"单收缩"标签

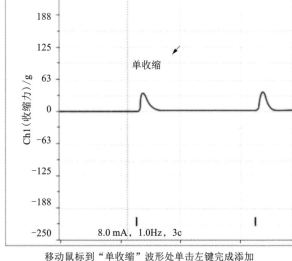
移动鼠标到"单收缩"波形处单击左键完成添加

图 3-2-16　从实验操作指南视图添加实验标签界面

从实验波形工作区添加：在实验波形记录区单击鼠标右键，移动鼠标到"实验标签"选项，然后单击"添加"按钮，在弹出的窗口界面输入相应的实验标签，比如"单收缩"，然后鼠标左键单击"确定"按钮，完成实验标签的添加。见图 3-2-17。

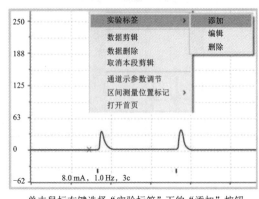
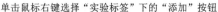
单击鼠标右键选择"实验标签"下的"添加"按钮

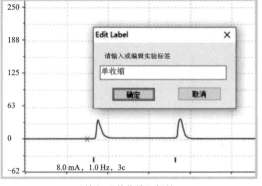
输入"单收缩"标签

图 3-2-17　从实验波形工作区添加实验标签界面

从工具栏功能区添加：选择功能区"开始"→"添加标签"区域，选择"刺激频率与人体肌肉反应的关系"标签分组，在实验标签框中选择或输入"单收缩"标签，然后单击"添加标签"按钮，将鼠标移动到目标波形处单击左键完成添加。见图 3-2-18。

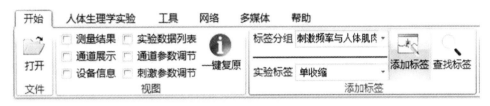

图 3-2-18　从工具栏功能区添加实验标签界面

6. 刺激器参数设置

刺激器参数设置需要用户正确连接上人体神经肌肉刺激适配器，详见人体生理实验附件包介绍。HPS-102 系统软件默认只提供电流刺激，且电流范围为 0.4~20 mA。在"实验操作指南"中有部分刺激器参数的设置，单击"启动刺激"后将直接启动刺激。见图 3-2-19。

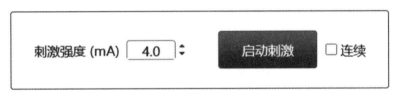

图 3-2-19　刺激参数设置界面

用户也可以通过刺激器参数设置窗口进行详细的参数设置，包括刺激强度、刺激频率、脉冲个数，甚至能进行刺激脉宽或程控刺激等高级设置，然后单击"启动刺激"。见图 3-2-20。

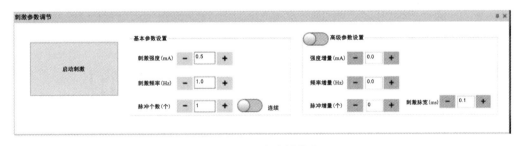

图 3-2-20　启动刺激界面

7. 实时数据分析

在波形工作区单击鼠标右键，将出现数据处理菜单，单击"分析"菜单项，选择需要完成的分析功能。选中"频谱分析"功能，波形工作区将自动扩展出一个分析通道来展示处理后的数据，见图 3-2-21。HPS-102 系统软件具备微分、积分、频谱、心率曲线、频率直方图、序列密度直方图等多种分析功能。

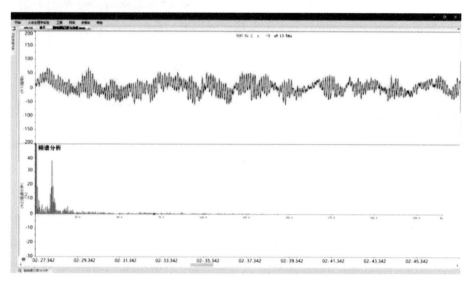

图 3-2-21　HPS-102 系统软件分析功能界面

8. 双视功能

在实体实验实时数据记录过程中，打开双视图有利于对比前后波形。双视图中右视用于显示当前实时记录波形，左视用于显示历史波形数据。实验需要在左视中选择目标波形以进行测量，并对测量结果进行分析，因此测量前需先打开左视。打开双视图的方法：将鼠标移动到左右视分隔条上，当鼠标变为标有左右箭头的双竖线时，按住鼠标左键向右拖动至中央位置松开左键。见图 3-2-22。

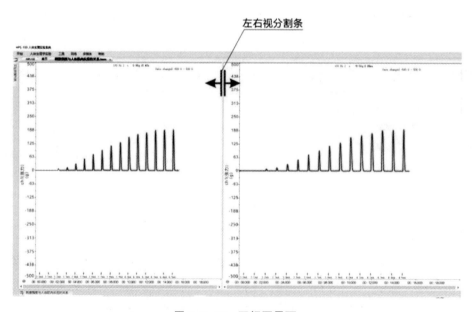

图 3-2-22　双视图界面

9. 数据保存

实验结束时，单击"停止"按钮或操作"快速启动"中的停止图标，系统将会提示用户是否确认实验停止。确定实验停止后，软件将弹出保存数据文件目录的窗口，默认为软件安装目录下的"User Folder"文件夹，文件的默认命名为"年_月_日_Non.tmen"。用户可根据需求自行更改文件名及保存位置，单击"保存"即可完成数据保存操作，也可以选择放弃本次数据的保存，见图 3-2-23。

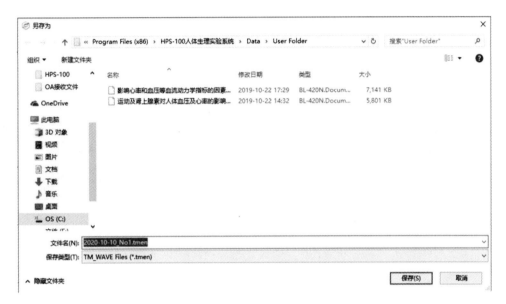

图 3-2-23　数据保存路径选择界面

10. 数据反演

实验数据保存之后，单击"开始"工具栏中的"打开"按钮或者在"实验数据列表"直接双击数据文件，即可进入数据反演，见图 3-2-24。此时单击"开始"按钮，软件将播放保存后的数据文件。

11. 数据测量

HPS-102 系统软件可以进行专用测量和实验数据截取测量两种方式。其中专用测量包含区间测量、幅度测量、心功能分析测量、肺功能分析测量等，测量方式为在软件界面下方的"测量"视图停靠区中选择对应的功能，然后在波形工作区选择一段数据，软件将自动完成测量项目的数据计算并填入表格中。见图 3-2-25。

实验数据截取测量是指在实验过程中，用户必须先选择一段理想的数据，通过"截图"保存到"波形测量区"。然后用户根据"数据测量结果表格"中的项目手动选择该段数据中对应的位置进行测量，结果将会自动填入表格。其中"数据测量结果表格"中的测量项目根据不同的实验模块或通道信号类型软件自动加入。见图 3-2-26。

12. 实验报告编辑

根据"实验步骤"界面内容完成全部实验步骤之后，单击"编辑报告"按钮，可以进行相关实验的报告编写。见图 3-2-27。

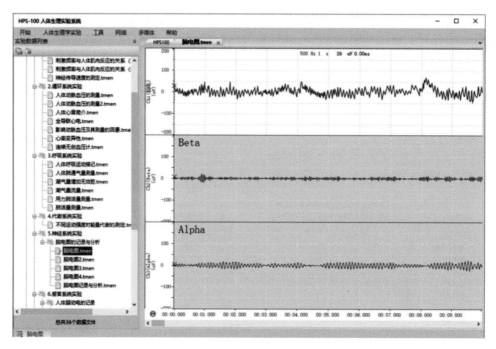

图 3-2-24　数据反演界面

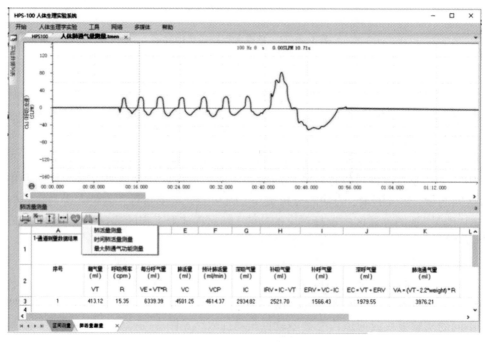

图 3-2-25　肺活量测量界面

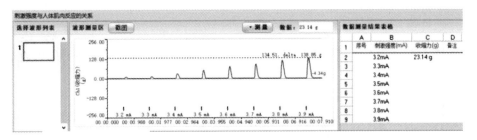

图 3-2-26　实验数据截取测量界面

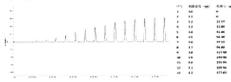

图 3-2-27　实验报告界面

（三）软件操作

下面以"刺激强度与人体肌肉反应的关系"实验为例，说明如何开展人体生理学实验项目的过程。

1. 启动软硬件

打开 HPS-102 系统采集台的电源开关。双击计算机屏幕上的"HPS-102 人体生理实验系统"图标启动软件。如果 BL-420N 系统硬件与计算器之间通信成功，直接进入软件首页（图 3-2-28），否则将看到如图 3-2-29 所示的提示信息。

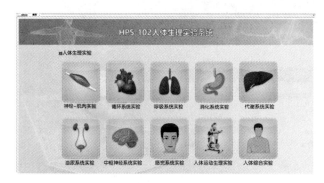

图 3-2-28　HPS-102 系统首页

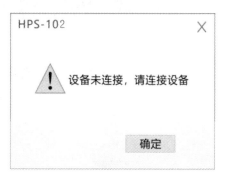

图 3-2-29　设备未连接提示窗口

2. 进入实验项目

鼠标左键单击主界面中"神经-肌肉实验"图标，进入"神经-肌肉系统实验"界面，选择"刺激强度与人体肌肉反应的关系"实验模块。见图 3-2-30。

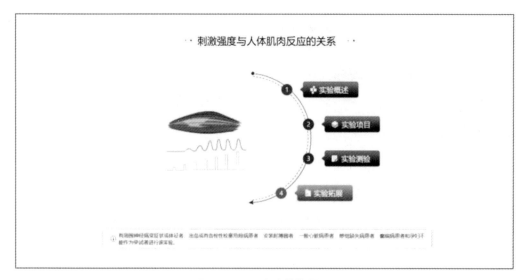

图 3-2-30　实验模块界面

3. 学习实验理论知识

在实验模块界面中单击"实验概述"，进入"实验概述"页面学习本次实验的目的和实验原理。如果用户想了解更多实验相关知识请单击"实验拓展"按钮，在"实验拓展"界面可以进行更加详细的实验原理学习。见图 3-2-31。

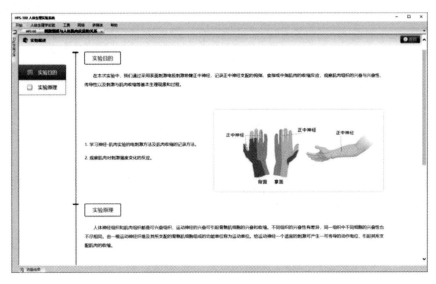

图 3-2-31　实验概述界面

4. 进行实验准备

单击"实验项目"按钮，进入实验准备描述界面，见图 3-2-32，按该界面导航内容依次进行"器材与药品""实验准备""观察项目"的学习。在该阶段了解并认识实验所需的器材与药品，按照图文提示完成 BL-420N 系统硬件和传感器、BL-420N 系统硬件与计算机的连接、传感器与受试者的佩戴等操作。

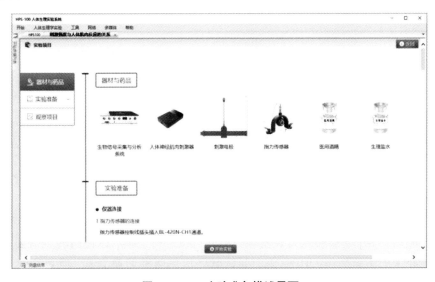

图 3-2-32　实验准备描述界面

5. 学习实验观察项目

学习实验中需要观察的项目，为后续实验操作和数据记录打下基础。见图 3-2-33。

观察项目	实验说明	
1 刺激强度与人体肌肉反应的关系	记录手指肌肉的收缩反应，观察不同刺激强度与肌肉收缩的关系	
	实验步骤	1 寻找神经刺激位置
		2 调节指力传感器
		3 观察阈强度
		4 观察最大刺激强度
		5 测量和分析

图 3-2-33　实验项目界面

6. 开始实验记录

实验准备完成后，单击实验项目准备页面最下方的"开始实验"按钮，进入实验记录界面，按照实验操作指南视图中的步骤记录人体生理实验信号。见图 3-2-34。

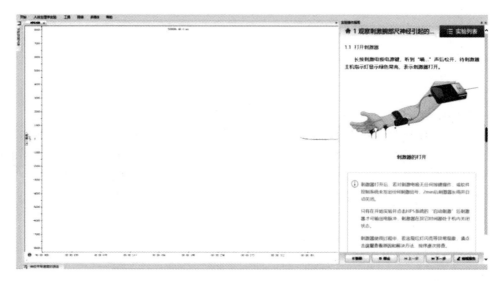

图 3-2-34　实验操作步骤界面

7. 实验步骤导航

开始实验后，HPS-102 系统软件将进行数据采集工作，软件界面也将发生变化，"实验操作指南"页面将显示在软件界面的右侧。此时，请用户根据"实验操作指南"页面中的步骤进行操作，比如启动刺激、添加标签等即可完成实验。每一个步骤可以通过页面下方的"上一步""下一步"进行跳转。实验步骤与观察项目的切换见图 3-2-35。

8. 实验列表切换

开始实验后，多个实验步骤及观察项目之间可以进行切换，以便跳转到需要观察的实验项目进行相应的实验操作。HPS-102 系统软件提供两种切换方式，既可以直接从实验操作指南下方进行切换，也可以单击实验列表进行切换。见图 3-2-36。

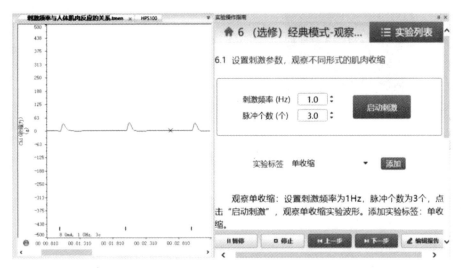

图 3-2-35　实验项目记录页面

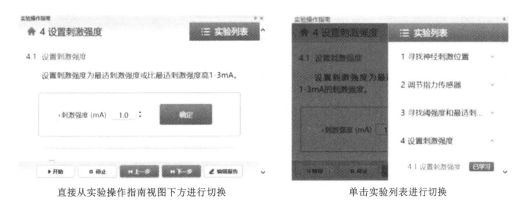

直接从实验操作指南视图下方进行切换　　　　　单击实验列表进行切换

图 3-2-36　实验步骤与观察目的切换

9. 数据处理与分析

完成实验后的重要工作是对实验数据进行处理和分析。数据处理包括对有意义波形的选取和测量，分析是对所有测量数据的统计。波形截取：在"波形测量区"视图中单击"截图"按钮，然后选择目标波形段（选择方法：在选择区域的左上角按住鼠标左键不放，向右下方移动鼠标，选定右下角之后，以反色显示的区域表示目标波形段选取成功，松开鼠标左键完成目标波形段的截取）。截取的波形段自动进入"选择波形列表"和"波形测量区"视图中。见图 3-2-37。

数据测量：以测量"收缩力"为例，在"数据测量结果表格"视图中，鼠标左键单击"收缩力"单元格，移动鼠标到"波形测量区"视图目标波形段处，单击鼠标左键选择起点位置和终点位置，测量的"收缩力"值将自动填入到单元格中，鼠标左键单击单元格中的数据，可以在"波形测量区"显示已测得数据的波段。见图 3-2-38。

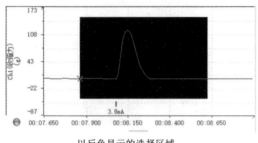

以反色显示的选择区域

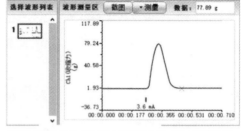

截取波形显示在"选择波形列表"和"波形测量区"

图 3-2-37 截取波形的方法

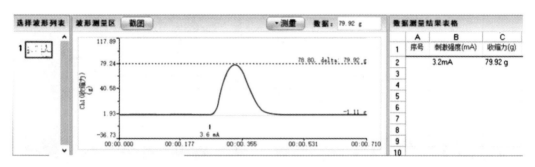

图 3-2-38 测量数据的方法

数据统计：对多个波形测量的结果被放置到数据表格中，使用者可以利用这些数据绘制统计图表，如柱状图、折线图等，以分析数据的作用。

10. 编辑实验报告

完成实验数据分析后，在"实验操作指南"界面下方单击"编辑报告"，可以在软件中直接编辑和打印实验报告。对于编辑后的实验报告可以直接打印，也可以存储在本地。见图 3-2-39。

11. 停止实验

停止是指停止整个实验。鼠标左键单击"实验操作指南"视图下方的"停止"按钮，就可以完成实验的停止操作，并使软件回到人体生理实验系统的"启动页面"。见图 3-2-40。

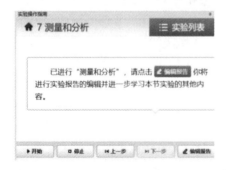

图 3-2-39 编辑实验报告

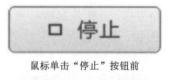

鼠标单击"停止"按钮前

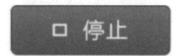

鼠标移动到"停止"按钮上时

图 3-2-40 停止实验的方法

12. 数据保存

参见如上所述和图 3-2-23。

四、VSP-102 虚拟标准病人软件

VSP-102 虚拟标准病人软件(virtual standard patient，VSP-102)，以下简称 VSP-102 软件，是 HPS-102 系统的有力补充。尽管医学机能学实验以学生为中心，在解释生理现象和知识的同时可引起学生兴趣，但是，其不能像动物实验那样观察在病理生理条件下人体的生理指标，实验本身也不能对人体造成任何伤害，比如药物注射、失血等，这对于医学机能学实验而言相当于仅完成了一半。VSP-102 软件的引入正好弥补了实体人体生理实验系统的不足，以虚拟人的形式观察人体在疾病状态下的生理指标，并且还可以结合疾病进行治疗，从而形成了完整的、系统的人体生理实验步骤方法，见图 3-2-41。

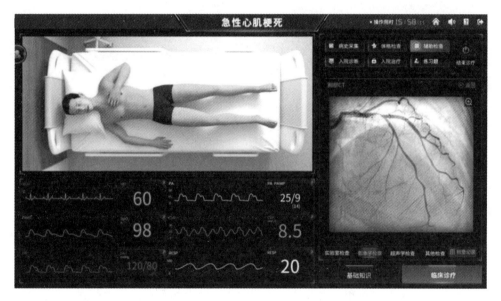

图 3-2-41　VSP-102 虚拟标准病人软件界面

(周寿红　庞勇军　容明智　宋梦微)

第三节　恒温平滑肌槽

HW200S 恒温平滑肌槽(图 3-3-1)主要用于实验动物平滑肌离体肠管等生理学实验中，调节和维持实验环境(如实验药液)温度，使标本处于恒温、供氧的药液环境中，从而保证离体标本的生理活性，使相关实验顺利进行。HW200S 恒温平滑肌槽具有自动加药液功能，可节省预热药液量，精确控制药液剂量，常用于观察药物对平滑肌或肠管等实验标本收缩的影响，为得到准确的实验数据提供了有力保障。

一、仪器介绍

HW200S 恒温平滑肌槽面板上各功能部分介绍见图 3-3-1。

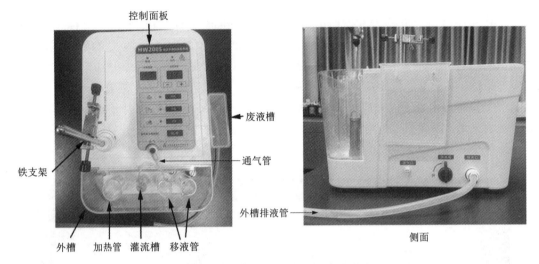

控制面板
废液槽
通气管
铁支架
外槽排液管
侧面
外槽　加热管　灌流槽　移液管

图 3-3-1　HW200S 恒温平滑肌槽

恒温平滑肌槽分为内槽、外槽。外槽(麦氏浴槽)内水温度恒定在 37℃。内槽(浴管)是一个允许台氏液循环的玻璃管。浴管底部有通空气和排液的共用口,一方面用充满 O_2 的球胆经胶管缓慢地向浴管底部通 O_2,另一方面可排出浴液,以便在每次加药前及时更换 37℃新鲜台氏液。

二、操作流程

(1)连接电源与地线:采用标准接地的交流 220 V、50 Hz 电源。

(2)使右侧面的排液阀和排水口处于关闭状态,槽内加水至建议水位线,避免干烧。

(3)往预热桶里加入营养液。

(4)启动电源开关,按下旋钮启动加热,加热指示灯闪烁/常亮状态。

(5)将"设定温度"设定为 38℃,"实际温度"显示窗口将实时显示实验药筒温度。

(6)按加液开关将营养液泵入实验药筒,将氧气接口插入实验药筒,分别调节气量粗细旋钮至所需大小,确保加热过程中有陆续出现的单个气泡,此时通气指示灯为常亮状态。

(7)按下"自动加液"按钮将营养液从预热药筒传送至实验药筒。

(8)温度达 37℃后,将实验样品如平滑肌的一端系于麦氏浴槽内玻璃管的标本固定钩上,另一端固定于张力传感器上,最后张力传感器输入端通过 BL-420 系统的 1 通道连接到电脑。

(9)进入 BL-420 系统主窗口,选择"实验项目"→"消化实验"→"消化道平滑肌的生理特性"实验模块,此时平滑肌的收缩幅度变化将在电脑上通过波形曲线显示出来,随后往实验药筒里加入不同的药液,观察相应曲线的变化。

三、仪器主要特点

(1)自动加药功能,可节省预热药液量,精确控制药液剂量。

(2)完善的漏电保护措施,使设备使用更加安全可靠。

(3)数字式温度传感器能提高控温精度,温度调节分辨率为0.1℃。

(4)双温度探头使控温显示更加准确(显示实际药液内温度)。

(5)数字式显示系统可同时显示设定温度与当前实际温度。

(6)内置式空气泵自动充气循环恒温水浴,使恒温水浴内各部分水温均匀。

(7)药桶具有准确的刻度(最小分辨率1 mL),大小可换,能满足不同大小标本的使用需要。

(8)给药桶提供单独的供氧通道,确保离体标本生理活性。

四、保养及注意事项

(1)使用前应确认电源已接地,加热过程中不要将手浸入水槽中。

(2)避免干烧。

(3)实验药筒溶液温度达到所需温度后,将进气量调小,以保证张力实验的顺利进行。

(4)加热过程中一定要保证液、气供应。

(5)结束实验后,排水阀排出全部水及药液,用清水冲洗药筒和各管道,避免残留物堵塞。

(6)结束实验后,应及时断开电源。

(庞勇军　周寿红　张文婷)

第四节　智能冷热板仪

HPA-100冷热板仪是新一代小动物药理实验设备,其功能完善、造型大方(图3-4-1)。适用于大、小鼠麻醉镇痛药的筛选,为相关镇痛药研究提供科学依据,可对动物行为的潜伏期和固定时间内舔足次数进行统计。HPA-100冷热板仪新增大屏微电脑操作,采用嵌入式Linux系统触摸屏,在传统热板仪的基础上增加冷板功能,温度可在-5~80℃任意调节,记录数据更加快速精准,适用范围更广,温度控制更准确,实验操作更加方便(图3-4-2)。

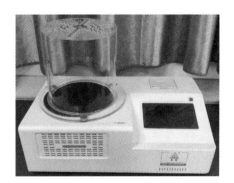

图3-4-1　HPA-100冷热板仪

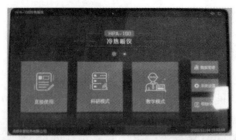

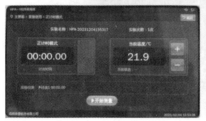 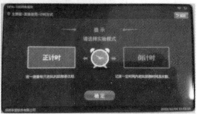

图 3-4-2　HPA-100 冷热板仪控制面板

一、技术参数

（1）适用于大、小鼠在不同温度下的痛阈测试。

（2）温控范围：−5~80℃。调节精度：0.1℃。室温下 25~55℃升温时间<4 分钟，室温下 25~4℃降温时间<5 分钟(噪音<60 dB)。

（3）实验计时范围：0~5000 秒。计时精度：0.01 秒。

（4）控制方式：7 英寸 IPS 高清电容触摸屏，内嵌 Linux 操作系统，屏幕分辨率 1024× 600，24 位真彩色。

（5）数据存储空间：8 G。

（6）接口：支持两个 USB 2.0 接口、100 M 网口和 Wifi 接口。

（7）实验模式：直接使用、科研模式、教学模式，用户可自定义教学步骤。

（8）数据记录：实验时间、动物信息、潜伏期和固定时间内舔足次数。

（9）配备脚踏开关，使实验操作更加便捷。

（10）配备实验观察筒。

（11）系统内置热敏打印机，可现场打印实验结果。

（12）整机外形尺寸：440 mm×270 mm×300 mm，整机质量约 10 kg，冷热板直径 200 mm。

（13）电源：支持电压 100 ~240 V，50/60 Hz 电源输入，功耗约 400 W。

二、系统配件

HPA-100 冷热板仪的系统配件见表 3-4-1。

表 3-4-1 HPA-100 冷热板仪系统配件

序号	系统配件名称	数量	备注
1	HPA-100 冷热板仪主机	1 台	
2	外部脚踏开关	1 个	
3	观察筒	1 个	
4	观察筒盖	1 个	
5	使用说明书	1 本	
6	热敏打印纸	2 卷	
7	电源线	1 根	

（庞勇军 李波 宋梦微）

第五节 分光光度计

分光光度计根据所使用的波长范围不同分为紫外光区（波长范围 200~400 nm）、可见光区（波长范围 400~760 nm）、红外光区（波长范围 760~1000 nm）以及全波长分光光度计等。分光光度计的基本原理符合朗伯-比尔（Lamber-Beer）定律，主要用于测量物质的浓度或含量。可见区的分光光度计常分为 72 型、721 型、722 型、751 型、7200 型等，基本结构由光源、单色器、样品池、检测器、信号处理器和显示与存储系统组成。不同型号分光光度计使用步骤基本相同，现以 722 型分光光度计的使用方法为例说明。

一、仪器介绍

722 型分光光度计采用单片微机控制的普及型智能化仪器。工作原理：由钨灯发出的连续辐射光线，经滤光片和球面反射镜至单色器的入射狭缝聚集，光束通过入射狭缝经平面反射镜至准直镜，产生平行光射至光栅，在光栅上色散后，又经准直镜聚焦在出射狭缝上成一连续光谱，由出射狭缝射出一定波长的单色光，通过待测溶液再射到光电管上产生微电流；然后经微电流放大器、对数放大器将微弱的电流放大，在数字显示器上直接显示出样品溶液的透光率、吸光度或浓度数值。其广泛用于工矿企业、医院、学校和科研单位的化验室、实验室。722 型分光光度计仪器见图 3-5-1，主要技术指标如下。

（1）光学系统：单光束。色散元件：衍射光栅。光源：12 V、30 W 钨卤灯。

（2）波长范围：330~800 nm。波长精度：±2 nm。重复性：0.5 nm。光谱带宽：6nm。

（3）接收元件：GD-31 光电管。

（4）显示方式：四位 LED 数码管分别显示数据和波长。

（5）打印输出方式：四色绘图打印机，可打印输出图文合一的绘图记录。

（6）供电电源：220 V+10%，50+1 Hz。

（7）浓度直读范围：0~2000。

（8）吸光度测量范围：0~1.999。透光率测量范围：0~100%。

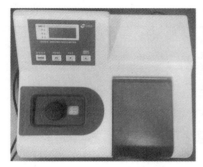 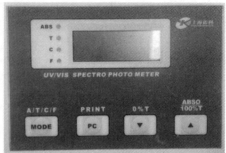

图 3-5-1　722 型分光光度计

二、操作流程

1. 开机

预热开机，自检。

2. 调节透光率

打开试样室时，光门自动关闭，调节透光率零点旋钮，使数字显示为"000.0"。

3. 设定测定方式

仪器显示窗有 T（透光率）、A（吸光度）、C（浓度）三种方式，对应数字①、②、③，仪器开机后，初始状态为吸光度。

4. 波长设定

可在 330.0～800.0 nm 范围内任意设定仪器波长，最小设定变化为 0.1 nm，按[λGOTO]键→输入所需波长值→[ENTER]键确认。

5. 调零

实验前进行需调零，先把倒入参比溶液的比色皿插入比色架→比色架置于参比[R]位置→按[ABS.0 100%T]键，仪器自动进行调零工作→拉杆改变比色架位置，S1～S3 各比色皿置于测量光路→按[ABS.0 100%T]键，消除各比色皿之间的配对误差。

6. 样品测定

把参比溶液、被测溶液分别倒入比色皿中，插入比色架→比色架置于[R]位置→按[ABS.0 100%T]键→拉杆改变比色架位置，S1～S3 各比色皿置于测量光路→待读数窗所显数据稳定后得出结果，做好记录。

三、仪器主要特点

（1）722 型分光光度计是在 72 型分光光度计的基础上改进而成的，拥有放大线路，具有高分辨率、高光度线性，应用范围更广。

（2）具有宽大的样品室，最大可选择 100 mm 的比色架，可满足各种实验的需求。

四、保养及注意事项

（1）开机后，需预热 20 min，自检时切忌按任何按键。

（2）测试前装样和测试后取样都应先将比色架拿出来以避开接触主机，始终保持仪器内外清洁、干燥。

（3）比色皿必须轻放，只能拿毛玻面，装液量要大于比色皿容量的 1/2 且小于 3/4；比色皿外壁若有残液，应及时用软布或擦镜纸擦净，透明面置于光路。

（4）检测时，注意保护比色皿检测面不受损伤。比色皿用后倒去溶液，用纯净水冲洗干净后倒扣于滤纸上，避免残留，晾干后立即放入比色皿盒中备用。

（5）结束检测后，灵敏度旋钮调至"1"挡（放大倍率最小）。

（6）仪器不用时，需在样品池中放上干燥剂，避免灰尘。将仪器盖上防尘罩。

（7）仪器应定期开机通电，并校正仪器。当仪器故障时，应立即联系专业技术人员检修。

（8）不同型号的比色皿不能调换使用。

（9）为防止振动影响仪器正常工作，应将其安放在稳固、平坦的工作台上，避免振动。

（10）钨卤灯属易损耗品，应及时更换。

（11）若大幅度改变测试波长，需等数分钟后才能正常工作。

（12）尽早检测，以免结果出现误差。

（庞勇军　周立华　谭兵）

第六节　离体心脏灌流系统

离体心脏灌流系统是配合做离体心脏灌流实验的一套系统，可用于小型啮齿类动物以及家兔心脏的离体灌流实验。离体心脏灌流实验是将动物心脏取出，连接到特定的灌流装置中，用灌流液灌注，排除了神经和体液的控制，配合特别分析软件记录心脏左心室压、动脉血压、心电图、单相动作电位、灌注压、冠脉流量等多种参数，在生理、病理生理及药理学研究中已得到广泛的应用。现以 Langendorff 离体心脏灌流系统的使用方法为例说明（图 3-6-1）。

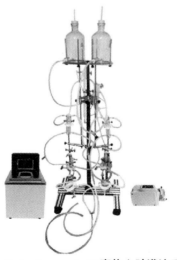

图 3-6-1　Langendorff 离体心脏灌流系统

一、仪器介绍

1. 技术参数

（1）可同时灌流 2 个心脏。

（2）可进行恒流恒压灌流。

（3）不锈钢支架，流量可调。

（4）温度：室温 37℃。

（5）温度波动度：±0.03℃。

（6）水槽尺寸：350 mm×220 mm×160 mm。

（7）温度指示：数字式。

（8）转速范围 1~100 r/min 内正反转可逆（蠕动泵）。

（9）蠕动泵速度分辨率：0.1 r/min。

（10）调速方式：薄膜按键连续调节。

（11）显示方式：3 位 LED 显示当前转速。

（12）流量：0.05~290 mL/min。

（13）外控接口启/停控制、方向控制、速度控制（0~5 V、0~10 V、4~20 mA 可选）。

（14）工作环境：温度 0~40℃，相对湿度<80%。

（15）驱动器尺寸（L×W×H）：212 mm×112 mm×142 mm。

（16）驱动器质量：2.8 kg。

（17）防护等级：IP31。

2. 系统器件功能介绍

（1）储液瓶：用于存放和收集回流灌流液，其上端有通气口可与氧气瓶相连，用于向储液瓶内灌流液充氧。

（2）药液泵：可将灌流液从储液瓶中泵入氧合溢流瓶进行灌注。

（3）氧合溢流瓶：用于维持系统灌注压处于恒定状态，并对灌流液进行充氧。氧合溢流瓶各部分功能介绍如下。

1）通气口：保持溢流瓶内液体与大气相通。

2）灌流液：输入端灌流液由此处进入溢流瓶。

3）恒温水输入端：连接温水浴输出端，维持灌流液的恒温状态。

4）恒温水输出端：恒温循环水由此处回流至恒温水浴，为系统保温。

5）灌流液溢流口：保持灌流液面处于恒定高度，维持一定的灌注压或前负荷。

6）灌流液输出端：溢流瓶内的灌流液由此处输出灌流进入心脏。

（4）灌流液预热装置：对灌流液进行预热，维持灌流液恒温状态下灌流液预热装置各部分功能介绍如下。

1）营养液输入端：通过胶管接入储液瓶营养液输出口。

2）恒温循环水输出端：接入恒温水浴的一路回流端，用于恒温循环水回流。

3）恒温循环水输入端：接入恒温水浴的一路输出端，用于恒温循环水输入。

4）营养液输出端：营养液经恒温循环水预热后由此处输出。

(5)三通开关：用于控制灌流液的输入及给药。

(6)心脏恒温浴槽：保证恒温稳定的实验环境，为离体心脏提供可靠的反应场所。

二、操作流程

(1)配制37℃K-H液，向K-H液中通入95%O_2-5%CO_2气体，缓冲液pH为7.4，并取部分K-H液放入冰箱中，使其温度降到4℃。

(2)清洁管路，每次使用前先用1000 mL蒸馏水冲洗，打开水浴循环，再用K-H液冲洗整个管路系统。

(3)用水合氯醛腹腔注射麻醉动物(30 mg/kg)，并静脉注射100 IU肝素，颈动脉放血处死动物，同时快速分离心脏，将心脏放入4℃K-H液中挤净血液并称重。

(4)将心脏迅速固定在Langendorff离体心脏灌流系统中，通过主动脉以85cmH_2O压力逆行灌注，通过肺静脉插入导管至左心房。

(5)心脏复跳后，将一个球囊插入心脏左心室，使球囊和压力换能器相连，在电脑上记录左心室内压，调整左心室舒张内压(Left ventricular diastolic pressure，LVEDP)为4~10 mmHg。待左心室收缩压(left ventricular systolic pressu，LVESP)稳定后且大于80 mmHg，心率大于200次/min，可继续实验，并记录心电图(electrocardiogram，ECG)、主动脉流量(aortic flow，AF)、冠脉流量(coronary flow，CF)、左室收缩末压(left ventricular end systolic pressure，LVESP)等指标。

(6)缺血再灌注方案：关闭灌流液，停灌心脏45分钟后，打开灌流液进行复灌90分钟(复灌起始15分钟通过肺静脉给予一定的压力辅助)，同时记录相关指标。

(7)实验结束后，用蒸馏水冲洗整个管路系统，防止K-H液残留在管路中。

三、仪器主要特点

(1)可同时灌流多个心脏。

(2)可进行恒流、恒压灌流。

(3)适用于大鼠、豚鼠以及家兔的离体心脏灌流实验。

(4)可与超级恒温水浴相连，充分保证实验恒温环境。

(5)充氧时采用上进气模式，有效避免传统下进气模式因药物沉淀底部而导致的气路阻塞。

(6)提供外径为1.8 mm和2.2 mm两种规格的主动脉插管。

(7)可通过压力换能器连接生物信号采集与处理系统来观察有关指标的变化。

四、保养及注意事项

(1)本实验装置为玻璃制品，易碎，务必轻拿轻放。

(2)使用前要调整好底座脚钉，使仪器平稳放置。

(3)使用完毕后要及时对仪器进行清洗，采用蒸馏水或纯净水灌注清洗，保持仪器清洁。

(4)若长时间不使用，应将仪器放在通风干燥、没有腐蚀性气体的环境中，避免阳光直射。

(周寿红　庞勇军)

▌ 第七节　微循环观测系统

微循环是指机体内微细血管与其周围组织细胞进行物质代谢的一系列结构与成分，其中包括血液、淋巴液、组织液等。所谓微循环就是针对大循环（体循环）、小循环（肺循环）而言的，是显微镜下可见的循环。微循环观测系统是一种用于生物学、基础医学、药学领域的物理性能测试仪器，当前用于医学研究的微循环观测系统主要由以下几部分组成：标本、显微镜、光源、摄像机、监视器、录像机、计算机、打印机、绘图仪或其他输出设备。各实验室可根据自身条件和需要，按上列顺序选取其中若干部分开展实验。现以 BI-2000A+微循环观测实验系统的使用方法为例说明。

一、仪器介绍

BI-2000A+微循环观测实验系统见图 3-7-1，该设备可以和前述 BL-420F/S 系列生物信号采集与分析系统配套使用，在监视生理信号变化的同时，动态观测肠系膜微循环的变化。BI-2000A+微循环观测实验系统借助体视显微镜选择实验动物的适当部位，如肠系膜、耳郭、球结膜、甲襞、实质脏器的浅表部位等进行活体微循环观察，了解微血管结构走形、微灌流量、微血管管径、血流速度、状态等动态改变。

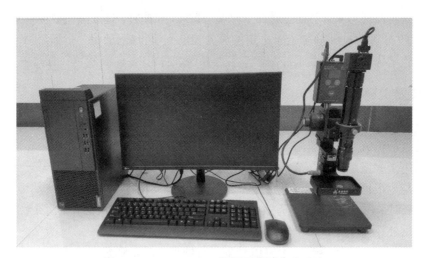

图 3-7-1　BI-2000A+微循环观测实验系统

BI-2000A+微循环观测实验系统的主要组成见图 3-7-2，主要技术指标如下。

（一）微循环观测显微系统

（1）正射光单筒生物显微镜，物镜可变倍范围为 0.75~4.5 倍，标配镜头可外加 2~9 倍物镜。

（2）载物台工作距离可调范围：80~250 mm。

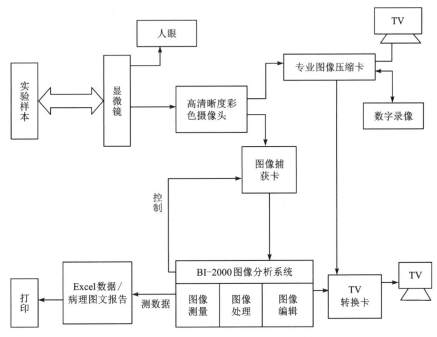

图 3-7-2 **BI-2000A+微循环观测系统的功能结构图**

(3)载物台水平位移为(XY±6.5) mm,精度为 0.01 mm。

(4)镜头微调距离为 80 mm(带粗调、细微调);底座长 220 mm、宽 200 mm。

(二)成像系统

300 万像素,USB2.0 数字摄像头。

(三)肠系膜灌流系统

(1)下补光采用 LED 冷光源,亮度可调范围为 0~40 LM。

(2)恒温灌流槽尺寸为 140 mm×120 mm,容积为 84 mL,肠系膜观察孔直径为 18 mm,高度为 5 mm,最小拉伸距离为 18 mm,电子加热芯片温控,温度调节范围为 30~45℃,显示精度为 0.1,25℃升温到 37℃的时间小于 5 分钟。

(四)家兔肠系膜实验套件

(1)带恒温直流加热兔台,室温约 25℃,精度为 0.1℃。

(2)兔台具有温度显示。

(3)ABS 工程塑料一体成型,可全身水洗,适用家兔体重范围为 2~3.5 kg。

(4)带输液架,高度可调范围为 600~1000 mm。

(5)废液收集容积:300 mL(可外接)。

(6)DC12V 直流加热,智能电脑控温,可调范围为 30~45℃。

(7)外形尺寸：785 mm×340 mm×90 mm(长×宽×高)。

(五)微循环观测系统软件

(1)可以窗口方式和全屏观察微循环形态，测量血管直径、流速流态、血管计数等16种参数。

(2)支持视频录像用于示教，支持自定义实验过程、测量结果保存及分析。

(3)该系统能够与现有使用的生物信号采集系统软件兼容使用，实现肠系膜微循环图像观察与动物心电、血压、呼吸等信号的同屏记录。

二、操作流程

操作前，需要准备实验动物活体组织，此处简单介绍家兔肠系膜的制备步骤。

(1)家兔麻醉后，采取仰卧位固定，采用腹白线切口，把兔台对准显微镜平台轻轻推入，注意兔台高度可以通过4个支撑脚调节。拖出肠系膜将其放置于下补光观察平台上，通过X-Y二维推动平台，对焦，用粗细旋钮调节至最佳视野。适当调节光的强度和光圈的大小，使成像效果最佳。

(2)双击桌面"BI-2000A+医学图像分析系统"图标，进入观察测量窗口。整个窗口分为"视频控制""实验参数设置""生物信号数据采集处理""录像分析"和"微循环测量记录"等。

(3)设置实验内容：单击"实验内容参数设置"按钮，在实验名称和实验内容栏内输入或修改相应的名称。

(4)视频图像控制：在微循环显微镜下放入实验活体，调节好焦距，按"调节视频色彩"按钮，可调节亮度、色度、对比度和饱和度等参数。双击鼠标左键可切换全屏视图和测量状态窗口。

(5)测量数据：在测量每个参数前，确定物镜倍数，通过物镜倍数10x目镜选择相应的物镜倍数。

1)计数类测量：如血管计数、血管交叉数。点击相应功能按钮后，鼠标指针自动限制在视频区域范围内，只需点击相应的计数位置，系统就能自动显示计数值。点击计数完毕，点击鼠标右键退出计数。在"实验步骤"下拉列表有"流态"下拉列表和"渗出"选项。"渗出"选项为开关选择，打钩表示选中有渗出，系统自动记录测量数据。

2)直线类测量：点击相应功能按钮后，在测量的起始点按下鼠标左键不放，拖动到终点后放开鼠标左键，测得的长度信息自动记录到相应的栏内。

3)流速模拟测量：后点击相应功能按钮后，选取一段有代表性的相对较直的血管，顺着血液流速方向拉出直线(类似直线类测量)，按"快/慢"按钮调节流速。在进行参数测定时，系统自动对每一步提示数据测定的完整性进行备份，供用户自查。

4)数字录像和分析：若某一段视频需要记录分析时，可以选择"开始录像"功能，这时系统自动进行记录，记录的同时可以继续观察测量。若要停止数字录像，点击"停止录像"按钮。由于数字录像暂时以日期—时间的形式保存，故停止数字录像后，系统自动按"月/日/时/分"形式命名。如需更改文件名，按"是"；若不需更改，按"否"。系统默认的数字录像文件保存在程序运行目录的 databaselvideol 子目录下。

录像分析：点击"录像分析"按钮，系统调出录像图像到视频区域中。找到目标变化的起点位置，点击"精确录像分析"中的"目标定位"按钮，将鼠标移动到目标位置点击左键，点击滑动条的左右箭头，确定目标的变化后位置，点击"流速测定"按钮，移动鼠标到目标位置点击左键，目标流速值就会在"流速模拟"上方的数值框内显示。

5) 数据存档和分析测定：实验完成后，测量得到的数据可选择"数据处理"按钮完成存档、打印等功能。数据保存的格式为 Excel 数据文件。当图像冻结后，若需打印图文实验结果，点击"打印报告"，即可打印冻结的图像、生理波形和数据、当前测量的各种参数数据。

三、仪器主要特点

本系统可与 BL-420F/S 系列生物机能实验系统整合，更方便实验操作。在监视生理信号变化的同时，动态观测肠系膜微循环的变化。本系统采用恒温加热兔台，高分辨率彩色数字摄像技术，USB 2.0 接口采集图像数据，静态图像最高可达 300 万像素（1280×1024），实时动态录像达到 DVD 画质（640×480），使图像更加清晰、流畅。

四、保养及注意事项

(1) 拖出肠系膜的过程中尽量不要让家兔出血。尽量选择回盲部为佳。
(2) 实验完成后，清理操作台时切忌用大量水冲洗，避免水渗漏到仪器内部造成损坏。
(3) 切勿使用强洗涤剂等清洗仪器，推荐使用软布和中性清洗液，注意保持仪器干燥。
(4) 若长时间不使用，应切断仪器电源，清理干净后置于干燥通风、没有腐蚀性气体的环境中。将仪器盖上防尘罩。

（庞勇军 周寿红）

第八节 换能器

一、实验原理

自然界中存在着各种形式的能量。能够把一种形式的能量转化成另一种形式的能量的装置称为换能器。利用换能器可以测量生物体各种形式的生理信号，为临床诊断和治疗提供依据。

换能器又称传感器，在生物医学上，换能器能将机体生理活动所产生的体温、血压、血流量、呼吸流量、脉搏、生物电、渗透压、血气含量等非电量生理信号转换为与之有确定函数关系的电信号变换装置，并对其所代表的生理变化进行深入分析。换能器在各种生理信号的测量中有重要的作用。换能器的种类很多，原理、性能各不相同，一般可分为以下几类。

(1) 根据输入物理量分为张力换能器、压力换能器、速度换能器、温度换能器、气敏换能器等。
(2) 根据工作原理分为电感式换能器、电容式换能器、电阻式换能器、电势式换能器等。

(3)根据输出信号分为模拟式换能器和数字式换能器。

(4)根据能量转换原理分为有源式换能器和无源式换能器。

机能实验教学中常用的换能器有压力换能器(机械—电换能器)、呼吸换能器和张力换能器、心音换能器、脉搏换能器等。在具体的实验操作中,常根据实验的目的和用途的不同,选用合适的换能器。

二、医学机能学实验中常用的换能器

医学机能学实验常用换能器见图 3-8-1。

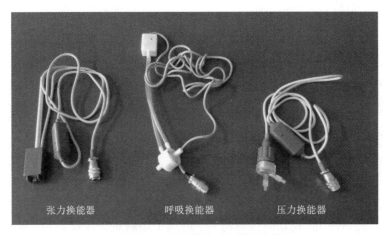

图 3-8-1 医学机能学实验常用换能器

(一)压力换能器

压力换能器是医学机能学实验中最常用的一种换能器,主要用于测量实验动物的动脉压、静脉压、颅内压、心内压等参数。

1. 使用方法

(1)将换能器与生物信号记录仪相连。

(2)将动脉插管与换能器相连,并用盛有肝素生理盐水的注射器通过三通开关将换能器腔内和动脉插管内的空气完全排出。

(3)调零,定标。

2. 注意事项

(1)确保换能器腔内和动脉插管内没有气泡。

(2)当换能器不用的时候,确保换能器腔内与大气相通,保持干燥的环境。

(3)固定动脉插管时,结扎要适度,以免将动脉插管压瘪,影响实验结果。

(4)避免撞击换能器,以免损坏换能器。

(二)张力换能器

张力换能器用于测量肌肉张力、呼吸等生理信号,根据量程不同又分为 0~10 g、0~

30 g、0~50 g、0~100 g 等型号。肌肉张力换能器是利用两只应变片设计而成的张力换能器，可对生物体各种张力进行测量。

1. 使用方法

(1)将换能器与生物信号记录仪相连，并固定在铁支架台上。

(2)将换能器与被测对象相连，并使连接线保持适当的张力。

(3)调零，定标。

2. 注意事项

(1)换能器与被测对象相连接时禁用暴力，根据实验要求选用适当规格的换能器，以免因过负荷而损坏换能器。

(2)防止液体进入换能器内和避免碰撞。

(三)呼吸换能器

常见的呼吸换能器有胸带式和插管式两种，主要用于记录实验动物的呼吸情况，如动物呼吸的频率、幅度及节律等生理指标。有 0~±5 kPa 和 0~±10 kPa 两种规格。

热敏电阻呼吸换能器是利用珠状半导体热敏电阻(其测温范围为 0~50℃)作为换能元件。半导体热敏电阻的阻值随环境温度的变化而变化，当把它按放在鼻孔呼吸区(不能接触皮肤)时，呼吸气流温度变化就会使热敏电阻的阻值发生改变。当热敏电阻接到桥式电路中时，热敏电阻阻值的变化就会使电桥失去平衡，A、B 两端就会有相应的电信号输出(图 3-8-2)。将 A、B 端输出的与呼吸规律相同的电信号连接到台式自动平衡记录仪进行观察或送到示波器进行观察。

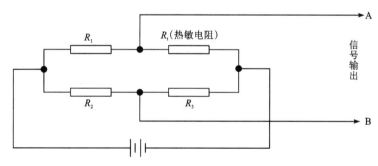

图 3-8-2　桥式热敏电阻呼吸换能器

1. 使用方法

(1)将换能器与生物信号记录仪相连。

(2)将换能器与气管插管一端的软管相连。

(3)调零，定标。

2. 使用步骤

(1)呼吸换能器与台式自动平衡记录仪的信号输入端相接。

(2)调整台式自动平衡记录仪。"量程选择"调至 0.1~0.5 mv，"走纸速度"选取

"mm/min"的30~60挡。记录笔调至20基线处,开启电源。

3. 注意事项

(1)换能器与气管插管一端的软管连接时一定要注意密封性,以免信号消减或不能接收信号。

(2)防止液体进入换能器内和避免碰撞。

(3)根据实验要求选用适当量程的换能器。

三、换能器使用时的注意事项

(1)使用时,张力换能器的悬梁臂系线应与被测组织垂直。压力换能器则应水平安放,与被测动物处于同一水平位置。

(2)换能器的测量管道系统内不能留有气泡,以免影响记录的波形。使用时严禁用注射器从侧管向闭合测压管道内推注滴体。

(3)禁止向换能器施加大于其极限的张力或压力,防止损坏换能器。

(4)使用时不能用手牵拉弹性梁和超量加载。张力换能器的弹性悬臂梁的负荷量不应超过满量程的20%,如果负荷量过大换能器可能被损坏。

(5)防止水进入换能器内部。张力换能器内部没有经过防水处理,水滴入或渗入换能器内部会造成电路短路,损坏换能器,并累及测量的电子仪器。

(6)压力换能器不能碰撞,应轻拿轻放。压力换能器的内部由应变丝构成电桥,应变丝盘绕在应变架上,应变架结构精密,应变丝和应变架在碰撞和震动时,会发生应变丝断经或变形。

(7)压力换能器施加的压力不能超过其量程规定的范围。换能器的弹性膜片在过载情况下将不能恢复其形变,过载时会发生应变丝断经或应变架变形。

(8)压力换能器中若有血液,应通过连接的三通管用注射器冲洗。最好不要取下透明罩半圆形罩进行冲洗,以免因丢失透明罩半圆形罩内的垫圈,而使其失去密封性,不能记录压力信号。

思考题:什么是换能器? 简述张力换能器的使用方法及注意事项。

(庞勇军 周寿红 谭兵 张文婷)

第九节 常用手术器械

医学机能学实验常用手术器械主要有哺乳类动物实验常用手术器械、两栖类动物实验常用手术器械两大类。哺乳类动物手术器械常包括手术刀、粗剪刀、组织剪、组织镊、眼科镊、眼科剪、直止血钳、弯止血钳、蚊氏止血钳各2件,气管插管、玻璃分针、缚绳、丝线。两栖类动物实验常用手术器械:粗剪刀、组织剪、眼科剪、组织镊、眼科镊、刺蛙针、锌铜弓、蛙心夹、蛙板各1件,玻璃分针2支,图钉4枚,丝线1卷。了解各种手术器械的结构特点和基本性能是正确掌握和熟练运用这些器械的保证,为医学机能学实验操作打下基础,现就常用手术器材及其用途和用法做简单介绍。

一、哺乳类动物实验常用手术器械

(一) 手术刀

手术刀用于切割各种软组织，也可用于切割软骨。手术刀由刀片和刀柄组成，见图3-9-1。根据不同的手术要求，手术刀应选用形状、大小不同的刀片，用血管钳夹持安装刀片，勿以手持安装，避免伤及手指。传递手术刀时，传递者应握住刀柄和刀片衔接处的背部，将刀柄尾端送至手术者的手里。

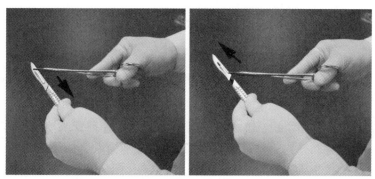

安装手术刀片　　　　　　　取下手术刀片

图3-9-1　手术刀片的装卸

常用执刀方式有四种，见图3-9-2。

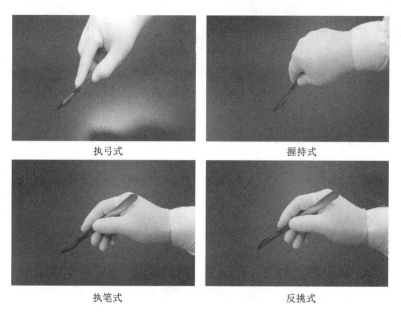

执弓式　　　　　　　握持式

执笔式　　　　　　　反挑式

图3-9-2　正确的执刀方式

1. 执弓式

手执刀柄的方式类似于执小提琴弓，动作范围大且灵活，适用于做腹部、颈部和股部的皮肤切口。

2. 握持式

手执刀柄的方式类似于执西餐刀具，用于切割较长的皮肤切口、大块组织或截肢。

3. 执笔式

以执笔的方式手执刀柄，动作灵巧精细，适用于小切口或切割细小的组织，如眼部手术、颈部手术。

4. 反挑式

以执笔的方式手执刀柄，但刀刃朝上，用于向上挑开组织，以免误伤深部组织。

(二) 手术剪

手术剪有大小、直弯、尖钝头之分，分为普通手术剪和眼科剪两类，其中弯手术剪用于给动物剪毛，直手术剪用于剪皮肤、脂肪、肌肉、血管、神经等组织，圆头手术剪常用于剪线；眼科剪常用于剪精细组织，如血管、输尿管剪口，以便插管或神经、脏器包膜，不能用于剪皮肤、肌肉和骨骼。执剪时，将拇指和第四指分别插入剪柄环的两环，中指放在第四指环的剪刀柄上，食指压在轴节处起稳定和向导作用 (图 3-9-3)。

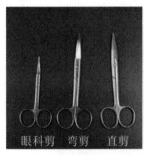 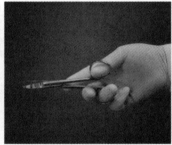 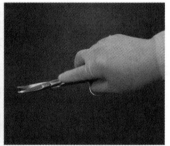

眼科剪　弯剪　直剪

图 3-9-3　手术剪及执剪方式

(三) 血管钳和持针器

1. 血管钳

血管钳又称止血钳，也有大小、直弯、有齿及蚊式等类型之分 (图 3-9-4)，应根据不同的组织部位选用合适的止血钳。止血钳主要用于钳夹血管或出血点，也用于组织分离、牵引缝线、拔出缝针，或代替镊子使用。一般直止血钳和无齿止血钳主要用于浅表手术部位止血或肌肉、筋膜、结缔组织钝性分离，但

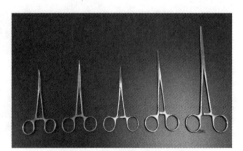

图 3-9-4　各种类型的血管钳

不宜夹持皮肤、脏器及较脆弱的组织。弯止血钳主要用于较深的手术部位或内脏止血。有

齿止血钳不宜夹持血管、神经和脆弱组织，以免造成组织损伤。小巧的蚊式止血钳适用于钳夹出血点、小血管止血，也可用于分离小血管和神经干周围的结缔组织，但不宜钳夹皮肤、大块或坚硬的组织，以免造成器械损坏。止血钳用于止血时，尖端应与组织垂直，夹住出血血管断端，尽量少夹附近组织。止血钳的执钳方式与执剪方式相同。但放开时要用拇指和食指持住止血钳的一个环口，中指和无名指挡住另一个环口，将拇指和无名指轻轻用力对顶即可（图3-9-5）。

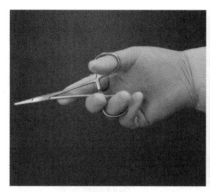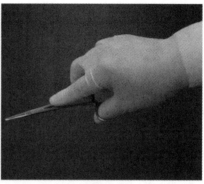

图 3-9-5　执钳方式

2. 持针器

持针器又称持针钳，其形状与止血钳相似，但头部较短、略粗，因此钳力较大，缝针时持针器夹持缝合针的近尾端1/3处（图3-9-6）。用于穿刺蛙类或将其下颌悬挂起来，或进行膀胱插管时做荷包缝合用。

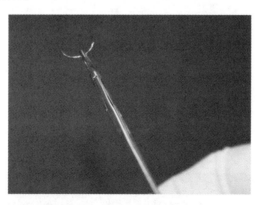

图 3-9-6　持针钳夹持缝合针

常用的执持针钳的方法有以下几种。

（1）把抓式：也叫掌握法，即用手掌握拿持针钳，钳环紧贴大鱼际肌上，拇指、中指、无名指及小指分别压在钳柄上，食指压在持针钳中部靠近轴关节处，利用拇指、大鱼际肌和掌指关节活动推展、张开持针钳柄环上的齿扣。

（2）指扣式：为传统执法，用拇指、无名指套入柄环内，用手指活动力量来控制持针钳关闭，并控制其张开和合拢的活动范围。

（3）单扣式：也叫掌指法，将拇指套入柄环内，食指压在持针钳的前半部做支撑引导，其余三指压住柄环将其固定于手掌中，拇指可上下做开闭活动，控制持针钳的张开与合拢。

（四）手术镊

手术镊也有大小、直弯、有齿无齿之分，主要用于手术中的协助性操作。有齿镊适用于夹捏皮肤、筋膜、肌腱等坚韧的组织，以及穿线协助结扎血管等一些仅用手难以操作的精细动作，但不宜夹碰血管、神经干和内脏等软组织。无齿镊用于夹捏皮下组织、脂肪组织、黏膜组织和血管。小巧的眼科镊适用于分离血管、神经干或夹镊细小软组织。操作中，注意掌握夹镊的力道和时间，执镊方式类似于执毛笔，正确持摄方法是用拇指对食指与中指，执二镊脚中、上部（图3-9-7）。

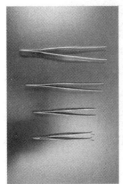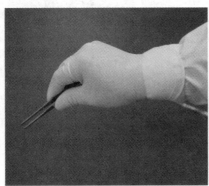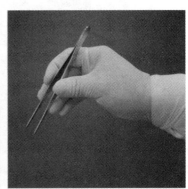

图 3-9-7 手术镊及正确执镊方法

（五）动脉夹

动脉夹有大小不同的几种型号，用以夹闭血管之用，根据具体情况选用不同型号的动脉夹。其常用于钳夹静脉注射针（常用大号），以使注射针固定在血管中，不致滑脱（图3-9-8）。

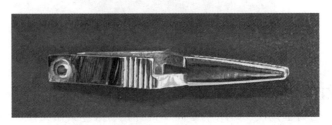

图 3-9-8 动脉夹

（六）玻璃分针

玻璃分针与血管钳、手术镊等协同操作用于组织的钝性分离，以暴露血管和神经干等组织（图3-9-9）。

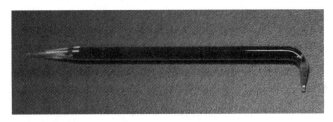

图3-9-9　玻璃分针

（七）气管插管

气管插管（图3-9-10），用玻璃管拉制成的"Y"形和"T"形气管插管有大小之分，可根据动物气管的直径大小选用。气管插管为家兔手术中的常用器材，急性动物实验时，将"T"形切口面插入气管，用手术线将其结扎固定于气管上防止其滑出，并保持其在实验中始终与气管平行，以免阻塞动物呼吸；还可以用作动脉、静脉、淋巴管、输尿管等插管。

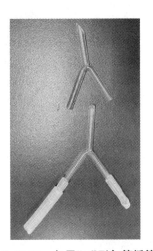

图3-9-10　兔用"Y"形气管插管

（八）动脉插管

动脉插管用于急性动物实验时可直接描记动脉血压。使用时将动脉插管先注满肝素等抗凝剂，以保证实验中插管内无血凝块堵塞；将其斜面经血管剪口处插入动脉，另一端开口借橡胶管连接于压力换能器或水银检压计上，以测量和记录血压变化；插管插入动脉后将其用手术线结扎固定于血管上，并保持插管在实验中始终与血管平行，以免刺破血管。

（九）三通开关

三通开关的调节旋柄可控制流体流动的方向，旋柄上的箭头表示流通方向，其箭头指向哪个出口即表明哪个出口是通的。可按实验需要改变液体流动的方向，以便静脉给药、输液和描记动脉血压。改变三通阀的位置，可以改变不同方向的通阻。

（十）注射器

注射器用于注射各种药物。注射前须排出注射器内的气体。

（十一）颅骨钻

开颅时，可用颅骨钻孔。颅骨钻孔后可扩大手术范围，充分暴露手术视野，有利于操作。用法为右手握钻，左手固定颅骨，钻头与骨面垂直，按顺时针方向旋转，到内骨板时要小心慢转，防止因穿透骨板而损伤脑组织。

（十二）咬骨钳

咬骨钳用于咬开骨质，常用在颅脑手术或骨科手术中；还用于打开颅腔和骨髓腔时咬切骨质。

（十三）缝针

缝针用于缝合各种组织。缝针有圆针和三棱针两种，又有直弯、大小、是否带线之分。圆针多用于缝合软组织，三棱针用于穿皮固定缝合，弯针用于缝合深部组织。缝针的长短、粗细、弯度、针尖横截面积及针眼各不相同，因此缝合不同的组织时可选用不同的缝针。比如，缝合皮肤及厚大肌肉时常用三角针，缝合胃、肠、子宫、腹膜时需用圆针（图 3-9-11）。

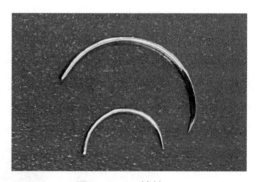

图 3-9-11 缝针

（十四）手术拉钩

手术拉钩用于在手术过程中拉开实验动物两侧，以利于暴露手术视野，包括皮肤拉钩和组织拉钩。

（十五）插管

插管用粗细不同的塑料管制成，分别做动脉、静脉和输尿管等插管之用。

二、两栖类动物实验常用手术器械

(一)剪刀

剪刀同哺乳类动物实验手术剪：粗剪刀用于剪骨、皮肤等坚硬组织；手术剪用于剪肌肉、筋膜和结缔组织等；眼科剪用于剪神经、血管等软组织。

(二)手术镊

手术镊同哺乳类动物实验手术镊：有齿镊用于夹镊较坚韧的组织，如皮肤和肌腱等；无齿镊用于夹镊较脆弱的组织，如肌肉、脏器等；眼科镊用于夹镊小血管和神经等。

(三)金属探针

金属探针用于破坏蛙或蟾蜍的脑和脊髓(图 3-9-12)。

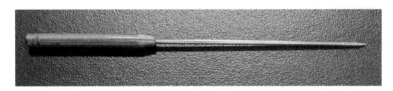

图 3-9-12　金属探针

(四)玻璃分针

玻璃分针用于钝性分离神经和血管等周围组织，暴露神经和血管。

(五)蛙手术板

蛙手术板约为 20 cm×15 cm 的木板，镶嵌玻璃板制成，用于固定蛙类动物，以便进行解剖和其他实验。固定时一般选用大头钉将蛙的四肢钉在木板上，也可使用蛙腿夹夹住蛙腿。如果要制备神经肌肉标本，可在蛙板上放一块大小适当的清洁玻璃板，在玻璃板上方操作，中央有直径为 2 cm 的孔的小蛙板，用于蛙类的微循环观察。

(六)蛙心夹

蛙心夹用于夹住蛙的心尖部位，尾端穿线并借助缚线连接杠杆或换能器，以描记心脏舒缩活动。

(七)蛙嘴夹

蛙嘴夹用于夹住脊髓蛙或蟾蜍的下颌，将其悬挂固定于支架上。

(八)蛙心插管

蛙心插管用于蛙心灌流，常用的蛙心插管用玻璃制成，将尖端插入蟾蜍或青蛙的心室，突出的小钩用于固定离体心脏，往插管内充灌生理溶液。

（九）锌铜弓

锌铜弓用于对神经肌肉标本施加刺激，以检查神经兴奋性是否良好(图 3-9-13)。

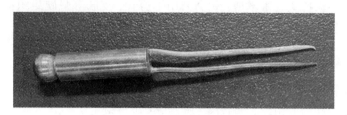

图 3-9-13　锌铜弓

（十）滴管

滴管用于滴加各种溶液，目的是保持手术部位湿润。

三、保养及注意事项

(1)眼科剪切勿用于剪皮肤、肌肉、筋膜等较硬的组织。
(2)绝不能为了图方便、贪快，将组织剪代替线剪，以致损坏刀刃，造成浪费。
(3)蚊式止血钳不宜钳夹皮肤、大块或坚硬的组织，以免造成器械损坏。
(4)器械使用后要及时清洗。
(5)玻璃分针等玻璃制品注意轻拿轻放，切忌暴力使用。
(6)使用锌铜弓测试时，活体组织表面必须保持湿润状态。
(7)刀片应用持针钳夹持安装，切不可徒手操作，以防割伤手指。
(8)根据手术操作要求选用适合的使用方式，以免造成不必要的损伤。
(9)操作时，动作要轻柔，用力要适度，切忌因用力过猛而造成组织损伤过大、出血过多。
(10)传递手术刀时，不可将刀刃指向手术者，以免造成损伤。

四、思考题

两栖类动物实验常用的手术器械有哪些？

（庞勇军　周寿红　容明智　周立华　谭兵）

第四章 医学机能学实验常用溶液和药剂

■ 第一节 常用生理溶液的成分与配制

在进行各种医学机能学实验时,为了维持动物在体或离体器官及组织标本的正常功能活动,需要给予各种生理溶液。医学机能学实验常用的生理溶液包括任氏液、拜氏液、乐氏液、台式液、克氏液、克-亨液、豚鼠支气管液、大鼠子宫液等,具体溶液成分及配制见表4-1-1。

表4-1-1 常用生理溶液的成分与配制

药品名称	任氏液	拜氏液	乐氏液	台式液	克氏液	克-亨液	豚鼠支气管液	大鼠子宫液
NaCl/g	√	√	√	√	√	√	√	√
KCl/g	√	√	√	√	√	√	√	√
$CaCl_2$/g	√	√	√	√	√	√	√	√
$NaHCO_3$/g	√	√	√	√	√	√		
NaH_2PO_4/g	√	√		√				
$MgCl_2$/g				√			√	
KH_2PO_4/g					√	√		
$MgSO_4 \cdot 7H_2O$/g					√	√		
葡萄糖/g		√	√	√	√	√		√
蒸馏水/mL	√	√	√	√	√	√	√	√

根据表中所示成分,使用分析天平称取各成分溶解于蒸馏水中,待粉末完全溶解后定容。

第二节　常用生理溶液的成分含量、用途及其稀释法

一、医学机能学实验常用生理溶液的成分含量及用途

医学机能学实验常用生理溶液的成分含量及用途见表4-2-1。

表4-2-1　医学机能学实验常用生理溶液的成分含量及用途

药品名称	任氏液	拜氏液	乐氏液	台式液	克氏液	克-亨液	豚鼠支气管液	大鼠子宫液
$NaCl$/g	6.5	6.5	9.2	8.0	6.6	6.92	5.59	9.0
KCl/g	0.14	0.14	0.42	0.2	0.35	0.35	0.46	0.42
$CaCl_2$/g	0.12	0.12	0.12	0.2	0.28	0.28	0.075	0.03
$NaHCO_3$/g	0.2	0.2	0.15	1.0	2.1	2.1	0.52	0.5
NaH_2PO_4/g	0.01	0.01		0.05			0.1	
$MgCl_2$/g				0.1			0.023	
KH_2PO_4/g					0.162	0.16		
$MgSO_4 \cdot 7H_2O$/g					0.294	0.29		
葡萄糖/g		2.0	1.0	1.0	2.0	2.0		0.5
蒸馏水加至/mL	1000	1000	1000	1000	1000	1000	1000	1000
通气	空气			O_2 或空气	O_2 + 5%CO_2		O_2 + 5%CO_2	O_2 + 5%CO_2
pH			7.5	8.0				
用途	蛙类器官	蛙心	哺乳类心脏	哺乳类肠肌	哺乳类各组织	豚鼠气管，大鼠肝脏	豚鼠支气管	大白鼠子宫

二、稀释法

(一)反比法

C(原溶液的浓度)V(所需原溶液的量)$=C$(待配制溶液的浓度)V(待配制溶液的量)

例：欲配制100 μg/mL的溶液2 mL，现有20 mg/mL的原溶液，应如何配制？

C(20 mg/mL)$V(x)=C$(100 μg/mL)V(2 mL)，$V(x)=$ 10 μL

所以需要用20 mg/mL的原溶液10 μL配制100 μg/mL的溶液2 mL。

(二)交叉法

$X = V \times (k - b)/(a - b)$；$Y = V \times (a - k)/(a - b)$

X 为浓溶液需要量，Y 为稀溶液需要量，a 为浓溶液浓度，b 为稀溶液浓度，k 为欲配溶液浓度，V 为欲配溶液量。

例1：用95%和50%乙醇配制450 mL 75%乙醇，各需多少毫升？

$X = V \times (k-b)/(a-b)$

$X = 450 \times (75-50)/(95-50) = 250$ mL

$Y = 450 \times (95-75)/(95-50) = 200$ mL

所以用250 mL 95%乙醇和200 mL 50%乙醇即可配制成75%乙醇450 mL。

若 V 未知，X 或 Y 有一个已知，则使用下式。

$X = Y \times (k - b)/(a - k)$；$Y = X \times (a - k)/(k - b)$

例2：把500 mL的95%乙醇配制成75%乙醇，需要加多少水？

$Y = 500 \times (95-75)/(75-0) = 133.3$ mL

所以用500 mL的95%乙醇需要加水133.3 mL才能配制成75%乙醇。

第三节　实验动物常用药物剂量的计算

一、药物浓度表示法

(一)质量分数与体积分数

(1)质量分数即每100 g制剂中含药物的质量(g)。适用于固体药物，如10%氧化锌软膏即每100 g中含10 g氧化锌。

(2)体积分数即每100 mL制剂中含药物的体积(mL)。适用于液体药物，如95%乙醇即每100 mL的溶液含95 mL的无水乙醇，相当于质量分数为95%乙醇溶液。

(二)质量浓度

质量浓度即每100 mL溶液中含药物的质量(g)。如10%的氯化钠溶液，即每100 mL溶液中含10 g氯化钠。

(三)比例浓度

比例浓度即药物的质量(g)或体积(mL)与溶液的体积之比。如1∶1000高锰酸钾溶液是指每1000 mL溶液中含1 g高锰酸钾，1∶1000的肾上腺素为0.1%肾上腺素。

（四）物质的量浓度

物质的量浓度即每升溶液中所含溶质的物质的量。如 0.1 mol/L NaCl 溶液表示 1000 mL 溶液中含 NaCl 5.84 g（NaCl 的相对分子质量为 58.44 Da）。

二、用药剂量的确定及计算

实验动物用药剂量主要来源于两个方面，一部分源自临床实践经验，另一部分主要通过查阅文献得知。若查不到治疗剂量，但能找到致死量（LD50），也可参考 LD50 来设计用药剂量并进行实验。对于动物用药未知剂量，可以通过了解其他动物的用药剂量或人用药剂量进行换算。即不同种类动物间，按体重或按体表面积进行用药剂量的换算。

1. 按体重换算法折算

实验动物用药剂量一般用动物每千克体重用药（mg/kg 或 g/kg）计算。已知 A 种动物每千克体重用药剂量，欲估算 B 种动物每千克体重的用药剂量。B 种动物的用药剂量（mg/kg）= W×A 种动物的用药剂量（mg/kg）（表 4-3-1）。

表 4-3-1　不同动物用药剂量换算系数（W）表

		A 种动物						
		小鼠 （0.02 kg）	大鼠 （0.2 kg）	豚鼠 （0.4 kg）	家兔 （1.5 kg）	猫 （2.0 kg）	犬 （12 kg）	成人 （60 kg）
B 种动物	小鼠（0.02 kg）	1.0	1.4	1.6	2.7	3.2	4.8	9.01
	大鼠（0.2 kg）	0.7	1.0	1.14	1.88	2.3	3.6	6.25
	豚鼠（0.4 kg）	0.61	0.87	1.0	0.65	2.05	3.0	5.55
	家兔（1.5 kg）	0.37	0.52	0.6	1.0	1.23	1.76	3.3
	猫（2.0 kg）	0.3	0.42	0.48	0.81	1.0	1.44	2.7
	犬（12 kg）	0.21	0.28	0.34	0.56	0.68	1.0	1.88
	成人（60 kg）	0.11	0.16	0.18	0.304	0.371	0.531	1.0

例：已知某药对小鼠的最大耐受剂量为 20 mg/kg，需折算为家兔的用药剂量。

查表 4-3-1，先横向查到 A 种动物（小鼠）后纵向查到 B 种动物（家兔）与其对应的 W 为 0.37。B 种动物的用药剂量（mg/kg）= W×A 种动物的用药剂量（mg/kg），即 B = 0.37×20 = 7.4 mg/kg

2. 按体表面积换算法折算

不同种类动物体内的血药浓度和作用与动物体表面积成平行关系，故按动物体表面积折算用药剂量更为准确。

例：已知一定浓度的某药注射剂给家兔静脉注射的最大耐受量为 4 mg/kg，折算成人的最大耐受量。

查表 4-3-2，先横向查到成人后纵向查到家兔，家兔与成人体表面积比值为 12.2，家兔的最大耐受量为 4×1.5＝6 mg，则成人的最大耐受量为 6×12.2＝73.2 mg。一般取其 1/3~1/10 作为初试剂量。

表 4-3-2　不同动物体内的血药浓度和作用与动物体表面积关系

	小鼠 (0.02 kg)	大鼠 (0.2 kg)	豚鼠 (0.4 kg)	家兔 (1.5 kg)	猫 (2.0 kg)	犬 (12 kg)	成人 (50 kg)
小鼠(0.02 kg)	1.0	7.0	12.25	27.8	29.7	124.2	332.4
大鼠(0.2 kg)	1.4	1.0	1.74	3.9	4.2	17.3	48.0
豚鼠(0.4 kg)	0.08	0.57	1.0	2.25	2.4	10.2	27.0
家兔(1.5 kg)	0.04	0.25	0.44	1.0	1.08	4.5	12.2
猫(2.0 kg)	0.03	0.23	0.41	0.92	1.0	4.1	11.1
犬(12 kg)	0.008	0.06	0.1	0.22	0.24	1.0	2.7
成人(50 kg)	0.003	0.021	0.036	0.08	0.09	0.37	1.0

三、一些用药剂量的换算

1. 从已知药物浓度换算出相当于每千克体重应注射药液量(mL)

例：裸鼠体重 18 g，腹腔注射盐酸吗啡 10 mg/kg，药液质量浓度为 1 g/L(0.1%)，应注射多少毫升药液？

解：已知质量浓度为 1 g/L，即每 1 mL 溶液中含药物 1 mg。吗啡剂量为 10 mg/kg，相当于容积为 10 mL/kg，小鼠体重为 0.018 kg，故 10×0.018＝0.18 mL。

2. 根据药物的剂量及某种动物给药途径的药液容量配制相当的浓度

例：家兔静脉注射苯巴比妥钠 80 mg/kg，注射量为 1 mL/kg，应配制苯巴比妥钠的浓度是多少？

解：80 mg/kg 相当于 1 mL/kg，所以 1 mL 药液含 80 mg 药物。即 100 mL 药液含 8 g 苯巴比妥钠，故浓度为 8% 的苯巴比妥钠。

（于丹）

第二篇

医学机能学实验各论

第五章 医学机能学实验的基本操作

医学机能学从理论的建立到基本规律的概括，必须以大量的实验数据为基础，并接受实验及临床实践的检验。大多数医学机能学实验都是以动物为受试对象的，因此，动物实验在医学机能学的研究中占重要地位。本章将介绍医学机能学实验教学的常见基本实验方法和技术。掌握常用实验动物的编号、捉拿与固定、给药、采血、急性实验动物的手术操作技术和离体标本的制备等基本操作技能，对完成综合性实验及其他科学实验研究均有重要作用，是进行后续课程、临床医学实践和基础科学研究的必要手段，是学好医学机能学实验这门学科必不可少的条件和根本保证。

■ 第一节 实验动物的编号、捉拿和固定

进行动物实验时，有时所需动物数量较多，因此为了便于观察每个动物的情况，详细记录各项实验数据，实验前需对动物进行编号标记。而正确捉拿与固定动物，是实验工作的基础，也是实验顺利进行的保证。掌握正确捉拿、固定动物的目的就是防止实验者被动物咬伤、抓伤，同时也是为了维持动物的正常生理活动，从而不影响实验观察结果。

一、实验动物的编号

动物编号的常用标记方法包括染料标记法、挂牌法、烙印法、穿耳孔法、剪趾法等，实验者在实际实验中应根据实际需要选择合适的标记方法，无论采用何种编号方法，都应满足操作简便、编号清晰、易识别且耐久等要求。

(一)染料标记法(涂色法)

染料标记法是根据实验动物被毛颜色的不同，选择有色化学试剂在动物明显体位被毛或者四肢等部位处进行不同颜色涂染，以区别各组动物。此法操作简单，取材容易，适用于白色系动物的短期实验，是动物实验中常用的编号标记方法。

常用染料有 0.5%中性红或品红溶液(红色)、3%~5%苦味酸溶液(黄色)、2%硝酸银溶液(咖啡色)、煤焦油的乙醇溶液(黑色)。编号时，蘸取少量上述溶液，在动物的相应部位对全毛段进行逆毛方向涂抹，编号应遵循先左后右，从前到后的原则。若实验时间较长，采取此种编号方法时可能由于动物相互摩擦等因素导致颜色变浅甚至消失，需在实验进行中随时补涂染液。见图 5-1-1，小鼠左前腿上的标记为 1 号，2~9 号依次为左侧腰腹

部、左后腿部、头顶部、腰背部、尾部、右前腿部、右侧腰腹部、右后腿部。若编号超过10或更大数字，则可使用两种染料同时标记，即认定一种染料作为个位数，另一种染料代表十位数，这种交互使用可编到99号。例如需要标记68号，则可以把黑色设定为个位数，红色为十位数，那么，尾基部涂抹红色染料，右侧腰部涂抹黑色染料，标记前需要进行记录，避免遗忘。

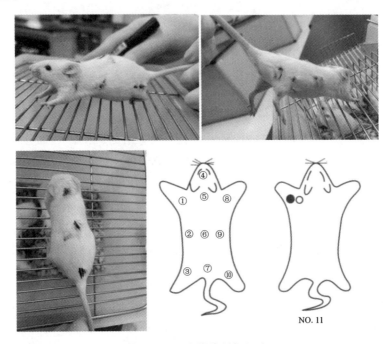

图 5-1-1　小鼠染料标记法

（二）挂牌法

挂牌法是将标有编号的金属制号码牌于实验前挂在实验动物颈部、耳部、肢体或笼具上，常用于犬、猫等大型实验动物的编号。将号码烙压在圆形或方形金属牌上，金属牌常用铝板或不锈钢制成，可长期使用而不生锈。实验前，用铁丝穿过金属牌上的小孔，固定在狗链条上，亦可将编号直接烙在拴动物的皮带上，将此颈围固定在动物的颈部。现在市场上常有售专用耳号钳进行标记，使用时将成品耳号牌穿夹在实验动物耳上即可，注意消毒。

（三）烙印法

烙印法是用号码烙印钳在动物无体毛或明显部位（如耳、面鼻部和四肢等部位）编号，然后用棉签蘸着溶有乙醇的黑墨汁在编号上涂抹。烙印前，需对烙印部位予以75%乙醇消毒处理，以免造成皮肤局部感染。

（四）穿耳孔法

穿耳孔法是用动物专用耳孔器在实验动物耳朵的不同部位打孔来表示编号的方法，常结合剪耳法进行标记，即在耳朵的不同部位剪一个小孔来表示对应，适用于长期实验及体毛颜色较深不易着色的实验动物。打孔原则为右耳代表个位数，左耳代表十位数。应用穿耳孔法时需使用滑石粉局部涂抹，防止孔口愈合。用耳号钳在耳上打洞或用剪刀在耳朵边缘剪缺口的标记方法如下：右耳缘外侧打一小孔，按上、中、下的位置分别标为 1 号、2 号、3 号；若在右耳缘外侧剪成一缺口，则分别为表示 4 号、5 号、6 号；若剪成双缺口状，则分别表示为 7 号、8 号、9 号。再加上左耳缘外侧上、中、下各打一孔，分别表示为 10 号、20 号、30 号。若在左耳缘部剪成一缺口，则分别表示为 40 号、50 号、60 号，若剪成双缺口状，则分别表示 70 号、80 号、90 号。再加上右耳中部打一孔，表示为 100 号。左耳中部打一孔，表示为 200 号。依据不同缺口和孔洞位置的组合，可编号 1~200 号(图 5-1-2)。

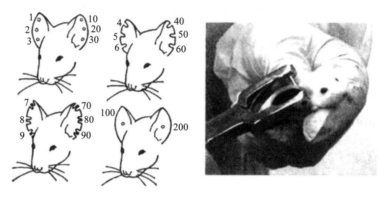

图 5-1-2　小鼠穿耳孔法

(五)剪趾法

剪趾法是将实验动物的左右前肢或后肢脚趾按不同排列方式进行标记的方法。右脚表示个位数，左脚表示十位数，习惯上从左向右数，第 1 趾为 1 号，第 2 趾为 2 号，第 3 趾为 3 号，第 4 趾为 4 号。若第 1、第 2 趾同时剪去为 6 号，第 3、第 4 趾同时剪去则为 8 号，以此类推(表 5-1-1)。如剪趾过长，可能造成失血过多，甚至导致健康状况不良，影响实验结果。建议剪趾勿剪过长，出血时予以干棉球止血，并用络合碘消毒，防止感染；建议在实验动物 7 日龄之内剪趾，7 日龄后动物痛觉逐渐发展，不利于提高动物福利。

表 5-1-1　小鼠剪趾 1~99 标号法

剪右后足趾	标号	剪左后足趾	标号
拇趾	1	拇趾	10
食趾	2	食趾	20
中趾	3	中趾	30
无名趾	4	无名趾	40
小趾	5	小趾	50
拇趾+食趾	6	拇趾+食趾	60
食趾+中趾	7	食趾+中趾	70
中趾+无名趾	8	中趾+无名趾	80
无名趾+小趾	9	无名趾+小趾	90

(六) 剪毛法

剪毛法是将动物背部的被毛用剪刀剪去,用于标记。此法编号标记清楚、可靠,便于实验者观察,常用于大中型实验动物的编号,但时间过长,被毛重新生长后,需再次进行剪毛。

实验动物的编号方法虽然有一定的原则及规范,但在实际工作中需灵活应用,有时常常将两种编号方法互相配合使用,如运用染料标记法对每只动物进行编号后,再用挂牌法标记分组情况,挂在笼子外面。而编号也不仅仅局限于上述六种方法,在确保编号清晰、简便、耐久、适用的前提下,根据具体实验的特点,实验者可因地制宜地给动物编号。

二、实验动物的捉拿与固定

在医学机能学实验中,最常用的实验动物有小鼠、大鼠、豚鼠、家兔、犬、猫和两栖类蛙、蟾蜍等,正确捉拿与固定动物,是实验工作的基础,也是实验顺利进行的保证。掌握正确捉拿、固定动物的方法目的就是防止实验者被动物咬伤、抓伤,同时也是为了维持动物的正常生理活动,从而不影响实验观察结果。实验者在整个捉拿与固定过程中要大胆心细,不可粗暴。现分别将实验动物的捉拿与固定方法介绍如下。

(一) 小鼠

小鼠的捉拿与固定方法包括单手捉持法和双手捉持法,单手捉拿时,先用左手食指和拇指轻轻捏住鼠尾中部,左手另外三指夹住小鼠的尾巴根部,将其握入手掌;放松左手拇指和食指,改用左手拇指和食指捏住小鼠头部两边疏松的皮肤,完成捉拿固定,右手即可做注射或其他实验操作。双手捉拿小鼠时,右手抓住鼠尾轻轻提起,放在较粗糙的台面或鼠笼上,趁其向前爬行时,左手拇指及食指迅速沿其背部捏住后颈部皮肤,翻转仰卧于左手大鱼际肌上,并以左手的小指和掌部夹住鼠尾固定(图5-1-3)。

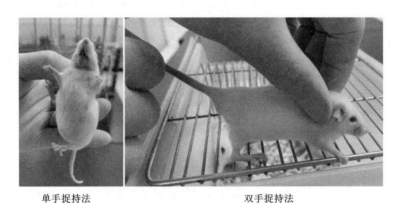

单手捉持法   双手捉持法

图5-1-3 小鼠单手捉持法、双手捉持法

如进行解剖、手术、心脏及尾部采血和尾静脉注射时,需将小鼠以一定形式固定住,解剖手术和心脏采血等均可使小鼠先取仰卧位(必要时先进行麻醉),再用大头针或线绳将小鼠前后肢依次固定在木板上。尾静脉取血或尾静脉注射时,可用小鼠尾静脉注射架固定;或让小鼠钻入适当大小和重量的容器内,只露出尾巴,这种容器应能够压住尾部不让其活动;或把小鼠放在一个小黑布口袋内(小鼠趋黑,会向前爬动),在尾部将小布口袋缩口,固定小布口袋后,可进行尾静脉注射或尾静脉采血等操作。

(二)大鼠

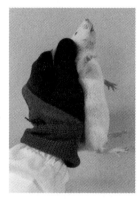

大鼠比小鼠牙尖性猛,操作者宜佩戴防护手套,以右手或持夹子夹住尾巴,左手固定头部防止被咬。如需进行尾静脉取血或注射,可将大鼠放入固定盒内或用小黑布口袋装大鼠,使其只露尾部;如要腹腔注射或肌内注射或灌胃,可用右手提住鼠尾,将大鼠放在铁丝笼上,向后拉鼠尾,用左手手心贴住大鼠背部,然后迅速用食指(注意食指弯曲,用外侧)和拇指捏住后颈部皮肤(以防动物转过头来咬伤操作者的手指),同时其余三指和大鱼际捏住背部皮肤,尽可能多地捏住皮肤,即可将大鼠固定在左手中(图5-1-4),右手则进行其他操作;如需长时间固定操作,可将大鼠四肢固定在木板上,用一根棉绳拉住两只门齿,将其固定在头端木板边缘的钉子上。

图5-1-4 大鼠捉持法

(三)豚鼠

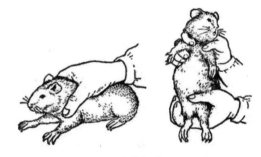

豚鼠较为胆小易惊,抓取时动作不宜粗暴。对于幼鼠,两手捧起来即可;对于成熟豚鼠,则用右手抓住豚鼠头颈部,将其两前肢固定在头与右手拇指与食指之间,轻轻扣住颈胸部,右手抓住两后肢或托起其臀部,使腹部向上(图5-1-5)。另外,也可用固定器固定豚鼠或将豚鼠四肢固定在木板上。

图5-1-5 豚鼠的捉拿及固定方法

(四)家兔

家兔习性温顺,较易捉拿,但脚爪锐利,应避免被其抓伤。正确捉持家兔的方法(图5-1-6):右手抓住兔脊背近后颈部皮肤,左手托其臀部,使其体重落在左手掌心,呈坐位姿势。家兔两耳虽长易捉,但不能承受全身重量,若伤了两耳会影响静脉注射,所以切忌以手提抓兔耳、拖拉四肢或提拿腰背部(图5-1-7)。根据不同的实验需要,常用兔盒或兔台固定家兔。

1.兔盒固定

在耳血管注射、取血或观察耳部血管的变化等的时候,可将家兔置于木制或铁皮制的固定盒内(图5-1-8)。如做腰背部尤其是颅脑部位的实验,用马蹄形固定器固定,可使兔取背卧位或俯卧位。

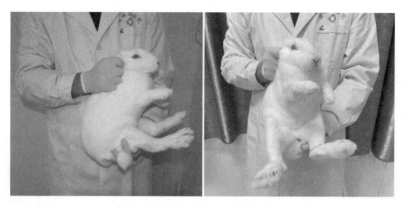

图 5-1-6　家兔的正确捉持方法

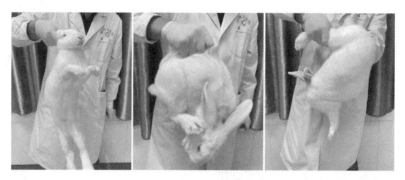

图 5-1-7　家兔的错误捉持方法

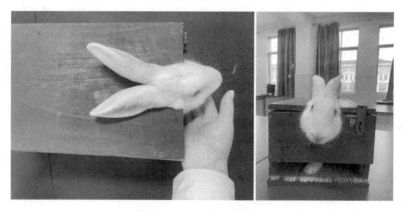

图 5-1-8　兔盒固定界面

2. 兔台固定

在需要观察血压、呼吸和进行颈、胸、腹部手术时，应将家兔以仰卧位固定于兔台上。固定方法是先用宽布带套住家兔的四肢腕或小腿关节上方，抽紧布带的长头，将家兔以仰卧位放在兔台上，再将头部用兔头固定器固定，然后将两前肢放平直，把两前肢的系带从背部交叉穿过，使对侧的布带压住本侧的前肢。总之，将家兔的四肢分别系在兔台的木柱上（图 5-1-9）。

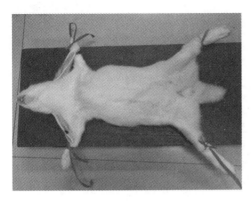

图 5-1-9　兔台固定界面

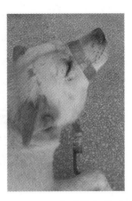

图 5-1-10　犬嘴的打结方式

（五）犬

抓取未经驯服和调教的圈养犬时，可用特制的长柄钳夹住犬的颈部，或用长柄铁钩钩住犬颈部项圈，由助手将其嘴缚住。对经驯服的犬，可从侧面靠近，先抚摸，逐步接近，勿使惊恐或将其激怒；然后用粗棉绳缚其嘴，或用金属丝、布带、皮革制成网，套在犬口部，并将其附带结于耳后颈部，防止脱落。

扎犬嘴的方法是用一米左右的绷带（细绳）兜住犬的下颌，绕到上颌打一个结，再绕回下颌打第二个结，最后绕至颈后打第三个结（图 5-1-10）。急性实验时，将麻醉的犬置于手术台上，四肢缚上绳带，前肢的两条绳带在犬的背后交叉，将对侧前肢压在绳带下面，再将绳带缚紧在手术台边缘的固定螺丝上。固定下肢后，将头部用狗头夹或棉绳缚其上颌骨固定之。

（六）猫

捉拿时先向猫温声和气打招呼，然后伸进一只手，轻抚猫的头、颈及背部，抓住猫的肩背部皮肤，将猫从笼中拖出来，最后用另一只手抓住其腰背部皮肤，就可将猫抓住。固定猫时，由助手用一只手抓住猫颈背皮肤，捏住两耳，不让头部活动，另一只手抓住两前肢，实验者抓住两后肢将猫固定在实验台上；或者由助手一只手抓住猫颈背皮肤，另一只手抓住猫腰部皮肤，将其按压在台上。如遇到凶暴的猫不让接触或捉拿时，可用布袋或套网捉拿。操作时注意猫的利爪和牙齿，必要时应戴皮手套或用固定袋将猫固定。

（七）蛙类

捉持蟾蜍时（图 5-1-11）宜用左手将蟾蜍背部贴紧手掌固定，以中指、环指、小指压住其左腹侧和后肢，拇指和食指分别压住其左、右前肢，右手进行操作。另外，应注意勿挤压其两侧耳部突起的毒腺，以免毒液喷出射进眼中。固定蟾蜍时可用蛙足钉将其四只脚钉在蛙板上。如实验时间较长，可破坏其脑髓（观察神经系统反应时除外）或麻醉后用大头针将其固定在蛙板上，依实验需要采取俯卧位或仰卧位固定。

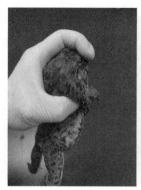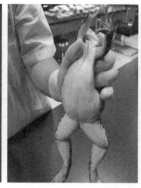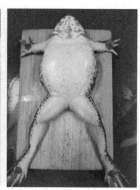

图 5-1-11 蟾蜍的捉持和固定

三、注意事项

（1）捉拿与固定实验动物之前，要对该动物的习性有一定的了解。

（2）捉拿与固定实验动物时须小心谨慎，大胆果断，但切不可动作粗暴。

（3）大鼠牙齿锋利，为避免咬伤，捉拿时动作要轻，不可鲁莽。如果大鼠过于凶猛，可待其安静后，再捉拿或用卵圆钳夹鼠颈部抓取。

（4）捉拿动物过程中应以规范性的方法抓取和固定动物，要避免因动作粗暴而造成动物损伤。例如家兔这样的动物，不能采用抓双耳或抓提腹部的错误捉拿方法。家兔两耳虽长易捉，但不能承受全身重量，若伤了两耳会影响静脉注射。

（5）抓取大鼠或小鼠的尾部时动作要轻，防止拉断鼠尾。不可提起动物玩耍！提起动物后，应迅速将其放在粗糙台面上。

（6）捉拿动物的过程中应防止被动物咬伤。若不慎被动物咬伤、抓伤，应及时用碘酒、乙醇消毒，随后到有关医疗机构诊治。

（7）捉拿豚鼠时，不可过分用力抓捏其腰腹部，否则容易因造成肝脾破裂、瘀血而引起死亡。

（周寿红 庞勇军 李鑫 于丹 谭兵）

第二节 常用实验动物的麻醉方法

医学机能学实验中，为了减少动物的挣扎和减轻疼痛、使动物保持安静状态并便于实验者操作，尤其是需要手术的实验动物，通常需对动物采取必要的麻醉。针对实验目的、手术方法、部位以及动物种类，应采用不同的麻醉药和麻醉方法。本节对麻醉药的分类、麻醉前准备、麻醉方法、麻醉效果评估、复苏、麻醉意外的处理及麻醉的注意事项等内容进行介绍。

一、麻醉药的分类

麻醉药根据其挥发性分为挥发性麻醉药、非挥发性麻醉药。

(一)挥发性麻醉药

如乙醚、氯仿等。乙醚为无色透明液体，有特殊刺激味，其麻醉量和致死量差距大，而且麻醉后苏醒较快，故比较安全，适用于各种实验动物。缺点是其对于呼吸道黏膜刺激性强，会使动物产生大量分泌物，可影响肺通气、血压和心脏活动。应注意，此类麻醉药极易挥发，燃点低，遇火易燃烧，故操作过程中严禁明火。

(二)非挥发性麻醉药

苯巴比妥钠、戊巴比妥钠、氨基甲酸乙酯(乌拉坦)等非挥发性麻醉药使用方便，一次给药可维持较长的麻醉时间，麻醉过程平稳，用于手术时间较长的动物实验。缺点是麻醉后动物苏醒较慢。

二、麻醉前准备

麻醉前应做的准备主要有以下措施。

(1)实验前，犬、猫应禁食8~12小时，以避免麻醉或手术过程中发生呕吐，但依旧可以自由给水。家兔或啮齿类动物无呕吐反射，术前无须禁食。

(2)根据实验的情况，大型动物实验前可以给予一定量的镇静药和阿托品类药物，用于缓解动物的过度紧张和减少唾液的分泌，方便气管插管的操作。

(3)根据实验的部位和动物种类的不同，给予备皮等。这样有利于实验的正常开展和麻醉的顺利完成。

(4)麻醉前应明确麻醉药是否新鲜配制。麻醉药配制时间过久可发生絮状混浊，在冷天有结晶沉淀，这时均不宜使用。若有沉淀物，须经加热，待结晶溶解后才可使用。

(5)麻醉前一定要先称动物体重，然后严格按照参考剂量给药。

(6)麻醉前要充分了解每一种麻醉药的特性，并掌握好联合用药，视动物个体状况定剂量，由此来最大限度地克服不良反应的出现，取得最优的麻醉效果。

(7)正确计算麻醉药量。由于动物存在个体差异，对药物的耐受性不同，体重与所需剂量并不成正比关系，所以本书介绍的用药剂量仅供参考使用。

三、麻醉方法

动物麻醉根据麻醉部位分为局部麻醉和全身麻醉，又可根据麻醉药使用种类分为单一麻醉和复合麻醉。

(一)局部麻醉

局部麻醉是利用药物有选择性地暂时阻断神经末梢、神经纤维以及神经干的冲动传导，从而使其分布或支配的相应局部组织暂时丧失痛觉的一种麻醉方法。由于局部麻醉是在动物保持清醒的状态下阻断了痛觉传入中枢，因此对重要器官的功能影响较轻，是一种比较安全的麻醉方法，一般用于大中型动物短时间的实验，也可与全身麻醉配合使用，以便在浅麻醉状态下完成手术操作。常用的局部麻醉药有普鲁卡因、利多卡因和丁卡因。动物实验中的局部麻醉常包括表面麻醉、浸润麻醉和脊髓麻醉。

1. 表面麻醉

表面麻醉用于各种黏膜表面，是利用药物的穿透力透过黏膜而阻滞浅表的神经末梢。表面麻醉常用于口腔、鼻腔、眼结膜、尿道等部位手术，可将药物涂、滴、喷于手术部位，可灌入尿道，常用1%～2%丁卡因或2%～5%利多卡因，但丁卡因用于滴眼的浓度应为0.5%。

2. 浸润麻醉

浸润麻醉是沿手术切口皮下注射或深部逐层注射药物，药物弥散、浸润组织，从而阻滞感觉神经末梢。麻醉时，将动物固定，局部手术野去毛，用左手拇指及中指将动物的局部皮肤提起形成一皱褶，并用食指按压皱褶的一端，使其形成三角体，增大皮下空隙，以利针刺。右手持装有麻醉药品的注射器，自三角体中点刺入皮下，进针有突破感，再前进时无阻力感表明已刺入皮下组织，此时将针头平行地刺入，松开皱褶，回抽针芯无回血后，注入少量药使之形成一皮丘，然后边退针边注药，同时注意向两侧注药，直至整个手术区域均被浸润。拔出针头，轻轻揉压注射部位皮肤，以加快药物浸润速度。如手术切口长，则在手术切口线的中点进针，在针头未退出前，将针180°反转，向反方向刺入手术切口的另一终点，按上述方法再继续推药。注射完后1分钟左右即可手术。对局部麻醉的用药剂量没有严格要求，如兔颈部一般需3 mL左右，股部需2 mL左右。在手术过程中可根据需要追加局部麻醉。

3. 脊髓麻醉

脊髓麻醉是将局部麻醉药注射到椎管内，阻滞脊神经传导，使其支配的区域无痛。脊髓麻醉分为硬膜外麻醉和蛛网膜下腔麻醉，一般多用硬膜外麻醉，可用2%～3%普鲁卡因或2%利多卡因。

(二) 全身麻醉

全身麻醉常用于手术部位较深或手术范围较广的情况，如心脏手术等。动物完全麻醉的标准如下：瞳孔缩小到原有的1/4，角膜反射迟钝，呼吸变深，变慢，四肢松软无力，腹松软无紧张。全身麻醉分为吸入麻醉和注射麻醉两种。

1. 吸入麻醉

吸入麻醉是将挥发性麻醉药经呼吸道吸入体内，从而发生麻醉作用。吸入麻醉对多数动物有良好的麻醉效果，其优点是麻醉起效快，作用时间短，易于控制麻醉程度。常用的吸入麻醉药有乙醚(ether)、氟烷(halothane)、恩氟烷(enflurane)、异氟烷(isoflurane)等，一般而言，适用于非危险性动物的各种大型手术、疑难手术及危重病例的手术中。

吸入麻醉具体操作方法：针对小型动物，可将麻醉药置入一个特制的密闭麻醉箱内，或者放在钟罩或大烧杯内，将浸湿乙醚的棉球和实验动物一起放入封闭的干燥器或者钟罩内，密切观察动物的呼吸频率变化和活动情况。当动物瘫软时，说明麻醉生效，移出动物

（否则吸入过量可造成动物死亡），并在鼻部放棉球或纱布，滴加麻醉药物维持麻醉。针对大型动物做吸入麻醉时，可采用口鼻罩法，使用麻醉口罩或自制纱布，将动物按倒，一人固定大型动物的四肢，另一人滴加吸入麻醉药于口罩或纱布上，让其吸入。开始时麻醉药量可稍多些，后逐渐减少。动物在麻醉初期吸入后有兴奋现象，如挣扎、呼吸不规则或加深、肌张力增强等，此时暂停给药1~2分钟，待其规律呼吸后再继续给药；当动物的角膜反射和四肢张力，如角膜反射消失、四肢张力减弱或消失，即麻醉成功，结束吸入。

吸入麻醉时应注意以下要点。

（1）由于麻醉药的作用时间短，可准备一个内放浸有乙醚棉球的小烧杯，在动物麻醉变浅时扣在其鼻部补吸麻醉药，维持麻醉。

（2）乙醚等吸入麻醉药会强烈刺激呼吸道，刺激口腔和呼吸道黏膜的分泌，可在麻醉前皮下注射阿托品对抗乙醚作用，防止呼吸道阻塞，然后给予适当的镇静药降低中枢神经系统的兴奋性，减轻兴奋反应。

（3）在采用吸入麻醉法麻醉动物时，由于麻醉药有挥发性，故操作者应做好自身的防护工作。

（4）吸入性麻醉药多为挥发性很强的液体，易燃易爆，使用时应远离火源。平时应将其装在棕色玻璃瓶中，储存于阴凉干燥处，但不宜放在冰箱内，以免遇到电火花时引起爆炸。

2. 注射麻醉

注射麻醉多采用腹腔注射或静脉注射给药。由于不同麻醉药的作用时间长短以及毒性存在差别，因此在进行注射麻醉药时要严格控制药物浓度、注射速度和用药剂量。

腹腔注射操作简便易行，但生效慢，麻醉程度不易控制，一般用于鼠类动物麻醉。操作者左手固定动物，将鼠头朝下、腹部向上，使内脏移向横膈，右手拿注射器于右下腹股沟部刺入皮肤，并以45°角刺入腹肌（通过腹肌进入腹腔后感觉抵抗力消失），回抽针栓，如无血或尿液，则可注射。小鼠一次注射量为0.1~0.25 mL/10 g，大鼠腹腔注射以不超过2 mL为宜。若实验动物为家兔或犬，注射部位以腹白线旁开1 cm处为宜。

静脉注射麻醉作用生效快，没有明显的兴奋期，几乎立即生效，但操作有一定难度。以家兔为例，一般采取耳缘静脉注射麻醉。首先将家兔置于固定箱内（或由一人固定），注射部位备皮，操作者左手食指和中指轻夹家兔耳根部，拇指、无名指夹住耳边缘部分，待静脉显著充盈后，右手持注射器刺入静脉，平行血管方向推进1 cm后，放松对耳根处血管的压迫。操作者左手拇指和食指移至针头刺入部位，将针头与兔耳固定，缓慢将麻醉药（如20%氨基甲酸乙酯）注入，拔出针头，压迫针眼片刻即可（图5-2-1）。

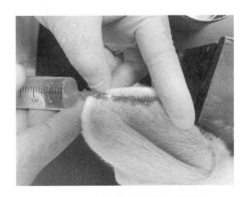

图5-2-1　家兔静脉注射麻醉界面

此外，还有脑内注射、椎管内注射、椎动脉注射和关节腔内注射等其他较特殊的药物注射方法。

注射麻醉时应注意以下要点。

(1)静脉注射麻醉时,注射器内抽取药液后应排干净空气,以免将空气注入血管,引起血管栓塞。

(2)静脉注射麻醉药物的速度一般要慢,尤其是使用20%氨基甲酸乙酯(乌拉坦)溶液给家兔做耳缘静脉注射麻醉时,如速度过快,可能会引起动物死亡。

(3)静脉注射麻醉时,不可将药物一次性快速推入,可先缓慢注入药物总剂量的4/5;观察动物的呼吸、角膜反射、骨骼肌紧张度和疼痛反应,若达到实验所需麻醉状态,应立即停止注射;剩下的1/5根据麻醉程度决定是否应该继续注入。

(4)腹腔注射麻醉一般将麻醉药总剂量一次性注入,如达不到所需的麻醉程度,可再次追加剂量,但一次追加的剂量不能超过总剂量的1/5。常用注射麻醉药的用法和用量见表5-2-1。

表 5-2-1　常用注射麻醉药的用法和用量

麻醉药	动物	给药方法	剂量/(mg·kg^{-1})	备注
戊巴比妥钠 (1%~5%)	狗、兔	静脉	30	维持时间2~4小时,中途追加1/5量,可维持1小时以上,麻醉力强,易抑制呼吸、心血管作用
		腹腔	40~50	
	大、小鼠	腹腔	40~50	
硫酸妥钠 (1%~5%)	狗、兔	静脉	80~100	15~30分钟,麻醉力强,宜缓慢注射
	大鼠	腹腔	40	
	小鼠	腹腔	15~20	
乌拉坦 (氨基甲酸乙酯)	兔	静脉	750~1000	维持时间2~4小时,毒性小。主要适用于小型动物麻醉
	大、小鼠	腹腔	800~1000	
	豚鼠	腹腔	1000~1400	
	蛙	淋巴囊	20%~25% 0.1 mL/100 mg	
	蟾蜍	淋巴囊	10% 1 mL/100 mg	
氯醛糖	大鼠	腹腔	50	维持时间3~4小时,诱导期不明显
	兔	静脉	80~100	
水合氯醛	大鼠	腹腔	300	3~5分钟起效,维持3~5分钟

(三)单一麻醉

单一麻醉是指采用一种麻醉药物或单纯一种麻醉方法实施的临床麻醉技术,主要用于一些简单手术或浅表麻醉等手术。单一麻醉操作简便,技术要求低,早期多用。现在,随着麻醉技术的发展和临床手术的复杂性，单一麻醉逐渐被复合麻醉代替。

(四) 复合麻醉

复合麻醉是指同时或先后应用两种或两种以上的麻醉药物及麻醉方法的临床麻醉技术，以达到满意的术中及术后镇痛效果，为外科手术创造良好的条件，确保动物的安全和术后顺利康复。

复合麻醉具有以下优点：①减少麻醉用药剂量；②减少药物不良反应；③满足手术操作要求；④将麻醉对机体的不良反应程度降至最低；⑤提供完善的术后镇痛，有利于机体术后恢复健康。

近年来，复合麻醉的研究和应用已逐渐成为动物医学麻醉领域发展的主流。随着麻醉技术的发展，其分类在不断地变化和发展，在实际应用中，往往是多种麻醉技术或方法结合在一起，或交叉应用。今后，新的麻醉技术会不断出现。

四、麻醉效果的观察

1. 呼吸
动物呼吸加快或不规则，说明麻醉程度过浅，可再追加一些麻醉药；若动物呼吸由不规则转变为规则且平稳，说明麻醉程度合适；若动物呼吸变慢，且以腹式呼吸为主，说明麻醉程度过深，动物有生命危险。

2. 反射活动
主要观察角膜反射或睫毛反射，若动物的角膜反射灵敏，则麻醉程度过浅；若角膜反射迟钝，则麻醉程度合适；若角膜反射消失，伴瞳孔散大，则麻醉程度过深。

3. 肌张力
动物肌张力亢进，一般说明麻醉程度过浅；全身肌肉松弛，麻醉程度合适。

4. 皮肤夹捏反应
麻醉过程中可随时用止血钳或有齿镊夹捏动物皮肤，若反应灵敏，提示麻醉程度过浅；若反应消失，麻醉程度合适。

五、复苏与抢救

医学机能学实验应在实验动物的呼吸、血压、体温等生理指标相对稳定的情况下进行，但是如果在麻醉过程中出现严重意外情况时，应立即对实验动物采用急救处理，以保证实验顺利进行。

(一) 麻醉程度过浅

麻醉程度过浅或麻醉药量给予不足时，动物会出现挣扎、呼吸急促、尖叫等兴奋表现，一般可通过腹腔或肌内注射的方式追加麻醉药，一次追加的剂量不可超过总量的1/5，同时需密切观察麻醉效果。

(二) 麻醉过量

麻醉过量多半是由于麻醉药给药速度过快或剂量过大而引起动物生命中枢麻痹，呼吸缓慢且不规则，甚至呼吸、心跳停止的紧急情况，这些是医学机能学实验中较常见的意外之一。一旦发生麻醉过量，应根据过量程度不同采取不同的方法尽快处理。具体方法如下。

（1）呼吸慢而不规则，血压或脉搏仍正常时，使用动物人工呼吸机或用双手抓握动物的胸腹部，使其呼气，然后快速放开，使其吸气，脉率维持 1 次/s，或肌内注射小剂量尼可刹米（可拉明）。

（2）呼吸停止但仍有心跳时，应给苏醒剂并进行辅助呼吸。

（3）呼吸、心跳均停止，胸廓呼吸运动停止，黏膜发绀，角膜反射消失或极低，瞳孔散大等，心内注射 1∶1000 肾上腺素 1 mL，呼吸机辅助通气，心脏按压（对于家兔，是用拇指、食指、中指挤压心脏部位），肌内注射苏醒剂，静脉注射 50%葡萄糖注射液。

（三）呼吸抑制

呼吸兴奋药可作用于中枢神经系统，能抑制抗麻醉过量引起的中枢性呼吸，常用的药物有尼可刹米、戊四氮、美解眠等。

1. 尼可刹米

尼可刹米又名可拉明，人工合成品，直接兴奋呼吸中枢安全范围较大，适用于各种原因引起的中枢性呼吸衰竭。每次用量 0.25～0.50 g，静脉注射，但大剂量使用时可致血压升高、心律失常、肌颤等。

2. 戊四氮

戊四氮为延髓兴奋药，能兴奋呼吸及血管运动中枢，对抗巴比妥类及氯丙嗪等药物过量所致的中枢性呼吸衰竭。每次用量 0.1 g，静脉注射或心内注射，可以重复使用，但大剂量使用时可导致惊厥。

3. 美解眠

美解眠又称贝美格，与戊四氮相似，作用时间较短，安全剂量较戊四氮多，主要对抗巴比妥类和水合氯醛中毒。每次用量 50 mg，静脉缓慢注射，但过量使用可引起肌肉抽搐和惊厥。

（四）心跳停止

在吸入麻醉时，麻醉初期出现的反射性心跳停止，通常是由于麻醉药剂量过大。还有一种情况，就是手术后麻醉药所致的心脏急性变性及心功能急剧衰竭。

1. 临床症状

呼吸和脉搏突然消失，黏膜发绀、心跳停止。

2. 治疗方法

心跳停止时应迅速采取心脏按压，即用掌心（小型动物用指心）在心脏区有节奏地敲击胸壁，其频率相当于该动物正常心率。同时注射心脏抢救药。

3. 心脏抢救药

（1）肾上腺素可用于提高心肌应激性，增强心肌收缩力，加快心率，增加心脏排血量；还可用于心搏骤停急救，每次 0.5～1 mg，静脉注射。肾上腺素也有一定的复跳作用，用于治疗窦缓、室颤等。氟烷麻醉中毒禁用。

（2）碳酸氢钠是纠正急性代谢性酸中毒的主要药物。首次给药用 5% 碳酸氢钠 1~2 mL/kg 注射。对于无心脏停搏的动物，可在首次注射肾上腺素以后立即静脉给药，因为酸中毒的心脏对儿茶酚胺反应不良。

（五）肌颤与抽搐

肌颤与抽搐可能是由于动物在麻醉期体温下降或由于麻醉药的毒性反应。遇有这种情况，应针对诱发原因分别处理。乌拉坦麻醉可使动物体温下降，应注意保温。若系药物的毒性反应，尤其是由非麻醉药所引起，可对症处理。

（六）窒息

窒息是指动物严重缺氧并伴有二氧化碳蓄积的紧急情况，也是麻醉常见意外之一。实验动物窒息大部分是由于呼吸道阻塞或半阻塞，其处理方法也因情况而定。

（1）如果未进行气管插管，动物出现呼吸不畅，耳、唇发绀，停止供给麻醉药，打开动物口腔，纱布包裹舌头向一侧拉出，应用 5% CO_2 和 60% O_2 的混合气体间歇人工呼吸，必要时注射温热葡萄糖溶液、呼吸兴奋药、心脏抢救药。此外，也可以剪开气管。

（2）如果已插入气管插管，且因气管插管扭曲，使其斜面贴于气管壁；造成气道阻塞者，将气管插管旋转 180° 即可缓解。如果是因气管分泌物过多造成气道阻塞且时常有痰鸣音，易于判断，此时，应立即拔管，用裹紧棉花的小棉签轻轻拭去分泌物，恢复气道通畅，再重新插入气管插管，必要时用动物人工呼吸机通气，使其呼吸恢复正常。

六、麻醉注意事项

（1）麻醉药的选择要根据具体的实验手术的要求、不同的动物种属来决定。不同的动物个体对麻醉药的耐受性不同。麻醉药量往往与动物的种类、健康状况有关。如灰兔比大白兔抵抗力要强；妊娠兔对麻醉药的耐受量较小，如按常规剂量麻醉往往会过量，使用时应酌情减少原剂量。

（2）麻醉期间，由于动物的体温调节机能受到抑制，体温下降，可影响实验结果的准确性，所以麻醉动物时要注意保温。对此，可用在实验手术台采取加热装管、台灯照射或使用热水袋等方法来保温。可根据实验动物肛门体温来衡量其正常体温。兔的正常体温是 (38.4 ± 1.0)℃，大鼠为 (39.3 ± 0.5)℃。此外，还应注意有无分泌物阻塞呼吸道。

（3）实验过程中要仔细地观察、判断麻醉程度，尽量防止麻醉意外的发生。

（周寿红　庞勇军　李鑫　于丹　谭兵）

第三节　实验动物的给药方法

为了观察药物对机体功能、代谢及形态的影响，常需将药物注入动物体内，而新药开发、对疾病和生命现象的研究等也均需要动物进行实验研究。根据实验目的、所选用实验动物种类、药物剂型的不同，对实验动物实施不同的给药方法是十分重要的。本节主要介绍在医学机能学实验教学中常用的一些给药方法。较常见的给药方法有摄入法给药、注射法给药、经皮给药等。

一、摄入法给药

摄入法给药是经消化道给药，适用于小鼠、大鼠、豚鼠、兔、狗等动物，有自动口服给药、灌胃给药和经直肠给药三种方式。

(一) 自动口服给药

将药物放入饲料或溶于饮水中，由动物自动摄入体内。此法的优点是操作简便，不会因操作失误而致动物死亡；不足的是由于动物状态和饮食嗜好的不同，饮水和摄取食量的不同，很难掌握给药量和确定药效。同时，放入饲料或溶于饮水中的药物容易分解，难以做到平均添加。因此，该方法仅适用于动物疾病的防治、药物毒性观测、某些与食物有关的人类疾病动物模型的复制等。

(二) 灌胃给药

灌胃给药能准确掌握给药量、给药时间、发现和记录症状出现时间及经过，但每天强制性操作和定时给药会对动物造成一定程度的机械损伤和心理影响。为减少不良影响，必须充分掌握灌胃技术，方法如下：操作前，将胃管接在注射器上，大致测试一下从口腔至胃(最后一根肋骨后缘)的长度，以估计胃管插入深度。成年动物插管深度：小鼠为 3~4 cm，大鼠和豚鼠为 4~6 cm，家兔为 15 cm，犬为 20 cm。常用的灌胃量：小鼠为 0.2~1.0 mL，大鼠为 1~4 mL，豚鼠为 1~5 mL，家兔为 80~100 mL，犬为 200~500 mL。动物一次灌胃能耐受的最大容积：小鼠为 0.5~1.0 mL，大鼠为 3~6 mL，豚鼠为 4~6 mL，家兔为 100~200 mL，犬为 200~500 mL，猫为 50~150 mL。见表 5-3-1。

表 5-3-1　各种动物一次灌胃能耐受的最大容积

动物种类	体重/g	最大容积/mL	动物种类	体重/g	最大容积/mL
家兔	>3500	200	大鼠	>300	8.0
	2500~3500	150		250~300	6.0
	2000~2400	100		200~249	4.0-5.0
小鼠	>30	1.0		100~199	3.0
	25~30	0.8	豚鼠	>300	6.0
	20~24	0.5		250~300	4.0-5.0

1. 小鼠灌胃法

左手捏住小鼠颈背部皮肤，以同一手的第四指或小指将尾巴紧压在掌上，使腹部朝下，头朝上，头颈部充分伸直，右手持灌胃管，注射器(1~2 mL)连接灌胃管，先从小鼠口角插入口腔内，然后用灌胃管往后上方压头部，使口腔与食管成一条直线，再将灌胃管沿上颚壁轻轻进入食管。当灌胃管继续轻轻进入时，稍感有抵抗，此位置相当于食管通过膈肌的部位，一般在此部位注射即可。如此时动物安静，呼吸无异常，可将药液注入。如遇有阻力，应抽出灌胃管再次试插。如插入气管，注药后动物立即死亡，应轻轻拉出灌胃管。操作时不宜粗暴，以防损伤食管及膈肌，见图5-3-1。

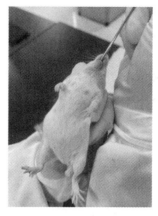

图5-3-1 小鼠灌胃法

2. 大鼠灌胃法

一只手的拇指和中指放到大鼠的左右腋下，食指放入颈部，使大鼠伸开两前肢，握住。两人做实验时，助手把后肢和尾巴固定即可。大鼠灌胃方法与小鼠的相似，但安装在5~10 mL注射器上的金属灌胃针头更长(长6~8 cm、直径1.2 mm，尖端为球状的大鼠灌胃针头)。为防止针尖插入气管，可把注射器的内栓轻轻回抽一下，证实没有空气逆流后方可注药。

3. 豚鼠灌胃法

助手以左手从豚鼠的背部把后腿伸开，并把腰部和后腿一起固定，在右手的拇指和食指间夹住两前腿，固定之。操作者右手所持的豚鼠用灌胃管沿动物上颚壁滑行插入食管，稍回抽一下注射器的内栓，证实注射器内无空气时，再慢慢注入药液。最后注入0.9%氯化钠注射液2 mL，将管内残留的药液冲出，以保证剂量的准确。如注射器内有气泡，说明灌胃管或导尿管插在了气管内，必须拔出重置。另外，还可应用木制开口器，把导尿管通过开口器中央的孔插入胃内。

4. 兔灌胃法

一人坐好，将兔的躯体亮于两腿之间，左手紧握双耳，固定其头部，右手抓住前肢；另一人将特制开口器横放于上下门牙后，并用绳将其固定于嘴部，慢慢转动开口器，使舌尖伸出口外，并压住兔舌，将灌胃管经开口器中央小孔插入，慢慢沿咽后壁插入食管。为避免误入气管，可将胃管的外口端放入清水杯中，若有气泡从胃管口溢出，则证明在气管内，应拔出重新插管；若无气泡则用注射器将药液灌入，然后再注入少量清水将胃管内药液冲入胃内，灌胃完毕后捏住胃管并拔出，后取出开口器。

5. 猫和犬灌胃法

应先将动物麻醉，固定动物，其灌胃方法与家兔相似。注意勿出现误灌及损伤出血。中型动物也可配合开口器强制灌胃给药，见图5-3-2。

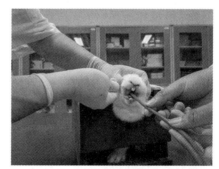

图5-3-2 中型动物配合开口器强制灌胃给药

(三)经直肠给药

取灌肠用的橡胶管或用 14 号导尿管代替。在橡胶管或导尿管头上涂上凡士林,使兔蹲卧于桌上,左臂及左腋轻轻按住兔头及前肢,以左手拉住兔尾,露出肛门,并用右手轻握后肢,将橡胶管插入家兔肛门内。随后将注射器与橡胶管套紧,即可灌注药液。

二、注射法给药

注射法给药根据注射部位不同,分为皮下注射、皮内注射、肌内注射、腹腔注射、静脉注射等,应根据需求和实验目的选择合适的注射法给药。

(一)皮下注射

将皮肤拉起,以 45°角将注射针刺入皮下。把针头轻轻向左右摆动,容易摆动则表明已刺入皮下,然后注射药物。拔针时,以手指捏住或指压针刺部位,可防止药液外漏。皮下注射部位:小鼠在背部皮肤,大白鼠可在背部或侧下腹部,豚鼠在大腿内侧或背部、肩部等皮下脂肪少的部位,犬、猫多在大腿外侧,兔在背部或耳根部,蛙可在脊背部淋巴腔。

(二)皮内注射

皮内注射时需将注射的局部脱去被毛。消毒后,用左手拇指和食指按住皮肤并使之绷紧,在两指之间,用注射器连 $4^{(1/2)}$ 号针头,紧贴皮肤表层刺入皮内,然后再向上挑起并稍刺入,注射药液。此时可见皮肤表面鼓起一白色小皮丘。

(三)肌内注射

肌内注射应选肌肉发达、无大血管通过的部位,一般多选臀部。注射时将针头垂直迅速刺入肌肉,回抽针栓如无回血,即可进行注射。给小白鼠、大白鼠等小型动物做肌内注射时,用左手抓住鼠两耳和头部皮肤,右手取连有 $5^{(1/2)}$ 号针头的注射器,将针头刺入大腿外侧肌肉,将药液注入。大鼠、小鼠、豚鼠的肌肉较少,不常做肌内注射,如需肌内注射,可注射于股部肌肉,用 5~7 号针头注射,每腿不超过 0.1 mL。

(四)腹腔注射

用大、小白鼠做实验时,以左手抓住动物,使腹部向上,右手将注射针头于左(或右)下腹部刺入皮下,再以 45°角穿过腹肌,固定针头,缓缓注入药液(图 5-3-3)。为避免伤及内脏,可使动物处于头低位,使内脏移向上腹。若实验动物为家兔,进针部位为下腹部的腹白线离开 1 cm 处。

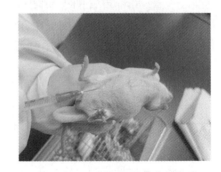

图 5-3-3　小白鼠腹腔注射方法

(五) 静脉注射

1. 大、小白鼠静脉注射

大、小白鼠一般采用尾静脉注射，尾静脉有三根，左右两侧及背侧各一根。左右两侧尾静脉比较容易固定，多采用；背侧一根也可采用，但位置不容易固定。操作时先将动物固定在鼠筒内或铁丝罩内或扣在烧杯中，使尾巴露出，尾部用 45~50℃ 的温水浸润 30 秒或用酒精擦拭使其血管扩张，软化表皮角质；然后以左手拇指和食指捏住鼠尾两侧，使静脉充盈，用中指从下面托起尾巴，以无名指和小指夹住尾巴的末梢，右手持注射器连 $4^{1/2}$ 号细针头，使针头与静脉平行（小于30°），从尾下 1/4 外（距尾尖 2~3 cm）进针。如针确已在血管内，药液进入无阻；否则会隆起发白，出现皮丘，可拔出针再移向前插入。注射完毕后，

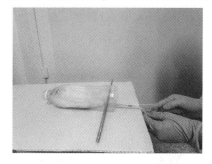

图 5-3-4 鼠尾静脉注射方法

把尾巴向注射部位内侧折曲，止血。需反复静脉内注射时，尽可能从尾端开始按顺序向尾根部移动注射（图 5-3-4）。一次注射量为 0.05~0.1 mL/10 g（体重）。

大鼠可做舌下静脉注射或麻醉后切开皮肤注射于股静脉或颈外静脉。一般后肢皮下静脉较后肢小隐静脉易注射，后肢小隐静脉在上部比较明显，但据经验在接近下部易于插入。该处静脉虽不明显，却比较固定；而上部虽较明显，但易动，反不易刺入。注射量不超过 0.05~0.1 mL/10 g（体重），也可先将皮肤切开一小口，使胫前静脉露出面后注射。

2. 兔静脉注射

兔的静脉注射一般采用耳缘静脉注射，兔耳部血管分布清晰，中央为动脉，耳外缘为静脉，内缘静脉表深不易固定，故不用；且外缘静脉表浅易固定，常用。注射部位备皮，用酒精棉球涂擦耳部边缘静脉，用手指弹动或轻揉兔耳使静脉充盈，以左手无名指放在耳下做垫，并以拇指压着耳边缘部分，右手持注射器，从静脉末端刺入血管。一般是注射针先经皮下，后进血管，并使注射针推入血管内少许。推动针栓，感觉有阻力或发现静脉发

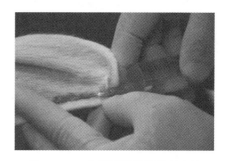

图 5-3-5 兔的耳缘静脉注射方法

白隆起，表示针不在皮下，这时应将针头稍退回一点，再往前端刺入。如无阻力和发白隆起现象，移动拇指于针头上以固定针头，放开食指和中指，将药液注入（图 5-3-5），然后拔出针头。用手压迫针眼片刻，以防流血。

3. 猫静脉注射

将猫装入固定袋或固定笼，取出前肢，紧握住肘关节上部用橡皮带扎紧，使前肢皮下头静脉充血。酒精消毒，从前肢的末梢端将注射针刺入静脉，证实针在静脉内之后，放松握住肘关节上部的手或取下橡皮带，用右手缓缓注入药液；亦可从后肢的股静脉、颈静脉舌下静脉注射。注意猫的皮肤角质层较厚，所以针尖必须锐利。

4. 犬静脉注射

已麻醉的犬可选用股静脉注射。未麻醉的犬则可选用前肢皮下头静脉或后肢小隐静脉注射(图5-3-6)。注射前将狗进行麻醉,由助手将动物倒卧,剪去注射部位的被毛,在静脉向心端处用橡皮带绑紧,使血管充血。从静脉的远端将注射针头平行刺入血管。待有回血后,松开绑带(或两手),缓缓注入药物。

5. 蛙(或蟾蜍)静脉注射

将蛙或蟾蜍脑脊髓破坏后,仰卧固定于蛙板上,沿腹中线稍左剪开腹肌,可见到腹静脉贴着腹壁肌肉下行,将注射针头沿血管平行方向刺入即可。

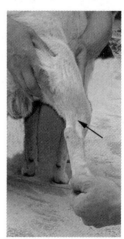

图5-3-6　犬前肢皮下头静脉或后肢小隐静脉注射

(六)动脉注射

1. 兔椎动脉注射

在兔剑突上6 cm处自胸骨左缘向外做横切口4~5 cm,分束切断胸大肌、胸小肌,找出锁骨下静脉双线结扎,于两线间剪断静脉。分离出锁骨下动脉,沿其走向分离出内乳动脉、椎动脉及颈深支、肌皮支动脉。除椎动脉外,分别结扎于锁骨下动脉分支的近心端。于椎动脉上方结扎锁骨下动脉远心端,在结扎前选择适当位置(靠近肌皮支处为宜)剪一小口,插入腰椎穿刺针直至椎动脉分支前,结扎,固定,给药。

2. 犬和猫椎动脉注射

犬和猫椎动脉注射不必开胸,在颈下部切口找出右颈总动脉,向下追踪到锁骨下动脉。结扎其上覆盖的颈外静脉,在其向内转弯处向下分离,可见发自锁骨下动脉的右侧椎动脉向上经肌层进入体腔内,插管给药。

(七)淋巴囊内注射

蛙及蟾蜍皮下有数个淋巴囊,主要可注入颌下、胸、腹及大腿等淋巴囊内。由于其皮肤薄,缺乏弹性,如果用注射针刺入,抽针后药液易自注射处流出,从一个淋巴囊穿过淋巴隔到达另一个较大的淋巴囊。因此注射胸淋巴囊时,应从口角入口腔底部刺入肌层,再进入皮下,针尖刺入胸淋巴囊后,再行注射。注射大腿淋巴囊时,针尖从下腿皮肤刺入,通过膝关节进入大腿淋巴囊。注射腹淋巴囊时,针尖从胸淋巴囊刺入,进入腹淋巴囊才注射,注射量为0.25~1 mL。

(八)椎管内注射

兔腰骶部备皮,用碘伏消毒,操作者手部也进行消毒处理,然后把动物俯卧于实验台上。用左手肘关节及左肋夹住动物头部及其身体,使之固定不动,再用左手将其尾端向腹侧弯曲,使腰骶部凸出,以增大脊突间隙,注射针头自第一骶骨前面正中轻轻刺入。当刺到椎管时,有似刺透硬膜的感觉,此时动物尾巴随针刺而动或后肢跳动,证明刺中。若刺不中时,不必拔出针头,以针尖不离脊柱中线的位置将针头稍稍撤出一点换方向再刺。当证实针确实在椎管内时，即可注射药液。一般一只兔的注射药量为 0.5~1.0 mL。犬的椎管内注射也大致与兔相似，一般是两人协作进行。

常用实验动物不同注射给药途径的常用给药量，见表 5-3-2。

表 5-3-2　常用实验动物不同注射给药途径的常用给药量（单位：mL）

注射给药途径	小鼠	大鼠	豚鼠	兔	犬
皮下注射	0.1~0.5	0.5~1.0	0.5~2.0	1.0~3.0	3.0~10.0
肌内注射	0.1~0.2	0.2~0.5	0.2~0.5	0.5~1.0	2.0~5.0
腹腔注射	0.2~1.0	1.0~3.0	2.0~5.0	5.0~10.0	5.0~15.0
静脉注射	0.2~0.5	1.0~2.0	1.0~5.0	3.0~10.0	5.0~15.0

常用实验动物不同给药途径的最大给药量，见表 5-3-3。

表 5-3-3　常用实验动物不同给药途径的最大给药量（单位：mL）

给药途径	小鼠	大鼠	豚鼠	家兔	犬
灌胃	0.5	5.0	6.0	150.0	500.0
皮内注射	0.1	0.1	0.1	0.2	0.3
皮下注射	0.5	1.0	2.0	3.0	10.0
肌内注射	0.2	0.5	1.0	2.0	5.0
静脉注射	0.5	4.0	5.0	10.0	25.0
腹腔注射	1.0	3.0	5.0	10.0	-

三、经皮给药

涂布皮肤方法给药主要用于鉴定药物经皮肤的吸收作用、局部作用或致敏作用等。药液与皮肤接触的时间可根据药物性质和实验要求而定。

大鼠、小鼠可采用浸尾方式经尾部组织给药，主要目的是定性判断药物经皮肤的吸收作用。先将动物放入特制的固定盒内，露出尾部组织，再将尾部组织通过小试管软木塞小孔插入装有药液或受检液体的试管内，浸泡 2~6 小时，并观察其中毒症状。

如果是毒物，实验时要特别注意，避免人员因吸入受检液所形成的有毒蒸汽而中毒。为此，要将试管的软木塞塞紧，必要时可将受检液表面加上一层液体石蜡。为了完全排除吸入的可能性，可在通风橱的壁上钻一个小洞，将受检液置于通风橱内，动物尾部组织通过小孔进行浸尾实验，而身体部分仍留在通风橱以外。

家兔及豚鼠经皮肤给药的部位常选用脊柱两侧的背侧部皮肤。选定部位后，用脱毛剂脱去被毛，洗净脱毛剂后，放回笼内，至少待 24 小时后才可使用。脱毛过程中应特别注意不要损伤皮肤。次日仔细检查处理过的皮肤是否有刀伤或过度腐蚀的创口，以及有无炎症、过敏等现象。如有，应暂缓使用，待动物完全恢复。若皮肤准备合乎要求，便可将动物固定好，在脱毛区覆盖一个面积相仿的钟形玻璃罩，罩底用凡士林胶布固定封严。用移液管沿罩柄上开口处加入待试药物，使受检液与皮肤充分接触并完全吸收后解开（一般为2~6小时），然后将皮肤表面仔细洗净。如果是一般的药物，如软膏和各种化妆品，可直接涂抹在皮肤上。药物与皮肤接触的时间根据药物性质和实验要求而定。

四、其他给药途径

（一）小脑延髓池给药

此给药方法需在动物麻醉情况下进行，常用于较大的动物（例如犬），小型动物很少采用。将犬麻醉后，使头部尽量向胸部屈曲，用左手摸到其第一颈椎上方的凹陷（枕骨大孔）固定位置，右手取7号钝针头（将针头尖端钝化），在凹陷的正中线上，顺着平行犬的方向，小心地刺入小脑延髓池。当针头正确刺入小脑延髓池时，注射者会感到针头再向前穿时无阻力，同时可以听到很轻的"咔嚓"一声，即表示针头已穿过硬脑膜进入小脑延髓池，而且可抽出清亮的脑脊液。注射药物前，要先抽出一些脑脊液，抽取量根据实验需要注入多少药液而定，以保持脑脊髓腔的压力。

（二）脑内给药

此法常用于微生物学动物实验，将病原体等接种于被检动物脑内，然后观察动物接种后的各种变化。小鼠脑内给药时，选套有塑料管、针尖露出 2 mm 深的 $5^{(1/2)}$ 号针头。由鼠正中额部刺入脑内，注入药物。给豚鼠、兔、犬等进行脑内注射时，须先用穿颅钢针穿透颅骨，再用注射器针头刺入脑部，然后徐徐注入药物。

（三）脑室内给药

脑室内给药方法可用于不易通过血脑屏障的药物研究或分析药物的中枢作用。脑室内注射常用于不麻醉小鼠，抓住小鼠后颈部的皮肤，在微量自动注射器安装上皮下注射针，垂直刺入颅骨，进入脑室内。最常用的注射部位是正中线向左或向右偏离 2 mm 的线与通过两耳底部前沿连线的交点。药物可溶于生理盐水中注入，注射的溶液一般不超过 0.05 mL。另外，也可在动物侧脑室埋植套管，待其恢复后，给予药物，以观察药效。此法对慢性实验的脑室内给药方便。小鼠、大鼠、猫、兔、犬都可用此法给药。Halev 和 Mecomick 所用方法是以小鼠的两耳基底部前沿连线为外标志，因皮肤松弛，可不均匀地向左右或前后拉动，从而造成注射部位的不准确，技术熟练才能获得注射的准确性。

1986 年，Lausen 和 Belknap 提出了改进方法。此法以前囟（brema）为外标志，小鼠用乙醚轻度麻醉，注射器和额顶颅骨大约保持 45°，在中线外侧 2 mm 处刺入注射针。此部位颅骨较薄，插入注射针头无须费力。此时，可用拇指和食指控制动物颈部，缓慢注入药液。脑室内注射以前囟作为标志，注射部位准确，此处颅骨较薄，骨缝固定又易从皮肤外表摸到，无须切开或戳破皮肤，也可避免 Haley 和 Mocomick 所用方法可能导致的局限性颅骨骨折、脑震荡以及颅内出血。

（四）关节腔内给药

给药时，将实验动物仰卧固定于固定台上，剪去关节部被毛，用碘酊或酒精消毒，然后用手从下方和两旁将关节固定，把皮肤稍移向一侧，在脑韧带附着点处上方约0.5 cm处进针。针头从上前方向下后方倾斜刺入，直至针头遇阻力变小，针头稍后退，以垂直方向将药液推到关节腔中。

五、动物给药注意事项

（1）灌胃时，实验动物应先禁食。灌胃量因动物种类不同而异。
（2）注射时，注射器的刻度面应朝上，以便读数。同时针尖的斜面应朝上，便于刺入。
（3）注射速度应尽量慢而均匀，否则易导致动物死亡。
（4）应先选用静脉远端注射，逐渐移向近端，以便尽量多地保留完好静脉，做重复穿刺用。
（5）在注射前须将注射器内的空气排出，以免将空气注入静脉内形成气栓。

（周寿红　李勇文　庞勇军　李波）

第四节　常用实验动物的采血途径与方法

实验研究中，经常要采集实验动物的血液进行常规检测、细胞学实验或进行生物化学分析，故必须掌握正确采集血液的技术。采血方法的选择，主要决定于实验的目的和所需血量以及动物种类。本节将介绍几种常用实验动物的采血途径与方法。

一、大鼠、小鼠的采血途径与方法

（一）割（剪）尾采血

当所需血量很少时可采用本法。固定动物并露出鼠尾，尾部剪毛并消毒，然后浸在45℃左右的温水中数分钟，使尾部血管扩张。消毒擦干鼠尾，用锐器割剪尾尖，血自尾尖流出，让血液滴入采血管（图5-4-1）。采血结束后，消毒伤口并用棉球压迫止血。每只鼠可采血10余次，小鼠每次可采血0.1 mL，大鼠每次可采血0.3～0.5 mL。

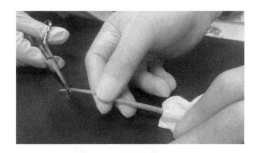

图5-4-1　剪尾采血

（二）鼠尾静脉采血

用血量不多时（如仅做血细胞计数或血红蛋白检查），可采用本法。鼠尾如前处理后，用7号或8号注射针头刺入鼠尾静脉，拔出针头时即有血滴出。如果长期反复取血，应先靠近鼠尾末端穿刺，以后再逐渐向近心端穿刺。

(三)眼眶后静脉丛采血

采血者左手拇指及食指从背部较用力捏住小鼠或大鼠的颈部两侧(大鼠采血需戴手套),使眼眶后静脉丛充血,右手持毛细管(内径 0.5~1.0 mm),45°角由眼内角刺入(小鼠的刺入深度为 2~3 mm,大鼠为 4~5 mm),血液即流入毛细管中(图5-4-2)。采到所需血量后,稍微松开左手对颈部的压力,并将采血器拔出。每次小鼠可采血 0.2~0.3 mL,大鼠可采血 0.5~1.0 mL。

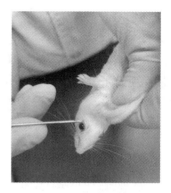

图 5-4-2 眼眶采血

(四)断头取血

采血者左手拇指和食指固定大鼠(或小鼠),使其头朝下,右手持剪刀将 1/2~4/5 的颈部
剪断,让血滴入盛血的容器。小鼠可采血 0.8~1.2 mL,大鼠可采血 5~10 mL。

(五)眶动脉和眶静脉取血

此法既能采取较大量的血液,又可避免断头取血法中因组织液的混入导致溶血的现象,现常取代断头取血法。先使动物眼球突出充血后,以弯头眼科镊迅速钳取眼球,并将鼠倒置,头朝下,眼眶内很快流出血液,让血液滴入容器,直至不流为止(图5-4-3)。此法取血过程中由于动物未死,心脏不断跳动,因此取血量比断头取血法多,一般可取动物体重 4%~5% 的血液量,是一种较好的取血方法。

(六)心脏采血

鼠的心脏较小,且心率较快,心脏采血比较困难,故少用。若做开胸采血,先将动物做深麻醉,打开胸腔,暴露心脏,用针头刺入右心室,吸取血液(图5-4-4)。小鼠可采血 0.5~0.6 mL,大鼠可采血 0.8~1.2 mL。

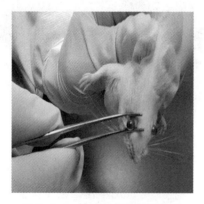

图 5-4-3 眶动脉和眶静脉取血

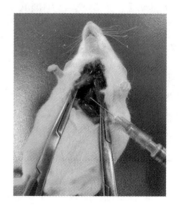

图 5-4-4 心脏采血

(七)颈动静脉采血

先将鼠仰位固定,切开颈部皮肤,分离皮下结缔组织,使颈静脉充分暴露,用注射器抽出静脉血。在气管两侧分离颈总动脉,离心端结扎,向心端剪口可采集动脉血。

(八)腹主动脉采血

鼠麻醉后仰卧固定于手术架上,从腹正中线切开皮肤,打开腹腔,暴露腹主动脉,用注射器抽出血液。

二、豚鼠的采血途径与方法

(一)耳缘剪口采血

耳消毒后用锐器(刀或刀片)割破耳缘,在切口边缘涂抹 20% 柠檬酸钠溶液,阻止血凝,血液可从切口处自动流出,此法能采血约 0.5 mL。

(二)心脏采血

应选择心脏搏动最明显的部位(通常在胸骨左缘的正中位置)做穿刺,具体操作手法见兔的心脏采血。

(三)股动脉采血

豚鼠麻醉后仰卧位固定在手术台上,腹股沟剪毛,碘酊消毒,切开长 2~3 cm 的皮肤,暴露股动脉,用镊子提起股动脉,远端结扎,近端用止血钳夹住;然后在动脉中央剪一小孔,插入采血管,松开止血钳,血液流出,一次可采血 1.0~2.0 mL。

(四)背中足静脉取血

豚鼠固定肢,后肢背面用酒精消毒。找出背中足静脉,以左手拇指和食指拉住豚鼠的趾端,右手持注射针刺入静脉,拔针后即可见血流出,采血完毕后用纱布或脱脂棉压迫止血。反复采血时,可两后肢轮流采血。

三、兔的采血途径与方法

(一)耳缘静脉采血

本方法为兔最常用的采血法之一,常用于需要多次、反复采血的情况。将兔放入仅露出头部及两耳的固定盒中,或由助手以手扶住。选择耳静脉清晰的耳朵,将耳静脉部位的毛拔去,用电灯照射加热或用电吹风吹热耳部,或用小血管夹夹紧耳根部,用酒精局部消毒。手指轻轻摩擦兔耳,使静脉扩张,用连有 $5^{(1/2)}$ 号针头的注射器在耳缘静脉末端刺破血管,血液即可流出,取血完毕后用棉球压迫止血。此采血法一次最多可采血 5~10 mL(图 5-4-5)。

(二)耳中央动脉采血

将兔置于兔固定筒内,在兔耳的中央有一条较粗、颜色较鲜红的中央动脉,用左手固定兔耳,右手持注射器,在中央动脉的末端,沿着动脉向心脏方向平行刺入动脉,此法一次可采血约 15 mL(图 5-4-6)。但应注意,中央动脉易发生痉挛性收缩,因此抽血前必须先让兔耳充分充血,在动脉扩张且未发生痉挛性收缩前立即抽血;不要在近耳根处取血,因耳根部软组织厚,血管位置较深,易刺透血管造成皮下出血。

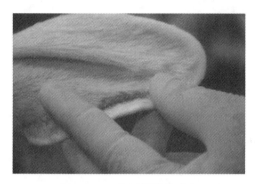 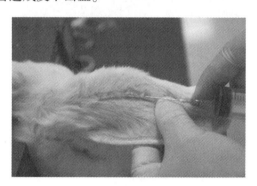

图 5-4-5 兔耳缘静脉采血　　　　　　　　图 5-4-6 兔耳中央动脉采血

(三)心脏采血

将家兔仰卧固定,在第三肋间胸骨左缘 3 mm 处用注射针垂直刺入心脏,血液随即进入针管,一次可采血 20~25 mL。

注意事项如下。

(1)动作宜迅速,以缩短在心脏内的留针时间和防止血液凝固。

(2)如针头已进入心脏但抽不出血时,应将针头稍微后退一点。

(3)针头在胸腔内不应左右摆动,以防止伤及心、肺、大血管等组织。6~7 天后,心肌上的穿孔愈合后,方可重复进行心脏采血。

(四)后肢胫部皮下静脉取血

将兔仰卧固定于兔台上,拔去胫部被毛,在胫部上端股部扎以橡胶管,用左手两指固定好皮下静脉,右手取带有 $5^{(1/2)}$ 号针头的注射器沿皮下静脉平行方向刺入血管,抽一下针栓,如血进入注射器,表示针头已刺入血管,即可取血,一次可取 2~5 mL。取完后必须用棉球压迫取血部位止血,时间要略长些,因为此处不易止血。如止血不妥,会造成皮下血肿,影响连续多次取血。

(五)股静脉取血

先做股静脉显露分离手术,注射器平行于血管,从股静脉下端向心脏方向刺入,徐徐抽动针栓即可取血。抽血完毕后要注意止血,股静脉较易止血,用干纱布轻压取血部位即可。若连续多次取血,则取血部位宜尽量选择近心端。

（六）颈外静脉取血

暴露颈外静脉，注射器由近心端（距颈外静脉分支 2~3 cm 处）向头侧端顺血管平行方向刺入，至颈静脉分叉处，即可取血。此处血管较粗，很容易取血，取血量也较多，一次可取 10 mL 以上。取血完毕，取出针头，用干纱布轻轻压迫取血部位即可止血。兔急性实验的静脉取血用此法较方便。

四、猫、犬的采血途径与方法

犬常从前肢皮下头静脉、后肢小隐静脉取血。方法如前文所述，但技术需熟练，不适于连续取血。对新生仔犬、小型犬进行大量取血时，可从颈外静脉采血，可采血 100~150 mL。

常见实验动物的采血量见表 5-4-1。

表 5-4-1　实验动物的采血量

动物种类	最大安全采血量/mL	最小致死采血量/mL
小鼠	0.1	0.3
大鼠	1	2
豚鼠	5	10
家兔	10	40
犬	50	300

五、血液样品的制备

医学机能学实验中，最常用的血液样品是全血、血清、血浆。作为正常成分测定的血液样品，应在清晨饲喂动物前采集，从而避免食物成分的影响。血液中许多化学成分在血浆（清）和血细胞中的分布是不相同的，有的差别很大，在血液分析中常需分别测定血浆（清）和血细胞的相应含量，而且在采血时一定要避免出现溶血现象，因为溶血现象会造成成分混乱，引起测定误差。为避免出现溶血，采血时所用的注射器针头及盛血容器要干燥清洁，采出的血要沿器壁慢慢注入盛血容器中。用注射器采血后要先取下针头，再缓慢将血注入容器内，注意推动注射器内管时不可太快，以免吹起气泡造成溶血，盛血的容器也不可用力摇动。

（一）全血

若需要全血做样品，必须及时加入抗凝剂，防止血液凝固。

将新采集的血液注入预先加有适量抗凝剂的试管中，轻轻摇动，使抗凝剂完全溶解并分布于血液中。此方法可供采全血使用，采集的全血如不立即使用应储存于冰箱中。

已制备好的抗凝血液放置一定时间后红细胞会自然下沉，造成量取全血的误差，因此量取全血时，要用玻璃塞或洁净干燥的胶塞塞严管口，缓慢上下颠倒数次，使之混匀。切记颠倒时不可用力过猛，以免出现气泡或溶血。用刻度吸管量取全血时，要将血流吸至需要量的刻度上方,并用滤纸擦净管外血液,放出多余需要量的血后再次擦净管尖血液,靠壁慢慢将血液放入容器内。血液放出后吸量管的管壁应清明,看不到血液薄层附着。

(二)血清

采集的血液若不加抗凝剂,室温下 5~20 分钟会自行凝固,血块收缩,析出淡黄色的血清。为促使血清分出,必要时可利用离心力,这样可缩短时间,并分离到较多的血清。

将新采集的血液直接注入试管内,将试管倾斜,使血液形成斜面。夏季于室温下放置即可,待血液凝固收缩后,即有血清析出。冬季室温低,血液凝固缓慢,应将血液置 37℃ 水浴箱中,促使血清析出,血清析出后用吸管吸取上层血清置另一个试管中。注意,血块收缩后要及早将血清分离出去,否则放置过久,血块中的血细胞可能溶血。若分离出的血清不清或含血细胞影响使用时,可离心去除。分离出的血清应密封,置于冰箱保存。

(三)血浆

将已加抗凝剂的全血于 2000 r/min 离心 10 分钟,沉降血细胞,所得上清液即为血浆,血浆比血清分离得快且量多,两者的主要差别是血浆比血清多含有纤维蛋白原,其他成分基本相同。

常用血液抗凝剂见表 5-4-2。

表 5-4-2 常用血液抗凝剂

抗凝剂	抗凝力	机制	应用	禁忌
10%草酸钾	0.2 mL 抗凝 10 mL 血液	与 Ca^{2+} 结合生成不溶性草酸钙而抗凝血	非蛋白氮,二氧化碳结合力	血 K^+ 血 Ca^{2+}
草酸钠	1~2 mg 抗凝 1 mL 血液	与 Ca^{2+} 结合生成不溶性草酸钙而抗凝血	凝血酶原时间及复钙时间测定	血 Na^+ 血 Ca^{2+}
3.8%枸橼酸钠	6 mg 抗凝 1 mL 血液	与血中 Ca^{2+} 结合生成不溶性离子化的枸橼酸钙,阻止血液凝固	输血、凝血常规 1:9,血沉 1:4	
2%草酸盐合剂	0.5 mL 抗凝 5 mL 血液	保持红细胞形态不变	血细胞压积测定	
草酸钾(3 g)、氟化钠(1 g)混合剂	4 mg 抗凝 1 mL 血液	抑制葡萄糖分解而保持血糖浓度	血糖测定	BUN(尿素氮)
1%肝素生理盐水溶液;肝素	0.1 mL 抗凝 5~10 mL 血液;(15±2.5)IU(干粉)抗凝 1 mL 血液	抑制凝血酶原转为凝血酶	血氨、血气分析	3P 试验
EDTA-K2(乙二胺四乙酸二钾)	1.5~2.2 mg(干粉)抗凝 1 mL 血液	与 Ca^{2+} 结合生成不易电离的可溶性络合物	血细胞计数	凝血常规,血小板功能

（四）血液样品制备注意事项

（1）采血时要注意采血用的注射器和试管必须保持清洁、干燥。
（2）若需抗凝全血，在注射器或试管内需预先加入抗凝剂。

（周寿红　庞勇军　李鑫　于丹　谭兵　张文婷）

第五节　常用实验动物的处死方法

当实验中途停止或结束时，实验者应以人道主义原则去处置实验动物，原则上不给实验动物造成任何痛苦，即施行安乐死。安乐死是指实验动物在没有痛苦感觉的情况下死去。实验动物的处死方法很多，应根据实验目的、实验动物种类以及标本采集的部位等因素，选择不同的处死方法。本节对常用实验动物（如大鼠、小鼠、豚鼠、兔、猫、犬、蛙或蟾蜍）的处死方法等进行简单介绍。

一、大鼠和小鼠的处死方法

（一）颈椎脱臼法

左手拇指与食指按住鼠头，右手抓住鼠尾用力向后拉，使鼠颈椎脱臼，造成脊髓与脑髓离断，鼠便立即死亡（图5-5-1）。

（二）断头法

用剪刀或断头器在鼠颈部将鼠头剪掉，鼠便立即死亡。

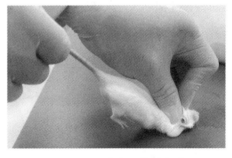

图5-5-1　小鼠颈椎脱臼法

（三）击打法

右手抓住鼠尾，倒立提起，用力摔击鼠的头部，鼠痉挛后立即死去，或用木槌等硬物用力敲击鼠的头部也可致其死亡。

（四）放血处死法

将鼠的颈总动脉或股动脉剪破，使其急性大出血而死亡；也可摘除鼠的眼球，使其因眼眶动脉和静脉急性失血而死亡。

（五）化学药物致死法

让动物吸入一定量的一氧化碳、二氧化碳、乙醚、氯仿或者静脉注射其麻醉药量的2~3倍剂量或者氯化钾，使动物死亡；也可以皮下注射士的宁（番木鳖碱，strychnine），致死量：小鼠0.76~2.0 mg/kg（体重），大鼠3.0~3.5 mg/kg（体重）。一氧化碳浓度为0.2%~0.5%的环境即可致死。

二、豚鼠、兔、猫和犬的处死方法

(一)空气栓塞法

向动物静脉内注入一定量的空气,使之发生栓塞而死亡。当空气注入静脉后,可在右心随着心脏的跳动使空气与血液混合呈泡沫状,并随血液循环到全身;如进到肺动脉,可阻塞其分支,进入心脏冠状动脉,造成冠状动脉阻塞,从而发生严重的血液循环障碍,使动物很快致死。一般兔、猫等需注入10~40 mL空气,犬由前肢或后肢皮下静脉注入80~150 mL空气,可很快致死。

(二)放血处死法

先使动物轻度麻醉,暴露颈动脉或者股三角区,然后用锋利的杀犬刀在颈部或者股三角区作横切口,把切断血管,使血液立即喷出。用一块湿纱布不断擦去动脉切口周围的血液和血凝块,同时不断地用自来水冲洗流血,使股动脉切口保持畅通,动物在3~5分钟内即可死亡。或者使用粗针头一次采取大量心脏血液,也可使动物死亡,采用此种方法时动物十分安静,对脏器无损伤,对活杀采集病理切片标本是一种较好的方法。如需采集血液,则在麻醉后,将动物固定在犬手术台上,分离颈总动脉,插入一根较粗的塑料管,放低头部,打开动脉夹,使动脉血流入装有抗凝血的容器内,并不断摇晃容器,以防血液凝固。

(三)开放性气胸法

动物开胸后,会造成开放性气胸。此时胸膜腔与大气压力相同,肺因受大气压缩而发生肺萎陷,动物窒息死亡。

(四)化学药物致死法

该方法同大、小鼠处理方法,常用的化学药物有麻醉药、士的宁、氯化钾等。

1. 戊巴比妥钠

豚鼠可用其麻醉药量的3倍以上剂量腹腔注射。猫可采用其麻醉药量的2~3倍剂量静脉注射或腹腔内注射。兔可用80~100 mL/kg(体重)的麻醉药量急速注入耳缘静脉内。犬可用100 mg/kg(体重)静脉注射。

2. 士的宁

皮下注射士的宁,注射剂量:小鼠为0.76~2.0 mg/kg(体重),大鼠为3.0~3.5 mL/kg(体重),豚鼠为3.0~4.4 mg/kg(体重),兔为0.5~0.5 mg/kg(体重),犬为0.3~0.42 mg/kg(体重),猫为1.0~2.0 mg/kg(体重)。

3. 氯化钾

静脉内注入一定量的氯化钾溶液,使动物心肌失去收缩能力,心脏急性扩张,致心脏迟缓性停跳而死亡。将25%氯化钾溶液(0.6 mL)静脉注入大鼠体内,即可致死。成年兔由兔耳缘静脉注入10%氯化钾溶液5~10 mL,成年犬由犬前肢或后肢下静脉注入10%氯化钾溶液20~30 mL,即可致死。

4. 甲醛

静脉内注入甲醛，使血液内蛋白凝固，动物由于全身血液循环严重障碍和缺氧而死。成年犬静脉注入 10% 甲醛溶液 20 mL 即可致死。另外，也可将甲醛与乙醇按一定比例配成动物致死液。

5. 双对氯苯基三氯乙烷

双对氯苯基三氯乙烷又名滴滴涕。豚鼠经口给药滴滴涕 0.4 g/kg（体重），皮下注射滴滴涕 0.9 g/kg（体重）即可致死。兔经口给药滴滴涕 0.3 g/kg（体重），皮下注射滴滴涕 0.25 g/kg（体重），静脉注射滴滴涕 0.043 g/kg（体重）即可致死。犬静脉注射滴滴涕 0.067 g/kg（体重）即可致死。

三、蛙和蟾蜍的处死方法

常用金属探针插入枕骨大孔破坏脑脊髓的方法处死蛙或蟾蜍，称为双毁髓术（图 5-5-2 和图 5-5-3）。操作时，将蛙用湿布包住，露出头部，左手持蛙，食指按压其头部前端，拇指按压背部，使头前俯；右手持探针由凹陷处垂直刺入，刺破皮肤进入枕骨大孔。这时将探针尖端转向头方，向前伸入颅腔，然后向各方搅动，以捣毁脑组织，再把探针退出至枕骨大孔处并转向尾方，刺入椎管，以破坏脊髓。脑和脊髓是否完全被破坏，可检查动物的四肢肌肉是否松弛。拔出探针后，用干棉球将针孔堵住，以防止出血。蛙和蟾蜍也可采用断头法处死。

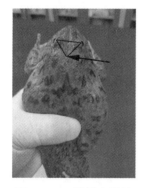 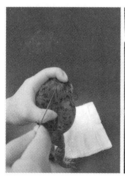 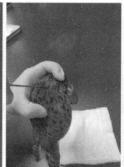 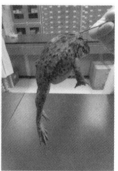

图 5-5-2　枕骨大孔的
　　　定位放大图

图 5-5-3　枕骨大孔的定位及双毁髓术

四、实验动物处死注意事项

（1）处死实验动物时应注意，首先要保证实验人员的安全。

（2）通过对呼吸、神经反射、肌肉松弛程度等生命体征的观察来确认实验动物是否已经死亡。

（3）实验动物死亡后要妥善处理好尸体，并要注意环保，避免污染环境。

（4）蛙类动物的处死操作过程中，要防止毒腺分泌物溅入实验者眼内。如被溅入，则需立即用生理盐水或清水反复冲洗眼睛。

（周寿红　庞勇军　李鑫　于丹　谭兵　周立华）

第六节　常用急性动物实验的手术操作

医学机能学实验以急性动物实验为主。急性动物实验就是把失去知觉的动物（全麻或局麻的状态下）某一功能系统、器官或组织，暴露于直视之下，或置于实验仪器的准确控制之下（活体解剖实验方法）；或用适当的方法把所需器官或组织从动物体内取出，置于人工环境中，给予人工处理（离体器官实验方法），然后观察其活动与反应，以研究动物的某项特定功能或其对某种外加因素的反应及其机制的一类动物实验的总称。急性动物实验的优点：实验条件在严格控制之下，故可排除一些复杂因素的影响；实验中的各项操作常要求限时完成，故在较短时间内可获得较多有价值的分析材料。急性动物实验常常需要暴露动物的气管、颈总动脉、颈外静脉、股动脉、股静脉，并做相应的插管，以及分离迷走神经、减压神经及股神经等。动物手术操作质量的好坏直接影响到实验的成败和数据的可靠性，故应熟练掌握动物手术的基本方法和技术。本节以家兔为受试对象，将常用手术操作技术分述如下。

一、术前准备、手术过程和常见情况处理

（一）一般准备

一般动物在实验前禁食12小时，饮水不限。在术前对动物进行筛选，了解该动物是否适合做此实验。

（二）备皮

术前一天要给动物剃毛，必要时可洗澡，以便进行下一步的消毒处理。备皮前，一般应将麻醉动物固定于手术台上，用粗剪刀或小型动物剃毛器剃毛，豚鼠可采用脱毛剂脱毛。剪毛时应绷紧动物的皮肤，并且尽量贴紧皮肤剪毛，逆着毛的朝向剪，切忌用手提起被毛，以免剪破皮肤。备皮范围应大于皮肤切口的长度。剪下的毛应随手放入盛水的搪瓷杯中，以免乱飞。

（三）手术切口

根据实验的要求选定切口部位，必要时可做标志，切口的方向最好与血管或器官走向平行。切口的大小既要便于深部手术操作，又不可过大。如颈部手术，在喉头（甲状软骨）与胸骨上缘沿颈部正中线作切口，一般犬为10 cm，兔、猫为5~7 cm，大鼠或豚鼠为2.5~4 cm。常用的皮肤切开方法有剪口法和切口法。

1. 剪口法

剪口法是用止血钳分别提起待剪处两侧的皮肤，用剪刀垂直剪开一个口子，然后用止血钳紧贴皮肤内侧上下、左右进行钝性分离。最后再用剪刀于垂直切口的方向，向上、向下分别进行剪切，直至符合所需长度。

2. 切口法

切口法是术者用左手拇指和食指向两侧将预定切口部位皮肤绷紧，右手持手术刀，以适宜的力度顺着切口的方向，一次性切开皮肤、皮下组织，直至浅筋膜。

(四) 止血

术中应注意及时止血，否则动物出血过多会造成手术视野模糊，影响操作。止血的处理视破裂血管的大小而定。

(1) 微血管渗血可用湿温盐水纱布压迫止血。

(2) 较大血管出血时，先用纱布压迫，然后看准出血点用止血钳快速夹住出血点，进行结扎止血。结扎的详细操作方法见本章第八节。

(3) 如果是因肌肉离断造成的集中较大出血，最好用圆针穿线缝合局部组织止血。

(4) 大动脉破裂出血时，切不可用有齿的镊子或血管钳直接夹住管壁，正确的操作应是，先用纱布压住出血部位，吸干血后，小心打开纱布，充分暴露视野，观察出血点位置，然后迅速用手指捏住动脉破裂处，用动脉夹夹住血管近心端，再做进一步处理。

(5) 在开颅过程中出现颅骨出血时，可先用湿纱布吸去血液后，迅速用骨蜡涂抹止血。

(6) 如遇硬脑膜上的血管出血，可结扎血管断端或用电凝止血。

(7) 如果是软脑膜出血，应该轻轻附上可吸收性止血海绵。

(五) 组织的分离

将切口切开后常要进行组织分离，充分显露深层组织，找到所需的血管和神经。组织分离的方法有以下两种。

1. 锐性分离法

使用手术刀、剪刀直接切割，主要用于皮肤、黏膜及较韧的组织，如腹白线。在没有血管的皮下组织、筋膜处亦可采用此法。

2. 钝性分离法

使用止血钳、刀柄、手指等进行分离。肌肉组织、神经、血管的分离都采用此方法。

(1) 肌肉组织的分离：在肌肉与其他组织之间、肌肉与肌肉之间，顺其纤维方向做钝性分离。肌肉内含有丰富的小血管，若需切断，应用血管钳钳住两边，结扎后再切断。

(2) 神经的分离：要顺其走向，用玻璃分针小心分离。分离前注意检查玻璃分针是否完好，千万不能损伤神经，以免影响实验结果。

(3) 血管的分离：大的血管用止血钳顺其走向小心分离，并注意血管旁有无分支，要避开血管的分支进行分离；如果不能避开，则必须以血管钳进行双重钳夹结扎后，再继续分离。小的血管需用玻璃分针小心分离。

(六) 缝合方法

缝合方法有很多，但归纳起来主要有间断缝合、连续缝合和锁边缝合(图5-6-1)，还有褥式缝合、减张缝合、荷包缝合和"8"字形缝合。间断缝合是最常用的缝合方法，一般组织均可采用；连续缝合常用于缝合腹膜及胃肠道等，缝合速度较快，并有一定的止血作用；锁边缝合常用于皮片移植缝合、胃肠吻合时缝合后壁全层等，边缘对合整齐，有一定的止血作用；褥式缝合常用于胃肠道、血管等处的缝合；减张缝合常用于缝合皮肤，还可与其他缝合并用，其特点是缝线的进出孔距创缘较远(2~4 cm)，或在打结前装上纱布圆枕，以减少组织张力，防止组织被缝线撕裂；荷包缝合常用于缝合胃肠道小穿孔及包埋阑尾残端等；"8"字形缝合常用于缝合筋膜、腱膜和肌肉等。

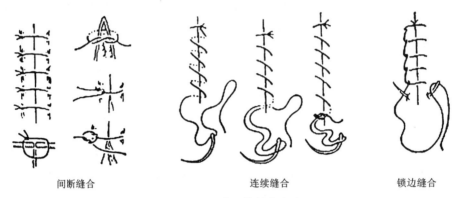

| 间断缝合 | 连续缝合 | 锁边缝合 |

图 5-6-1　常用的缝合方法

缝合前，应彻底止血，并清除腔内异物、凝血块及坏死组织。缝针的入孔和出孔要对称，距创缘 0.5~1 cm。缝线松紧适宜，打结最好集中于创缘的同一侧。必要时考虑采用减张缝合和留排液孔。缝合时，必须遵守无菌常规。

外部创口缝线经一定时间后(7~14 天)，均需拆除。根据创口缝合情况，可决定是分次拆除还是一次拆除。创口化脓时，根据治疗需要拆除全部或部分缝线。拆线前，在缝合处，尤其是在缝线和针孔上，需用碘酒和酒精消毒。拆线时，须注意拆线的方法(图 5-6-2)。

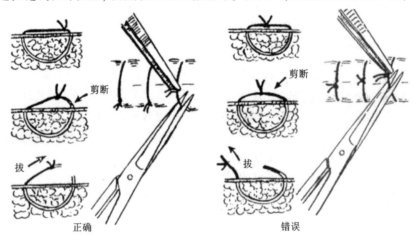

正确　　　　　　　　　错误

图 5-6-2　拆线方法

二、头部手术

医学机能学实验中常有神经系统实验，如大脑皮质诱发电位及运动功能定位、去大脑僵直等，或观察与研究中枢神经系统的某些功能特征，如皮质机能定位、皮质诱发电位、神经元单位放电等。各种哺乳动物开颅术的基本方法与之类似，现以家兔开颅术为例介绍其方法、步骤及注意事项。

将麻醉后的兔以腹位的形式固定于兔台上。剪除头顶部兔毛，沿矢状缝切开头皮，用刀柄剥离肌肉与骨膜，并分离皮下组织及肌肉，钝性分离骨膜，暴露前囟、"人"字缝及矢状缝。在前囟中心和"人"字缝尖做标记，根据实验要求确定开颅(钻孔)位置。

先在确定的开颅位置中心钻一个小孔，调节好颅骨钻钻头的钻进深度，将钻头中心轴插入小孔内，使钻头与颅骨垂直，旋转钻头并稍用力下压骨钻，钻至内髓板时常有落空感，此时应减轻钻进力度，旋转至较明显有落空感时则可打开颅骨。颅骨钻钻进深度应视骨壁厚度而异，一般家兔颅骨厚

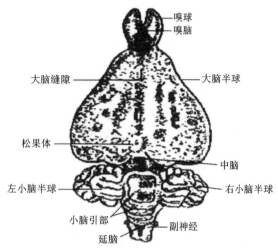

图 5-6-3　兔脑背面界面

2~3 mm。用颅骨钻开孔时，要注意钻进力度的掌握，尤其是在快速钻透颅骨时，以免损伤硬脑膜及脑组织(图 5-6-3)。

实验需要扩大颅骨开口时，可用咬骨钳一点一点地咬除颅骨。咬骨时不可贪多、贪快，更不可撕扯颅骨，以防骨髓板内出血和损伤硬脑膜、脑组织。咬除矢状静脉案处的颅骨时，注意勿损伤静脉窦，以防出血。除大面积咬除颅骨外，应注意保留前囟、"人"字缝等骨性标志。

实验要求剪除硬脑膜暴露出大脑皮质时，可用弯缝针尖挑起硬脑膜，用眼科剪小心剪开。剪开硬脑膜时，要注意勿伤及皮质小血管，否则不仅难于止血，而且会影响皮质脑组织的兴奋性。还要注意勿损伤静脉窦，以免妨碍实验的顺利进行。

三、颈部手术

颈部手术主要包括气管分离和插管、颈部血管分离和插管、颈部神经分离等。迷走神经的分离主要用于观察心血管活动的神经调节，减压神经、膈神经的分离目的在于观察神经放电。

(一)气管分离和插管

气管插管主要用于实验中动物的辅助呼吸以及呼吸的描记等。将麻醉后的兔以仰卧位的形式固定于兔台上，自甲状软骨处向下至靠近胸骨上缘，沿正中线做一条长 5~7 cm 的皮肤切口，用止血钳钝性分离皮下筋膜、肌肉，用拉钩将组织向两侧牵拉，即可看到位于正中线的白色气管，用弯头止血钳将气管与背后的结缔组织和食管分开，气管下穿粗线备用。

提起结扎线，在甲状软骨下 2~3 cm 处两个气管软骨环之间，用手术刀或手术剪横向剪开气管前壁，注意横切口不宜超过气管直径的 1/3，再在剪口处向头侧剪一个 0.5 cm 的纵向切口，即在气管上做倒 T 形切口，若气管内有血液或分泌物，用小棉球擦净，保证呼吸道通畅；用镊子夹住 T 形切口一角，充分暴露切开口，将适当口径的 Y 形气管插管由切口向心端插入气管腔内，用粗线扎紧后，再将结扎线固定于 Y 形气管插管分叉处，以防气管套管脱出（图 5-6-4）。

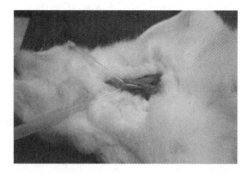

图 5-6-4　家兔气管插管

（二）颈部血管分离和插管

1. 颈外静脉分离

家兔颈外静脉位于颈部左、右两侧的皮下，兔和犬的颈外静脉粗大也较浅表，是头颈部的静脉主干。沿颈正中线切开颈部皮肤后，用左手拇指和食指提起切开的一侧皮肤，其余手指从皮肤的外面向上顶起，将皮肤外翻，即可在胸锁乳突肌外缘看到呈暗紫红色的静脉。由于静脉壁比较薄，分离时应尽量用玻璃分针或止血钳轻轻分离，不可用力牵拉或者用剪刀分离，分离长度为 2~4 cm，穿两根细线备用。

2. 颈外静脉插管

颈外静脉可用于注射各种药物、输液、取血和中心静脉压的测量。常用的静脉导管插管为软硬适中、无毒、内径为 0.1~0.2 cm 的塑料软管或硅胶管，插入端要剪成斜面，另一端与三通开关相连接。导管内预先充满 125 U/mL 肝素生理盐水。

用动脉夹夹闭静脉游离段的近心端，待血管充盈后结扎静脉的远心端。在离远心端结扎部位约 0.5 cm 处的静脉壁上用眼科剪呈 45° 角剪一个 V 形小口，为管径的 1/3~1/2。用留置的备用线打结，取下动脉夹，将静脉导管向心脏方向插入 1~2 cm 的深度，然后一边拉结扎线头使颈外静脉与颈矢状面、冠状面各呈 45° 角，一边轻柔地向心端缓慢插入，若遇有阻抗即退回改变角度重插，切不可硬插（易插破静脉进入胸腔），插入 5~8 cm 后（兔为 5 cm、犬为 15 cm），导管可到达上腔静脉近右心房入口处。若导管插管成功，此时静脉压检压计水面或浮漂于中心静脉压数值附近随呼吸而上下波动。此时用细丝线结扎静脉和静脉导管，并将静脉固定在导管上。如果颈外静脉插管仅做注射、输液用，导管一般送入 2~3 cm 即可。

3. 颈总动脉分离

颈总动脉位于气管外侧，其腹面被胸骨舌骨肌和胸骨甲状肌所覆盖。分离两条肌肉之间的结缔组织后可找到呈粉红色的较粗大的血管，用手指触之有搏动感，该血管即为颈总动脉。颈总动脉与颈部神经被结缔组织膜束在一起，称为颈部血管神经束。助手用拉钩暴露视野，用眼科镊子及蚊式钳配合操作轻轻打开颈动脉鞘，分离出颈总动脉，须注意颈总动脉在甲状腺附近有一个较大分支为甲状腺前动脉，故分离时应选在距甲状腺以下较远的部位开始,防止将该分支被切断引起出血。用蚊式止血钳或玻璃分针顺着血管走向小心地钝性分离颈总动脉3~4 cm(鼠为2~3 cm、犬为4~5 cm),使颈总动脉尽量充分分离,避开鞘膜内神经,在其下穿两条细丝线备用。在此基础上,继续小心地沿两侧上方深处剥离,直至颈总动脉分叉处膨大部分(即颈动脉窦),剥离时勿损伤附近的血管神经。兔颈总动脉分离和插管见图5-6-5。

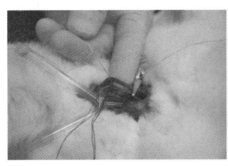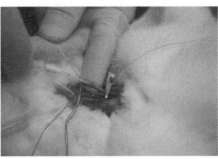

图 5-6-5　兔颈总动脉分离和插管

4.颈总动脉插管

在急性动物实验中,颈总动脉主要用于测量颈动脉压。所用导管同颈外静脉导管,内充满肝素生理盐水,在颈总动脉远心端处结扎,近心端以动脉夹夹住,另外一根线打一活结置于动脉夹与远心端结扎线之间。插管时以左手拇指及中指拉住远心端的结扎线头,食指从血管背后轻扶血管;右手持锐利的眼科剪,使其与血管呈45°角,在紧靠远心端结扎线处向心剪开动脉壁的周径1/3左右,然后持动脉插管以其尖端斜面与动脉平行方向插入动脉内,用细线扎紧。最后将动脉插管做二次固定,既要避免插管滑脱,又要保证测血压时血液进出插管通畅。测量动脉压时,松开动脉夹。

(三)颈部神经分离

1.动物颈部神经的解剖位置

颈总动脉、迷走神经、交感神经和减压神经均位于颈动脉鞘内、气管两侧。分离神经与血管时应遵循先辨认后分离、先神经后血管、先细后粗的原则,动作轻柔,尽量减少神经、血管的损伤。操作时,动物头取仰卧位,沿正中线切开皮肤及皮下筋膜,暴露肌肉,将肌肉层与皮下组织分开,用拉钩牵扯胸骨舌骨肌和胸锁乳突肌,即可见到搏动的颈动脉鞘。分离颈总动脉鞘膜前,先仔细辨认鞘内的三根神经。其中最粗的是迷走神经,外观最白,位于颈总动脉外侧,易于识别;交感神经在家兔体内为独立的神经,较迷走神经细,呈浅灰色,位于颈总动脉外侧;减压神经细如头发,沿交感神经外侧后走行;颈部神经的分布因动物种类而异,且位置存在一定变异。

(1)兔颈部神经分布的特征:分布在兔的气管外侧,颈总动脉与三根粗细不同的神经被结缔组织膜包绕形成血管神经束。其中最粗者呈白色,为迷走神经主干;较细者呈灰白色,为颈部交感神经干,交感神经有到心脏去的分支;最细者为减压神经,居于迷走神经和交感神经之间,属于传入神经,其神经末梢分布在主动脉弓血管壁内。

（2）猫颈部神经分布的特征：迷走神经与交感神经干并列而行，粗大者为迷走神经干，减压神经并入迷走神经中移行。

（3）犬颈部神经分布的特征：在颈总动脉背侧仅见一条较粗大的神经干，称为迷走交感神经干。迷走神经的结状神经节与交感神经的颈前神经节相邻。迷走神经于第一颈椎下面进入颈部，与交感神经干紧靠而行，并被一总鞘所包，联合组成迷走神经干。但进入胸腔后，迷走神经与交感神经即分开移行。

兔、猫、犬左侧颈部神经的分布比较见图 5-6-6。

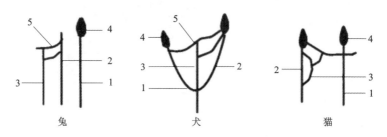

兔   犬   猫

1.交感神经；2.迷走神经；3.减压神经；4.上颈神经节；5.上喉头神经。

图 5-6-6　兔、猫、犬左侧颈部神经的分布

2. 颈部迷走、交感、减压神经的分离

颈部迷走、交感、减压神经的分离方法同颈总动脉。在找到颈总动脉神经束后，将动脉附近的结缔组织捏住并轻轻拉向外侧，分离过程中不可用手术刀、剪刀等锐利器械，以免损伤血管、神经。用经生理盐水浸湿的棉球顺着血管走向轻轻拭去血液后分开鞘膜，用玻璃分针逐一分离各条神经 2~3 cm（图 5-6-7）；分离后，穿线备用，用经生理盐水湿润的细线分别穿好，并各打一虚节备用。为了便于识别，不同神经最好用不同颜色的线。

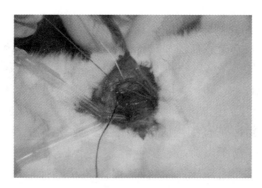

图 5-6-7　颈部迷走、交感、减压神经

3. 颈部膈神经的分离

用止血钳轻轻将颈外静脉和胸骨乳突肌向深处分离，当分离到气管边缘时，可见沿后外方走行的较粗的臂丛神经，其内侧有一条较细的神经（即膈神经），约在颈部下 1/5 处，

横跨臂丛并与之交叉向内后走行；辨清膈神经后，用玻璃分针小心地将膈神经分出 1~
2 cm，于神经下置一线备用。如需在实验中记录电位，可小心剥去神经干周围的结缔组织
膜，则可提高记录电位幅度。

（四）颈部手术注意事项

（1）颈部手术与其他部位手术一样，动作要轻柔，勿粗暴操作。分离皮下结缔组织时、
肌肉组织时，应顺肌纤维方向分离。

（2）手术中要及时止血，若出现渗血的情况，可用纱布压迫止血；少量出血时，应及时
找到出血血管并进行结扎。

（3）在插管之前，向颈动脉插管注入抗凝剂。

（4）实施插管手术前，如气管内有血液或分泌物，要用棉球擦净，以保证呼吸道通畅。

（5）如果动物气管内有"呼噜"声或伴有呼吸困难时，可用连有细胶管的注射器进行抽
吸，清除呼吸道分泌物，以保证气道通畅。

（6）动脉插管有时可因插管过细和抗凝剂用量不足而致凝血，应将插管拔出，及时清
除凝血块，然后重新插入。

（7）动物颈部神经的分布因种类不同而有较大差异，故在术前应充分了解该动物颈部
神经分布情况，以便能准确无误地将神经分离。

（8）分离神经时手法要轻，最好用玻璃分针分离，减少组织损伤。

四、胸部手术

家兔在解剖学上具有左右两侧胸腔不通，心脏又在两侧胸膜腔之外的纵隔中的特点，
所以很多心脏实验都利用此特点进行。现介绍一种出血少且又不易使胸膜破损的开胸
方法。

（一）开胸手术

1. 术式一

（1）术前从胸骨柄上缘至腹部剑突处备皮，兔被麻醉后，采取仰卧位固定，接上动物
人工呼吸机。

（2）沿胸骨正中线切开皮肤，暴露肌肉层，可见胸骨及覆盖于胸腔外侧和腹侧壁的胸
肌，包括浅、深两层。距正中线左右两侧各 0.5~10 cm 处，呈"八"字形切开胸肌，暴露出
肋软骨。

（3）使用止血钳剥开相邻两肋间的肌肉，但不要破坏壁胸膜，观察正常肺呼吸运动。
然后用锐利器械刺破壁胸膜，观察肺萎缩过程。

（4）找到第 3、4、5 肋骨附着点，用骨剪自肋间斜插入胸腔剪断肋软骨或用手术刀刀刃
向上挑断肋软骨，再向上至第 2 肋向下至第 7、8 肋剪断肋骨。然后用小拉钩或小开胸器拉
开胸壁，即可见心包及跳动的心脏。再剪开肋软骨之间的肌肉及软组织，随后剪断其他肋
软骨和膈肌，将剪开的组织翻向上方，充分暴露胸腔。

2. 术式二

家兔仰卧位固定、备皮，沿胸部正中胸骨柄上实施局麻，由胸骨柄窝上方 1 cm 处至胸骨柄正中做 5~6 cm 皮肤切口。然后对胸骨柄窝上方的颈阔肌进行分离，分离程度不宜过深，以免损伤静脉，分离紧贴胸骨柄，用粗剪刀沿胸骨柄正中剪开，若偏离正中，易剪破胸膜。最后用粗棉线穿过切开的胸骨柄做牵引扩张，充分暴露心脏。

3. 开胸手术注意事项

在使用剪刀时，要注意向上挑起，以防剪破胸膜；手术中应尽量减少出血，如出血较多时，先用止血钳将出血点夹住，再用线结扎止血。

(二) 肺动脉插管

1. 肺动脉插管步骤

导管进入心室后，可稍作停顿，借助血流方向将导管导向右心室流出道，轻推导管便可进入肺动脉，此时生物信号采集与处理系统会显示肺动脉压力波形图 (图 5-6-8)。

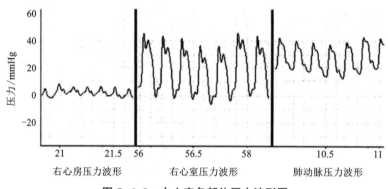

图 5-6-8　右心室各部位压力波形图

2. 肺动脉插管注意事项

测量各类压力前，应先记录"0"线 (压力传感器与大气相通时的压力信号)，并保持压力传感器与动物心脏在同一水平线上。

(三) 左心室导管插管术

经动脉逆行插入导管至左心腔，称为左心导管插管术。将导管插入动脉后，边松开动脉夹边结扎血管和插管 (该结既要使血管切口处无渗血，又要让导管可以继续顺利插入)。根据生物信号采集与处理系统上记录的波形，将导管缓慢向近心端推送。当导管到达主动脉入口处时，可感觉到有很大阻力并明显感觉到脉搏搏动，此时切勿强行推入，可将导管略微提起，在主动脉瓣膜开放时顺势将导管送入心室 (力量可稍大)。当出现明显的落空感时，表明导管已进入左心室，此时生物信号采集与处理系统显示左心室压力波形图 (图 5-6-9)。

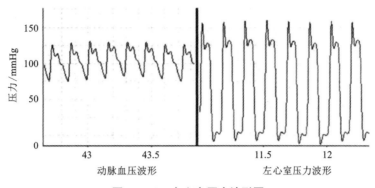

图 5-6-9　左心室压力波形图

(四)右心导管插管

经静脉插入导管至右心腔,称为右心导管插管术,可用于中心静脉压的测量。右心导管通过三通开关连接压力换能器,导管内预先充满 125 U/mL 肝素生理盐水。

在导管上做一长 5~8 cm 的记号。用动脉夹夹闭静脉游离段的近心端,待血管充盈后结扎静脉的远心端。在远心端结扎线约 0.5 cm 处的静脉壁上剪一 V 形小口,导管向近心端插入 1~2 cm 后,去掉动脉夹,然后一边拉结扎线头使颈外静脉与颈矢状面、冠状面各呈45°角,一边轻柔地往向心端缓慢插入,遇到阻力即退回改变角度重插,切不可硬插(易插破静脉进入胸腔),一般插到导管上的记号为止,此时导管插的位置几乎到达上腔静脉近右心房入口处。将静脉与导管结扎固定,防止导管脱落。此时即可检测到中心静脉压。

将导管插入静脉后,根据生物信号采集与处理系统上记录的波形,将导管缓慢向近心端推送。在锁骨位置时会遇到较大阻力,此时可将导管稍向后退并缓慢旋转推进,切不可硬推,如大鼠一般为 2~3 cm。在接近右心房入口处时,会遇到第二个阻力,此时轻轻旋转并向前推进,出现落空感时表明导管已进入右心房,此时生物信号采集与处理系统显示右心房压力波形图。接近右心室入口处时,会遇到第三个阻力,调整导管尖端方向,边转边进,在房室瓣开放时将导管推入右心室,此时生物信号采集与处理系统显示右心室压力波形图。

(五)冠状动脉结扎术

1.冠状动脉结扎术操作步骤

拿镊子小心提起心包膜,用眼科剪轻轻将其前部剪开,找出冠脉前降支及左室支,有的前降支明显,有的则不明显,而左室支粗大。用左手食指缠绕湿纱布后轻轻将心脏向右方翻动一个角度,即可见一条穿行于浅层心肌下、纵行到心尖的较粗大的反 S 形血管,其为冠状动脉左室支。用止血钳将左心耳轻轻提起,用小号持针器夹持眼科圆形弯针,在冠状动脉前降支根部下左侧约 1 cm 处(或左室支管壁下)刺入,结扎动脉。为减少侧支循环、扩大心肌缺血、心肌梗死范围,可在结扎线下约 0.5 cm 处再穿线进行第二次冠脉结扎。结扎完毕后,可迅速见到心室前壁、心尖区心肌颜色出现变化、心肌收缩减弱。

2.冠状动脉结扎术注意事项

(1)开胸切口要求不得距正中线太远,以免伤及胸内动脉。

(2)当向下剪断肋骨时,需注意保护膈肌。

(3)放置拉钩时,可将经生理盐水浸湿的纱布放在胸壁切口左侧,以防造成气胸。

(4)肋间动脉分支走行于肋间肌、肋骨和胸膜之间,手术中应避免损伤。

(5)分离神经需用玻璃分针,避免用金属器械或手捏、碰神经。

(6)剪心包膜时要轻柔细致,以免弄破胸膜。

五、腹部手术

(一)股动脉分离

家兔仰卧位固定,先用手指在后肢根部触及动脉搏动部位,备皮。用手术刀沿血管走行方向做一长 4~5 cm 切口,用止血钳小心逐层分离皮下结缔组织,用拉钩将切开皮肤、浅表肌肉向外侧拉开,即可见股部内侧面的浅层肌肉。暴露股三角,股动静脉及股神经由此三角区通过,股神经位于外侧,股静脉位于内侧,而股动脉位于中间偏后。分离时,可用蚊式止血钳在耻骨肌与缝匠肌交点处小心地沿缝匠肌后部内侧分

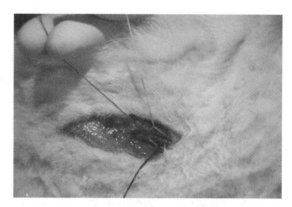

图 5-6-10 股神经、股血管分离

离,其下方即可见深筋膜包围着的血管神经束。仔细分离深筋膜,分离长度达 2~2.5 cm,各血管、神经穿线备用(图 5-6-10)。

(二)股动脉插管

在远心端结扎股动脉,近心端用动脉夹夹闭,插管方法同颈总动脉插管。如需从股动脉放血等,也可在管腔内插入一个塑料插管。股动脉插管内应先用 20%枸橼酸钠溶液润湿,插管外接一段软质细胶管,便于放血。

(三)股静脉插管

股静脉插管方法同股动脉插管,只是静脉血流方向和压力与动脉不同,在插管时不必用动脉夹夹住近心端。股静脉插管主要用于输血输液、采血、注射药物等,输液时要注意排空输液管内的空气,多次采血时注意管内抗凝,可用 0.1%肝素生理盐水充满管腔。

(四)输尿管插管术

输尿管插管是泌尿功能实验的基本技术。通过输尿管插管不仅可以收集尿液,用于观察神经、体液、药物对尿量和尿液成分的影响,而且可以以对侧肾为对照观察一侧肾脏缺

血或药物处理时肾泌尿功能的变化。

1. 输尿管分离

于耻骨联合上方沿正中线做一 4~5 cm 长切口，沿腹白线切开腹壁肌层组织，暴露膀胱。将膀胱轻轻拉到腹壁外，于膀胱三角处仔细辨清输尿管，注意其与输精管、输卵管的区别；用玻璃分针将输尿管周围组织分离干净，分离输尿管约 2 cm。

2. 输尿管插管

在输尿管下方穿两根线备用，用其中一根线将输尿管近膀胱端结扎。用左手小指垫在输尿管下，用眼科剪在结扎线上方剪一个 V 形切口，将含有肝素生理盐水的细塑料管向肾方向插入输尿管，此时可见到尿液从塑料管中滴出；用另一根线结扎固定，调整插管位置，使其与输尿管保持同一走向，但要防止插管尖端翘起与输尿管形成夹角，避免插入管壁肌层与黏膜之间，影响尿液的流出。术毕，用经 38℃ 左右的生理盐水浸湿的纱布覆盖腹部切口，以保持腹腔温度。若需长时间收集尿液，可借三通管连接两根塑料插管于记滴装置上。

3. 输尿管插管注意事项

(1) 因腹壁与腹腔内脏紧贴，做腹壁切口时一定提起腹壁，以免伤及腹腔内脏。

(2) 分离输尿管时，注意分清输精管，输精管为围绕输尿管横向走行的白色管，与膀胱无联系。

(3) 分离输尿管时不要伤及周围血管，以防出血模糊手术野。分离时应尽量保持干净，以便剪口和插管时看得清楚。

(4) 插管时不要插入管壁肌层与黏膜之间，插入方向应与输尿管方向一致，勿使输尿管扭结。

(5) 输尿管插管易引起输尿管出血，血凝块阻塞导管，此时可用肝素生理盐水冲洗，保持输尿管通畅。

(6) 插管时掌握轻、准、快的原则。更应注意不能牵拉输尿管，以防输尿管挛缩，导致尿液排出受阻。

(五) 膀胱插管术

1. 膀胱插管术操作流程

做切口同上，暴露膀胱后，用止血钳轻轻提起膀胱外结缔组织并将其移至腹外，但不可过度牵拉膀胱，以免诱发排尿反射；在膀胱顶部血管较少处，用两把止血钳相距 0.5 cm 对称地夹住膀胱并提起，用手术剪在膀胱顶部剪一个纵行小口，做荷包缝合，缝线中心留一个小切口，插入膀胱插管或塑料滴管，缝线关闭膀胱。膀胱插管插入得不宜过深，以免管壁堵塞输尿管入口。完成上述操作后，将膀胱插管平放在耻骨处，使引流管自然下垂，肾形盘收集尿液。手术完毕后，用经温热生理盐水浸湿的纱布覆盖腹部切口。

2. 膀胱插管术注意事项

(1) 打开腹腔时，勿伤及内脏。手术结束后应用经温热生理盐水浸湿的纱布覆盖切口，保持腹腔温度与湿度。

(2) 膀胱插管要准确地插入膀胱腔内，防止将导管插入膀胱的黏膜下。

(3)插管内要先充满生理盐水,不能有气泡,不能扭曲,以免导尿不畅。

(4)膀胱插管前可以让动物多食蔬菜,以增加基础尿量。

(六)肠系膜微循环观察术

于耻骨联合上约 2 cm 处起,向上沿腹白线做一长 5~6 cm 的切口,逐层分离进入腹腔,推开粗大且呈深灰色的盲肠,找到回盲部,此处有一个灰白色的圆形球囊,称圆小囊;或直接找到粗大(直径约 1.5 cm,长为 7~8 cm)光滑无皱褶、实质感强、呈灰红色、末端为盲端的阑尾(又称引突)。选取由阑尾通过筋膜牵连着的、由其盲端指向的一段小肠,此处肠系膜长、脂肪少、血管丰富,便于微循环观察。将此段小肠暂置腹腔外,将其余肠子收纳回腹腔,用血管钳夹闭肠段两侧的皮肤切口。将此段小肠的系膜展开,平铺于肠系膜灌流盒中的载物台上,用于肠系膜微循环观察。

(七)胆总管插管术

胆总管插管术用于收集胆汁,观察胆汁分泌的体液影响因素。

1. 胆总管定位

在剑突下方先找到胃,再沿胃大弯从左至右找到与之相连的十二指肠,翻转幽门处十二指肠,发现有一个被胆总管进入十二指肠时拱起的肌性隆起(肌性隆起为胆总管在十二指肠的开口),沿肌性隆起向胆囊延伸方向可见颜色为黄绿色、类似静脉的较粗的肌性管道,称为胆总管。

2. 胆总管插管

距肌性隆起前 0.5 cm 血管分布较少处,用眼科镊在胆总管下方穿一根手术线备用,用眼科剪在肌性隆起上中间位置往胆囊方向剪一个小口(图 5-6-11),用眼科镊探视是否已剪开胆总管,然后将细塑料管插入胆总管,见有淡绿色胆汁流出后,提示插管成功,插管时应与胆总管尽量保持平行,以利于引流。用备用线结扎固定、反固定。

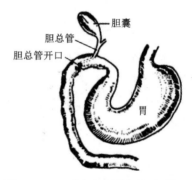

图 5-6-11 家兔胆总管解剖位置界面

(八)腹部手术注意事项

(1)分离神经与血管时应遵循先辨认后分离、先神经后血管、先细后粗的原则。动作轻柔,尽量减少神经、血管的损伤。

(2)静脉插管时,静脉剪口不宜过大,一般约为静脉管径的 1/3 或者 1/2,否则插管时易撕断。导管顶部宜光滑,不要过尖,避免插管时刺破血管壁,导致大出血;插管时要轻柔,不要盲目用力,以免撕裂血管,导致出血。对于血管分支,可采用两端结扎中间剪断的方法处理。

(3)腹腔暴露时切口不宜过大,注意腹腔的保温。

(4)胆总管应从十二指肠的肌性隆起处往胆囊方向去找,不要从胆囊往十二指肠方向寻找，否则易引起肝组织破裂出血，破坏性太大。

（5）胆总管剪口位置应在肌性隆起中间，便于插管，并注意尽量避免伤及血管。

（6）家兔爪子锐利，易抓伤人，要按正确方法捉拿家兔。

（7）实验后的动物尸体应装入垃圾袋内并交由动物中心统一处理，严禁私自带出实验室，注意，实验动物严禁食用。

（8）在实验间歇，应将创口暂时闭合，并用经温热生理盐水浸湿的纱布覆盖，以防组织干燥和体内热量散失。

（9）动物手术后，宜由实验者亲自护理和细心喂养，以进一步熟悉动物并促使其尽早恢复。

（周寿红　庞勇军　李鑫　于丹　谭兵　宋梦微）

第七节　离体标本的制备

离体组织器官实验是利用动物的离体组织、器官或生物致病因子（微生物、寄生虫等），置于一定的存活条件下进行观察的一种实验方法。在离体组织器官实验中常用到各种动物的离体标本，以下介绍几种常用动物离体标本的制备。

一、哺乳类动物离体标本的制备

（一）离体气管标本的制备

以豚鼠为例进行介绍。

（1）气管连环标本的制备。

用木槌击毙豚鼠后，立即从腹面正中切开皮肤和皮下组织，细心分离出气管，自甲状软骨下剪下整段气管，置于盛有 Kerbs 营养溶液的平皿中，剪除气管周围组织。从软骨环之间由前向后和由后向前进行交叉横切，但均不完全切断而保留一小段。从上到下横切 10~15 cm 处，然后在两端缝上线，一端固定，另一端拉开，即形成气管连环。

（2）气管螺旋条标本的制备。将气管由一端向另一端呈螺旋形剪成条状，每 2~3 个软骨环剪一个螺旋。亦可将气管套在一根直径为 2~3 mm 的玻璃棒或竹棒上，用剪刀剪成或用手术刀切成螺旋状。整个螺旋长条可做一只实验标本，也可用半段螺旋条做一只实验标本。注意事项：分离气管及制作气管螺旋条标本时，动作要敏捷而轻柔，切勿用镊子夹伤气管平滑肌。

（二）离体主动脉条标本的制备

1.制备过程

取家兔或大鼠一只，猛击其头致死，固定实验动物，用手术剪剪开胸腔，分离胸主动脉，尽可能于近心脏处把其切断，然后迅速置于盛有克氏液并通以 O_2（95%）及 CO_2（5%）的培养皿中，剔除血管外结缔组织及脂肪，洗去凝血块，将其轻轻套在较主动脉稍小的玻璃棒上。然后用眼科剪把主动脉做螺旋形剪开，制成宽约 3 mm、长 1.5~2 cm 的主动脉条，两端分别用线结扎，置于盛有克氏液并通以 O_2(95%) 及 CO_2(5%) 的恒温 37℃ 的麦氏浴管内，平稳 90~120 分钟后进行实验。也可把胸主动脉剪成多个宽 2 mm 的动脉环，用以代替血管条做实验。

2. 注意事项

制成的标本勿用手拿，应以镊子夹取，且不可在空气中暴露过久，以免失去敏感性；克氏液必须用新鲜蒸馏水配制；余下的动脉条连同克氏液置于 4℃ 的冰箱中，1~2 天内仍可用于实验；采用大白鼠主动脉条时，可制成宽 2~2.5 mm、长 2~3 cm 的标本。

(三)离体心脏标本的制备

1. 制备过程

离体心脏灌注是指将动物心脏取出胸腔，连接到一个特定的灌流装置中，用相应的缓冲液灌注其冠脉系统，使离体心脏在人工控制的条件下自主跳动或在人工起搏下收缩与舒张。Langendorff 离体心脏灌流法即主动脉逆行灌注法，是常用的离体心脏灌注方法。

在大鼠腹腔注射戊巴比妥钠(50 mg/kg)麻醉，舌下静脉注射 1% 的肝素(0.5 mL/kg)抗凝(腹腔注射亦可，5000 U/kg)，开胸后迅速取出心脏并置于 4℃ 或室温下的 Krebs-Henseleit 缓冲液中。心脏自主收缩与舒张可排出心腔内大部分血液，须立即用两个眼科镊持主动脉，接上主动脉插管，此管道通过一调节栓接入即可调节灌注压的灌注管道；在心尖部挂一个金属小钩连接生物信号转换仪，可以测量心率、心泵功能。整个灌注系统及心脏周围用恒温水浴循环器维持在 37℃ 左右。将一个与 PE 管连接的水囊由左心房插入左心室，PE 管接压力换能器至生物信号记录系统，调节水囊内压至 5~10 mmHg(前负荷)，通过水囊可以测定左心室压及 dp/dt。灌注液以 O_2(95%) 及 CO_2(5%) 充分饱和，使 O_2 分压维持在 500~550 mmHg，CO_2 分压维持在 36~42 mmHg，pH 维持在 7.38~7.46，灌注压一般在 90 cmH$_2$O，心脏恢复自主心跳后平衡灌注 15 分钟，待心脏跳动平稳后便可开始实验。在药物实验中，可以将药物直接加入储液槽内。

2. 注意事项

在整个实验过程中，要注意保持心脏周围温度在 37℃ 左右，上下波动不超过 0.5℃。灌流液事先要用 O_2 充分饱和，一般为 20~30 分钟。灌流液经心脏冠脉循环后由冠状静脉窦流入右心房及右心室，最后从肺动脉流出，因此，在操作中如果结扎了肺动脉，或将会出现右心室迅速膨胀的情况。

(四)离体肺脏标本的制备

1. 制备过程

离体肺脏(在肺水肿实验中，需要离体出水肿的肺脏，测肺系数)用手术线先结扎气管(主支气管分叉稍上方)，再结扎双侧肺门，在气管结扎线稍上方剪断气管，分离和肺相连的组织，使肺部完整离体(图 5-7-1)。

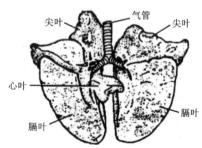

图 5-7-1　家兔肺脏解剖正面观

2.注意事项

(1)离体肺脏时,血管的两端都要结扎;从中间剪断,可防止血管两端流血。

(2)离体肺脏时,注意不要损坏肺脏。

(3)手术过程中有血管出血时,不要慌张,应迅速用止血钳夹住出血部位,用手术线结扎。

(五)离体小肠平滑肌标本的制备

1.制备过程

消化管平滑肌的特性与骨骼肌不同,它具有自动节律性、较大的伸展性、对化学物质和温度改变及牵张刺激较为敏感等特点。本次标本制备的受试对象为家兔、豚鼠、大白鼠等哺乳类动物,实验前令动物禁食数小时。以家兔为例,将家兔麻醉或用木棒击昏后,固定于手术台,上腹部备皮,做上腹正中切口,逐层切开,打开腹腔,用拉钩充分暴露腹腔,找出十二指肠的起始部位,并从该处开始游离一段小肠。在十二指肠的起始部位相距约0.5 cm的两处分别结扎,两结扎线的末端分别保留约5 cm的长度,以便后述步骤的打结固定。在小肠的两结扎处之间将小肠剪断,迅速将标本放在4℃左右的台氏液中,去除附着的脂肪组织和肠系膜,并用台氏液冲洗肠腔内容物。待基本冲洗干净后,再将标本置于4℃左右的台氏液浸泡,将肠管分剪成2~3 cm长的数段。另外,也可根据实验要求把肠段制成纵肌或环肌标本。

2.注意事项

(1)冲洗肠管时,动作要轻柔,不宜高压冲洗,以免组织挛缩。

(2)实验后余下的肠段连同台氏液置于4℃冰箱中12小时内仍可使用。

(六)离体子宫标本的制备

1.制备过程

子宫平滑肌标本多取自大白鼠。取体重为160~240 g的健康雌性大白鼠,断乳后即与雄性鼠隔离。于实验前38~42小时皮下注射己烯雌酚0.4~0.6 mg,以促使动物进入动情前期,然后用阴道涂片法选择动情前期动物,以供实验用。

用击打法或脊椎脱臼法处死大白鼠,背位固定后,剖腹,用镊子轻轻拨开附在肠系膜上的脂肪,可见一粉红色的卵巢和与它相连的子宫角,末端是阴道。迅速从卵巢与子宫间剪断,下端在阴道处剪断,取出子宫后将其立即置于盛有乐氏液的玻璃皿中;皿内放少许棉花,将子宫平放在浸湿的棉花上。仔细剥离附着于子宫壁上的结缔组织和脂肪,然后将子宫的两角在其相连处剪开,取出一条子宫角,两端分别用线结扎,以供实验用。

2.注意事项

(1)操作过程中避免过度用力牵拉,以免损伤子宫组织,操作时间越短越好。

(2)根据实验要求亦可选用雌性未孕豚鼠离体子宫标本。

(3)为更好地保护子宫组织,可将其置于低钙且供氧的乐氏液中。

二、蛙或蟾蜍类动物离体标本的制备

(一)蟾蜍坐骨神经干标本的制备

(1)蟾蜍双毁髓术。具体操作流程见第五章第五节蛙和蟾蜍的处死方法相关内容。

(2)剪除躯干上部、内脏、皮肤。用粗剪刀剪除躯干上部、内脏及皮肤,在骶尾关节(骶骨与尾骨连接)水平以上(前)1 cm处用粗剪刀剪断脊柱,将前半躯干、内脏和皮肤一并拉剥弃之(图5-7-2),注意勿损伤坐骨神经,仅保留一段腰骶脊柱及两后肢,并将其放入盛有任氏液的器皿中备用。

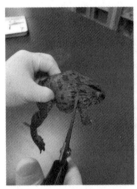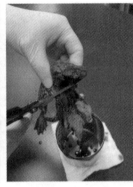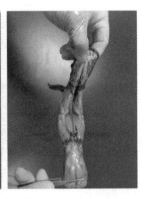

图5-7-2 剪除躯干上部、内脏及皮肤

(3)分离双后肢。用镊子取出标本放在蛙板上,用直手术剪沿脊柱正中线至耻骨联合中央将标本剪为两半,并将其浸放于盛有任氏液的器皿中备用。

(4)游离坐骨神经干。取一个分离的后肢,腹面向上放在蛙板上,用玻璃分针游离坐骨神经腹腔段,并在靠近脊柱处穿线结扎,线头保留约1 cm。然后换至背侧向上,固定标本两端,用玻璃分针沿坐骨神经沟(股二头肌与半膜肌肌间沟)小心分离出坐骨神经的大腿段,用眼科剪剪去神经干上的各细小分支(切忌撕扯),继续向下分离至膝关节处可见有两条分支,内侧为胫神经,外侧为腓神经,沿任一分支(腓神经较浅,易分离)走向继续向下分离至踝部,用线结扎,保留一小段线头(约1 cm),在结扎线的外周端剪断神经。神经干标本全长约大于8 cm,将制备好的坐骨神经干标本浸泡在盛有任氏液的器皿中备用(图5-7-3)。

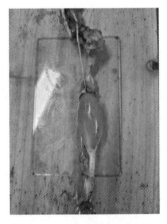

图5-7-3 分离坐骨神经干

（二）制备坐骨神经–腓肠肌标本的制备

1.制备过程

（1）蟾蜍双毁髓术具体操作流程同前，剪除躯干上部、内脏及皮肤（同前），分离两腿（同前）。

（2）剪除躯干上部及内脏。在骶髂关节水平以上1 cm处用粗剪刀剪断脊柱，左手持铁镊子夹紧脊柱断端（骶骨端）并稍向上提起，使蟾蜍的头与内脏自然下垂，右手持大剪刀，沿两侧将蟾蜍的头、前肢和内脏全部剪除并弃置污物桶内（图5-7-4），仅保留后肢、腰背部和脊柱及由它发出的坐骨神经丛（呈灰白色）。

（3）剥皮。左手持大镊子夹住脊柱断端，不要夹住或触及神经，右手捏住其上的皮肤边缘，向下剥掉全部后肢皮肤（图5-7-5），将标本放在盛有任氏液的培养皿中。

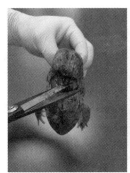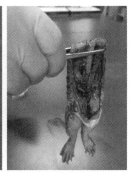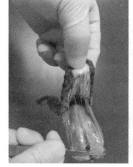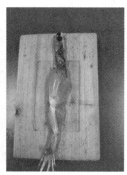

图5-7-4　剪去蟾蜍的头、前肢和内脏　　　　　图5-7-5　剥掉蟾蜍后肢皮肤

（4）清洗手术器械。将手及用过的剪子、镊子、蛙板等全部手术器械用自来水洗净，再进行以下操作。

（5）分离两腿。用镊子从背部夹住脊柱将标本提起，用大剪刀剪去向上突的骶骨（勿损伤坐骨神经），然后沿正中线将脊柱分为两半，并从耻骨联合中央剪开两侧大腿，使两腿完全分离，将两腿浸于盛有任氏液的烧杯中。

（6）游离坐骨神经。取一个后肢，腹面向上，在脚趾部位用大头针或蛙钉将标本固定在蛙板上，沿脊柱侧用玻璃分针分离坐骨神经，然后用玻璃分针轻轻勾起与坐骨神经相连的脊椎骨。再将标本背侧向上固定于蛙板上，用镊子提起梨状肌并剪断，再沿坐骨神经沟（股二头肌与半膜肌之间的裂隙处）分离出大腿部的坐骨神经，并用玻璃分针轻轻勾起坐骨神经干。剪断所有分支，一直游离至腘窝部为止，如图5-7-6（a）所示。

（7）用镊子夹住脊椎骨，将神经搭在腓肠肌上，用剪刀将膝关节周围的大腿肌肉剪除，将膝关节上方的股骨刮干净，暴露股骨并在距膝关节上1 cm处剪断股骨，保留部分即是坐骨神经小腿标本，如图5-7-6（b）所示。

（8）在跟腱处穿线结扎，剪断结扎线以下靠近脚趾端的跟腱。左手提起结扎线，右手用玻璃分针分离腓肠肌至膝关节处，再在膝关节处将小腿其余部分剪掉，即制备出一个具有附着在股骨上的腓肠肌和带有支配腓肠肌的坐骨神经标本，如图5-7-6（c）所示。

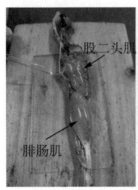
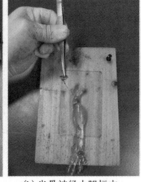
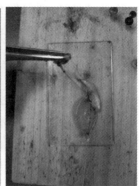

| (a) 蛙后肢标本（腹面） | (b) 坐骨神经小腿标本 | (c) 坐骨神经腓肠标本 |

图 5-7-6　坐骨神经腓肠肌标本的制作

2. 注意事项

（1）捣毁脑脊髓时，要防止蟾蜍皮肤分泌的蟾素射入操作者眼内或污染实验标本。

（2）制备神经-肌肉标本时，不要过度牵拉神经，避免手捏神经或用镊子夹伤神经肌肉，只能用玻璃分针分离神经。

（3）股骨要留长一些，使标本能更好地固定在肌动器上。

（4）制备过程中，应经常滴加任氏液，保持标本的湿润及兴奋性。

（三）蟾蜍坐骨神经-缝匠肌标本的制备

1. 制备过程

（1）先行蟾蜍双毁髓术（同前），剪除躯干上部、内脏及皮肤（同前），分离两腿（同前）。

（2）识别解剖部位。缝匠肌位于蟾蜍股部的腹内侧面，起于耻骨联合，止于胫骨，为一肌纤维平行排列的长条肌肉（图 5-7-7），受坐骨神经的分支支配。此神经起于梨状肌的尾骨侧下面，沿途又向半膜肌、半腱肌等发出分支，并从内大收肌和股内直肌之间穿过，到达股部腹面，在缝匠肌内侧面下 1/3 处进入肌肉。由于该神经在走行途中一再有多个分支，到达缝匠肌时已很纤细，故解剖时需加倍小心，以免伤及神经。

（3）取一侧下肢，腹面向上置于蛙板上。找到梨状肌，将其在尾骨的附着处剪断。小心分离梨状肌下的坐骨神经，认清坐骨神经再次发出的 3 个分支。在分支的中枢端结扎坐骨神经，并在结扎线的

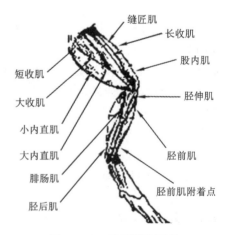

图 5-7-7　蛙后肢腹面观

中枢端以及 3 个分支的外周端剪断坐骨神经。轻轻提起结扎线，仔细地分离这 3 个分支，确认沿途较长的那支，因为此分支是从内直肌和半腱肌之间进入大腿腹面的一支（注意：

此分支为支配缝匠肌的神经)；再将其他两个分支自坐骨神经起始处剪断，将保留的一支神经置于由任氏液湿润的棉球下保护起来。

(4)小心分离后，将支配缝匠肌的神经分支由背侧穿过肌群拉到腹侧(此步骤也可以稍后再操作，先做第5步再做第6步)。

(5)翻转下肢标本，将其背位置于蛙板上，找到缝匠肌。用尖镊子在其胫骨附着点腱膜下开一小孔，穿结扎线。提起结扎线，用手术剪将结扎线外侧的腱膜剪断。

(6)轻轻提起结扎线，用眼科剪沿缝匠肌外侧缘仔细剪开肌膜，直至缝匠肌在耻骨联合的附着处。为保护肌纤维，在附着处剪下少量耻骨。

(7)用玻璃分针将缝匠肌以内侧缘为轴翻转180°，使其内表面向上，即可清楚地看到支配肌肉的神经在其下1/3的内侧缘进入肌肉。随后将肌肉翻正复原，用眼科剪沿内缘由前向后剪开肌膜，留下约2 mm神经进入处的肌膜，以便在下一步操作中保护神经不被牵拉。

(8)用玻璃分针分离大收肌和股内直肌，将其在背面已分离的神经由分离处穿至腹面(此步骤即第4步，可提前操作)。在此过程中将支配其他肌肉的神经分支一一剪断，即可把坐骨神经-缝匠肌分离出来(图5-7-8)，注意勿伤及支配缝匠肌的神经。

(9)用镊子分别夹住耻骨和结扎线。将标本移至盛有任氏液的培养皿里，用锌铜弓检查标本。

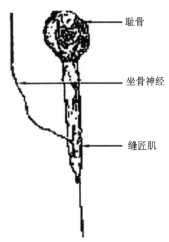

图5-7-8　坐骨神经-缝匠肌标本

耻骨

坐骨神经

缝匠肌

2.注意事项

辨认坐骨神经支配缝匠肌的分支，此分支沿缝匠肌肉表面下1/3的内侧缘处进入肌肉，需小心分离。保护神经避免过度牵拉，防止神经与肌肉离断，是成功分离此标本的关键。

(四)离体蛙心灌流标本的制备

用于离体心脏实验的动物分为冷血动物和温血动物，医学机能学实验中较常用的是冷血动物蛙类的心脏。

1.斯氏(Straub)法制备离体蛙心脏

(1)制备过程。

取牛蛙一只，破坏其脑脊髓后背位固定于蛙板上，左手持手术镊提起胸骨区皮肤，右手持剪刀剪开胸前区皮肤，剪去胸骨(注意使剪刀紧贴胸壁伸入胸腔，勿伤及内脏)，暴露心脏。用眼科镊提起心包膜，右手持眼科剪在心脏收缩时小心将其剪破，使心脏完全暴露出来。仔细识别心脏周围的大血管后，将右主动脉结扎，同时在左主动脉下穿一细线，打一虚结备用。用眼科镊轻提左主动脉，右手用眼科剪在动脉圆锥上方的主动脉上剪一切口，将有任氏液的蛙心插管从切口插入主动脉(图5-7-9)，轻轻向右主动脉方向移动插管，使插管长轴与心脏一致，当插到主动脉圆锥时，再将插管稍向后退，使尖端向动脉圆锥的背部后方及心尖方向推进，于心室收缩时使插管经主动脉瓣插入心室（切忌用力过大和插管过深，以免心壁堵住插管下口）。此时可见插管内任氏液面随蛙心舒缩而上下波动，立即将预先准备好的虚结扎紧，并固定于插管的侧钩上。用吸管吸取蛙心插管内的任氏液及血液，用任氏液冲洗1~2次，然后剪断两主动脉弓。轻提蛙心插管，以抬高心脏，在心脏背面静脉窦与腔静脉交界处用线结扎（注意勿结扎静脉窦），剪断结扎线上的血管，使心脏与蛙体分离。再用任氏液将蛙心插管内血液冲洗数次，直到灌流液无色为止，保持插管内液面高度恒定即可将其固定后备用。

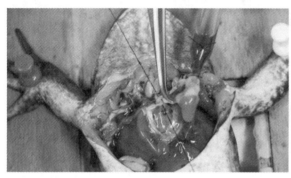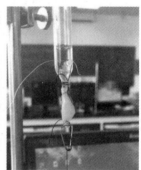

图 5-7-9　斯氏蛙心插管法及装置

（2）注意事项。

1）在左主动脉剪口前，应先将蛙心插管的细端置于动脉球处，与动脉平行后再选择适宜的剪口，以免剪口过高或过低。

2）插好插管的蛙心存放在冰箱内，可供数日使用。

3）保持离体心脏外部湿润。

2. 八木氏法的制备离体蛙心脏

（1）制备过程。

取一只牛蛙，同上法暴露心脏。用眼科镊将一条已被任氏液浸湿的线穿过主动脉下面，用另一条线穿过主动脉下面并尽量向远端结扎。结扎除主动脉及腔静脉外的全部血管后，用镊子提起后腔静脉，用眼科剪在后腔静脉下剪一切口，把预先装有任氏液的八木氏静脉套管从此口插入（图5-7-10）。如插入部位准确，则心脏颜色变浅，此时可继续加入灌流液，将心脏内的余血冲洗干净后，结扎固定静脉套管。再翻正心脏，绕主动脉干穿一条线备用。用眼科剪在左侧主动脉上剪一小口，将蛙心动脉套管沿向心方向插入（尖端不深入动脉圆锥），此时可

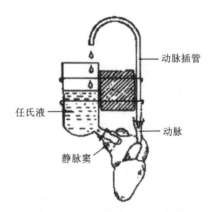

图 5-7-10　八木氏蛙心灌流装置

见套管内有灌流液流出，随即扎紧套管，剪断前后腔静脉和主动脉，使心脏完全离体。将动脉套管与静脉套管合起来，让从动脉流出的液体流入有刻度的静脉套管内，如此就形成

了离体循环系统。用任氏液反复洗换静脉套管内的灌流液，直到灌流液呈无色透明为止。将灌流装置固定在铁支架上，备用。

（2）注意事项。

1）蛙心插管时，勿损伤心肌，尤其是静脉窦。结扎静脉时，线结应尽量靠下，切勿伤及静脉窦（起搏点在该处），以免心脏停搏。

2）注意滴加任氏液于心脏表面，使之保持湿润。

3）蛙心插管内要有 2 mL 任氏液，维持液面恒定，以免影响结果。

4）蛙心夹应一次就夹住心尖，不宜夹多次，以免损伤心脏。

（五）蟾蜍腹直肌标本的制备

1. 制备过程

破坏蟾蜍大脑与脊髓，仰卧位固定于蛙板上，沿腹正中线剪开腹部皮肤，在耻骨上端以镊子分别穿线结扎左、右腹直肌的肌腱，于结扎的下方剪断肌腱。沿腹白线向上剪开（应注意避免剪断腹壁内侧的腹壁静脉），暴露出自剑突至耻骨联合处的左右两条腹直肌，中间可见腹白线。用剪刀沿腹白线将两条腹直肌分开并与两侧腹斜肌分离，分离左、右腹直肌后，再沿腹直肌外缘向上剪开，在每条腹直肌（宽 0.5 cm、长 2~2.5 cm）的两端穿线结扎，并在结扎线上方剪断肌肉。标本制成后，用任氏液洗净，放入置有任氏液的培养皿内，备用。

2. 注意事项

（1）为了避免蟾酥溅入眼内，在破坏蟾蜍的大脑和脊髓时，要先用纱布盖住位于蟾蜍眼睛后方的酥囊，使其不外溅。若不慎溅入眼内，可立即用生理盐水冲洗数次。

（2）沿脊柱中央把左、右后肢剪开时，要居中剪，否则会损伤坐骨神经。

（3）神经分离时需用玻璃分针，分离过程中操作必须精细，避免用金属镊子钳夹神经，并尽量避免过度牵拉。

（4）应扎紧结扎线，以免在实验过程中滑脱。

（5）神经标本要求分离干净，但剪除神经分支时不能损伤坐骨神经主干。

（6）坐骨神经-腓肠肌标本置于任氏液中浸泡 10~15 分钟后再进行实验。应经常用任氏液湿润标本，以保持良好的兴奋性。

（7）制备过程中，不能使动物的皮肤分泌物和血液等沾污神经和肌肉，但也不能用水冲洗神经和肌肉，以免影响组织的功能。

（8）切勿损伤支配腓肠肌的神经分支。

（周寿红 辛敏 庞勇军 宋梦微）

第八节 手术打结与结扎

手术打结是动物实验中常用的技术，结扎是手术操作中的基本技术。在动物实验的止血、缝合过程中常需要结扎，尤其是动静脉插管、气管插管等常用的实验操作，离不开结扎，而结扎的关键在于打结。对初学者来说，首先必须掌握正确的打结方法，学会方结和外科结的打法，避免打成不牢固的假结或滑结。具体的打结方法有器械打结和徒手打结两种，而徒手打结又可根据个人习惯分成单手打结或双手打结。下面分别加以介绍。

一、结的种类

（一）单结

单结是外科结扣的基本组成部分，易松脱、解开，仅用于暂时阻断，如胆囊逆行切除暂时阻断胆囊管，而永久结扎时不能单独使用单结。

（二）方结

方结因其结扎后较为牢固而成为外科手术中最常使用的结扣。它由两个相反方向的单结扣重叠而成，适用于较少的组织或较小的血管以及各种缝合的结扎，在气管插管及静脉插管时也多用此结。

（三）三重结或多重结

三重结或多重结是在完成方结之后再重复一个或多个单结，使结扣更加牢固，适用于较重要的血管、张力较大的组织间缝合后的结扎。使用肠线或化学合成线等易于松脱的线打结时，通常需要打多重结。较大血管的结扎、重要的组织缝合，以及在进行动脉插管时多用此结。

（四）外科结

外科结是在打第一个结时通过结扎线穿绕两次来增加线间的接触面积与摩擦力，以便在打第二个结时不易松动或滑脱。因打此种结扣比较费时，操作复杂，不常用，仅适用于结扎大血管。

（五）假结

假结由同一方向的两个单结组成，结扎后易于滑脱，所以不应采用。

（六）滑结

尽管滑结结扣的构成类似于方结，但是由于操作者在打结拉线时双手用力不均，导致一紧一松，甚至只拉紧一侧线头而用另外一侧线头打结，所以滑结极易松脱，术中尤其要注意避免。

结的种类见图 5-8-1。

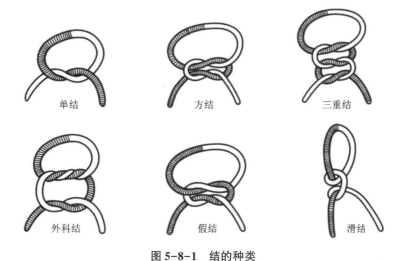

图 5-8-1　结的种类

二、打结方法

(一)单手打结法

单手打结是为最常用的一种打结方法，简便迅速，左、右手均可打结，虽然各人打结习惯不同，但基本动作是一致的。见图 5-8-2。

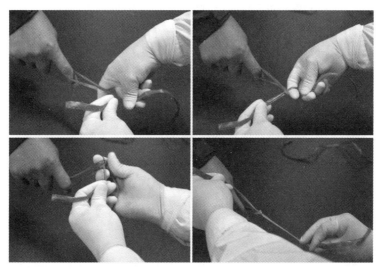

图 5-8-2　单手打结法

(二)双手打结法

双手打结法除用于一般结扎，对深部或组织能力较大的缝合结扎较为方便、可靠。双手打结便于打外科结。

（三）器械打结法

器械打结法是用持针钳或血管钳打结，方便易行，用于深部结扎或线头较短用手打结有困难时，或为节省用线。此法的缺点是缝合有张力时不易扎紧。

三、注意事项

（1）无论用何种方法打结，相邻两个单结的方向必须相反，否则易因打成假结而松动。

（2）打结时，两手用力点和结扎点应在一条直线上，如果三点连线成一定的夹角，在用力拉紧时易使结扎线脱落。在收紧线结时，两手用力要均匀，如果一手紧一手松，则易因打成滑结而滑脱。注意被结扎的组织不能过度牵拉和撕扯，以免损伤周围组织。

（3）深部打结时，因空间狭小而使两手难以同时靠近结扎处，可以在打结后用一只手拉住线的一端，另一线端用另外一只手的食指在近结扣处反向推移，均匀用力收紧结扣。遇到张力较大的组织结扎时，往往在打第一结时第一结扣就已松开，此时可在收紧第一结扣以后，助手用一把无齿镊夹住结扣，待收紧第二结扣时再移除无齿镊。

四、思考题

1. 如何正确捉拿与固定家兔？
2. 实验动物的染料标记法是如何进行的？
3. 实验前为何需对实验动物实施麻醉？
4. 用氨基甲酸乙酯(乌拉坦)溶液麻醉家兔的给药途径有哪些？
5. 麻醉过程中应注意哪些事项？如何判断麻醉的深度？
6. 麻醉过程中实验动物会出现哪些异常情况？如何处理？
7. 如何正确进行小鼠腹腔注射？
8. 实验动物采血时需注意哪些事项？
9. 实验动物的处死原则是什么？
10. 实验过程中出现大出血的原因有哪些？如何处理？
11. 简述蟾蜍坐骨神经-腓肠肌标本的制备。

（周寿红　庞勇军　李鑫　谭兵）

第六章　骨骼肌和神经实验

第一节　蛙坐骨神经–腓肠肌标本的制备

【实验目的】

掌握蛙坐骨神经–腓肠肌标本的制备方法。

【实验原理】

蛙或蟾蜍等两栖类动物的一些基本生命活动及生理功能和哺乳类动物相似，但因其离体组织生活所需的条件比哺乳类动物简单，且易于掌握控制，因此蛙或蟾蜍的离体组织或器官常被用作医学机能学实验中的实验标本，如用蛙的坐骨神经–腓肠肌标本来观察神经肌肉组织的兴奋性、不同刺激频率与肌肉收缩的反应等生理特性。

【实验动物】

蛙或蟾蜍。

【实验材料】

探针、粗剪刀、组织剪、眼科剪、镊子、玻璃分针、蛙钉、蛙板、任氏液、烧杯、滴管、锌铜弓。

【实验步骤】

(1)破坏大脑和脊髓(见第五章第七节)。

(2)剪除躯干上部及内脏。左手提起蟾蜍脊柱，使蛙内脏自然下垂，躯干转折处即为骶髂关节。右手用粗剪刀在骶髂关节前方至少 1 cm 处剪断脊柱，再用组织剪沿脊柱两侧剪开皮肤、肌肉等组织，将蛙的躯干上部及内脏剪除并弃置于污物缸内，仅保留腰骶部脊柱及两后肢，此时在脊柱腹侧两旁即可看见坐骨神经丛。

(3)剥皮。一手用镊子夹住脊柱(注意镊子不要夹住或触及神经)，另一手捏住脊柱断端的皮肤边缘(如果较滑，可用纱布包住蛙皮肤边缘)，向下剥除后肢皮肤。将标本放入盛有任氏液的烧杯中。清洗双手及用过的实验器械。

(4)分离脊柱及两腿。用粗剪刀剪开耻骨联合，避开坐骨神经，沿正中线将脊柱及两侧大腿分开，将分离的两腿浸入盛有任氏液的烧杯中。

(5)游离坐骨神经。取一后肢，腹面向上，用蛙钉将其固定在蛙板上，用玻璃分针沿脊柱轻轻分离坐骨神经，用眼科剪在远离坐骨神经干处逐一剪断神经分支。然后将标本背侧向上，固定，用镊子提起梨状肌并用组织剪剪断，再沿大腿背侧的坐骨神经沟(股二头肌与半膜肌之间的裂隙处)纵向游离出大腿部的坐骨神经至近腘窝部，用眼科剪剪断其所有分支。

(6)制备坐骨神经-小腿标本。用解剖镊夹住脊柱断端，在两节与坐骨神经相连的椎骨下方剪断脊柱。将坐骨神经搭在腓肠肌上，用手术剪剪除大腿肌肉，刮干净股骨并在膝关节上方 1 cm 处用粗剪刀剪断股骨。

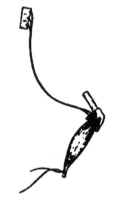

(7)结扎跟腱，完成标本。在跟腱处穿线并结扎，在结扎线下0.5 cm 处剪断跟腱。提起结扎线，分离腓肠肌至膝关节处；提起腓肠肌，在膝关节处将小腿的其余部分剪掉，坐骨神经-腓肠肌标本即制备完成(图 6-1-1)。一手提起跟腱结扎线，一手用镊子夹住坐骨神经脊柱端，使神经处于松弛状态，将制备好的标本放入任氏液中，待稳定 2~3 分钟后取出。

图 6-1-1　坐骨神经-腓肠肌标本界面

(8)检查标本的兴奋性。用上述方法取出标本，用被任氏液润湿后的锌铜弓两臂同时短暂接触坐骨神经，如腓肠肌收缩则说明标本的兴奋性良好。

【注意事项】

(1)标本制备过程中为防止标本干燥，需经常滴加任氏液以维持标本活性。
(2)操作过程中应避免过度牵拉神经或肌肉。
(3)在剪断股骨时，注意保留足够长度的股骨，以利于后续实验中固定标本。
(4)分离神经干时在保证不损伤神经的前提下尽量将周围的组织剥离干净。

【思考题】

简述从用锌铜弓刺激坐骨神经干至腓肠肌收缩这一过程中，包括哪些生理活动。

(郭艳红)

第二节　蛙坐骨神经干刺激频率和强度与骨骼肌收缩的关系

【实验目的】

学习 BL-420 生物机能实验系统和机械—电换能器的使用。观察不同频率刺激对腓肠肌收缩形式的影响，从而理解骨骼肌收缩出现不同形式的机制及其与刺激频率的关系。

【实验原理】

骨骼肌收缩的形式和刺激频率有关，所以改变刺激频率，肌肉会出现单收缩、不完全强直收缩和完全强直收缩三种形式。如果刺激较小，刺激间隔时间大于肌肉收缩全过程的时间，则会出现一连串的单收缩；若逐渐增加刺激频率，两刺激的间隔时间会逐渐缩短，当刺激间隔时间小于缩短期与舒张期之和但大于缩短期时，则后一刺激引起的收缩将落在前一刺激引起的舒张期内，就会出现不完全强直收缩；如果刺激间隔时间进一步缩短，以至于小于收缩的缩短期，则后一刺激引起的收缩将落在前一刺激引起的缩短期内，就会出现完全强直收缩。

【实验动物】

蛙或蟾蜍。

【实验材料】

BL-420 生物机能实验系统、机械—电换能器、蛙类常用手术器械、神经标本屏蔽盒、任氏液、烧杯、滴管等。

【实验步骤与观察项目】

(1)制备坐骨神经-腓肠肌标本，具体流程见第一节。

(2)实验装置连接及标本安放。将标本的坐骨神经干轻放在刺激电极上，使股骨断端置于固定孔内并进行固定，将跟腱结扎线连于机械-电换能器的悬梁臂上；肌肉及悬线均处于垂直状态，悬线松紧适宜，使肌肉处于自然的长度，见图 6-2-1。

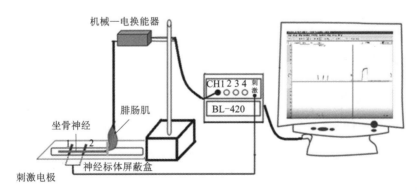

图 6-2-1 刺激频率与骨骼肌收缩形式的实验装置界面

(3)实验观察。

1)启动 BL-420 生物机能实验系统：打开计算机→进入 BL-420 生物机能实验系统→选择"实验项目"→肌肉神经实验→刺激频率与反应的关系→出现"设置参数"对话框→选择"经典"实验，系统即自动发出"经典实验"预设频率的刺激，记录出三组收缩曲线。

2）计算刺激频率：将单收缩曲线扩展至最大，用"区间测量"测量曲线的上升支时间（代表肌肉的缩短期）和整个曲线持续的时间（代表整个收缩过程的时间，包括肌肉的缩短和舒张），计算出要观察到各种收缩形式收缩所需的刺激频率范围。

3）再次打开"设置参数"对话框，选择相应数值填入对话框，直至得到较满意的结果：记录出几个单收缩曲线、一组不完全强直收缩曲线和一组完全强直收缩曲线（图6-2-2）。

【实验结果记录】

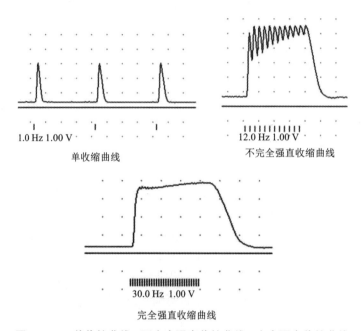

图6-2-2　单收缩曲线、不完全强直收缩曲线、完全强直收缩曲线

【注意事项】

（1）为防止标本疲劳，每次连续刺激的时间不宜过长，两次刺激需要间隔一段时间。

（2）为防止标本干燥，实验过程中需经常给神经和肌肉滴加任氏液，但刺激电极上不能存留过多水分，以免电极间短路。

（3）确保神经干与刺激电极接触良好。

【思考题】

（1）刺激频率增加时，肌肉的收缩形式有什么变化？为什么？

（2）如果用锌铜弓检查标本的兴奋性正常，但在BL-420生物机能实验系统中进入经典实验时却未能记录到单收缩曲线，有哪些可能的原因？

（郭艳红）

第三节　蛙坐骨神经干动作电位的引导、阈强度与动作电位产生的关系

【实验目的】

学习制备离体神经干标本；学习电生理实验的基本方法；引导并测量细胞外记录的神经干复合动作电位；观察刺激强度与动作电位之间的关系；加深对阈强度（阈值）、阈刺激、阈上刺激、阈下刺激、兴奋性等概念的理解；理解动作电位"全或无"的特点。

【实验原理】

细胞在静息电位基础上接受有效刺激后产生的一个迅速的可向远处传播的膜电位波动，称为动作电位。可兴奋细胞（如神经细胞、肌细胞和腺细胞）对刺激的兴奋反应，首先表现为产生动作电位。本实验采用细胞外记录方法引导神经干的复合动作电位，将神经干标本置于电极表面，利用两个刺激电极在神经干一端给予电刺激，引起神经干兴奋。当兴奋依次通过神经干另一端的两个引导电极时，可记录到两个方向相反的电位偏转波形，即双相动作电位。如果两个引导电极之间的神经干受损，兴奋则只能传至第一个引导电位，而不能传至第二个引导电位，此时只能记录到一个单相的动作电位。

阈强度，又称为阈值，是指当刺激的持续时间和强度-时间变化率固定不变时，刚能引起组织兴奋所需的最小刺激强度。它是衡量组织兴奋性高低的指标。刺激强度刚好等于阈强度的刺激称为阈刺激，刺激强度大于阈强度的刺激称为阈上刺激，刺激强度小于阈强度的刺激称为阈下刺激，单根神经纤维对刺激发生兴奋反应是"全或无"式的，即阈下刺激不会导致动作电位爆发，阈刺激可引起动作电位爆发，而阈上刺激则不会导致动作电位的幅度随刺激的增强而增大。

本实验中使用的标本坐骨神经是复合神经干，含有数量众多的神经纤维。由于组成神经干的各条神经纤维的兴奋性高低不同，故阈强度也大小不一。当给予阈下刺激时，由于刺激强度太小，不能引起神经干中的任何一条神经纤维兴奋，因此不会引起任何幅度的动作电位。当刺激强度增大到刚能引起神经干中部分兴奋性最高的神经纤维兴奋时，则会出现实验条件下可分辨的最小电位，此时的刺激强度即为神经干的阈刺激。刺激强度大于阈强度后，在一定范围内，随刺激的增强，越来越多的神经纤维逐渐产生动作电位，神经干复合动作电位的幅度也相应增大。当刺激强度增大到某一值时，神经干中全部神经纤维都已兴奋，神经干复合动作电位的幅度已达其最大值，此后即使再增大刺激强度，动作电位的幅度也不会再增大，这种刚好能使神经干产生最大动作电位的最小刺激强度称为最适强度。

【实验动物】

蛙或蟾蜍。

【实验材料】

蛙类手术器械、烧杯、滴管、任氏液、电子计算机、BL-420F生物机能实验系统、神经标本屏蔽盒等。

【实验步骤与观察项目】

1. 制备坐骨神经干标本

破坏大脑和脊髓,剪除头胸部、上肢和内脏,剥皮,分离两腿,游离坐骨神经。将坐骨神经游离至近腘窝处,如遇到神经分支,在远离神经干处用眼科剪剪断。(若坐骨神经干长度较短,也可再向下继续分离出腓神经或胫神经。)用线分别在神经干的脊柱端(即中枢端)和外周端结扎,在结扎处用眼科剪剪断神经,然后提起两端结扎线,将制备好的神经干标本浸入任氏液中,备用。

2. 连接实验装置

用导线连接神经标本屏蔽盒与BL-420F生物机能实验系统。其中电极1、2为一对刺激电极,与刺激输出相连;电极3为接地电极;电极4、5为一对引导电极,与通道1(CH1)相连(图6-3-1)。

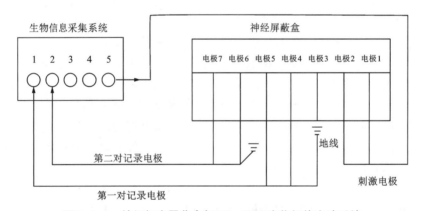

图6-3-1　神经标本屏蔽盒与BL-420F生物机能实验系统

3. 安放神经干标本

将已制备好的神经干标本安放在屏蔽盒内的电极上。注意应将神经干的脊柱端(中枢端)安放在刺激电极上,将外周端安放在引导电极上,同时保证神经干与各电极良好接触,并用任氏液湿润神经干标本。

4. 观察实验项目

(1)神经干双相动作电位的引导。

启动BL-420F生物机能实验系统→选择"实验项目"→肌肉神经实验→神经干动作电位的引导。当点击"神经干动作电位的引导"功能按钮时,系统将自动输出一个适宜强度的电脉冲,利用刺激电极刺激神经干,即可记录到一个双相动作电位波形。如果点击"灵敏度"和"扫描速度"按钮后，再点击"刺激"按钮，亦可调节此双相动作电位波形的幅度和宽度。仔细观察该动作电位的波形，辨认动作电位的第一时相和第二时相(一般情况下，还可辨认刺激伪迹和潜伏期)，点击"暂停"按钮后，再点击"区间测量"按钮，测量动作电位时程。

(2)阈强度与动作电位产生的关系。

启动 BL-420F 生物机能实验系统→选择"实验项目"→肌肉神经实验→阈强度与动作电位关系。调节背景格线类型，单击"刺激参数调节区"按钮，将"延时"改为 0.05 ms，减小"强度 1"至 0.2 V，"增量"改为 0.02 V，选择"程控"，即可按上述参数自动给坐骨神经干一串强度逐渐增大的电刺激。当刺激强度较小时，不产生动作电位；随着刺激强度增大，开始出现动作电位，且刺激强度越大动作电位的幅度也越大。注意观察动作电位幅度的改变，当动作电位幅度不再增大时，即可停止实验。

(3)神经干单相动作电位的引导。

在观察到神经干双相动作电位的基础上，用镊子在两个引导电极(即电极 4、5)之间将神经干夹伤(注意要保持神经干在电极上的位置不变)，再点击"刺激"按钮，可记录到一个方向的电位偏转波形，即单相动作电位。

【实验结果记录】

1. 神经干双相动作电位的引导

剪辑、打印神经干双相动作电位图形，标记出动作电位的第一时相、第二时相、刺激伪迹，记录动作电位时程。

2. 阈强度与动作电位产生的关系

剪辑、打印动作电位图形，并标记出阈强度(即刚出现肉眼能辨认出的最小动作电位时，所对应的刺激强度)、最大刺激强度或称最适强度(即刚能使神经干产生最大动作电位时，所对应的最小刺激强度)。

3. 神经干单相动作电位的引导

剪辑、打印单相动作电位图形，观察并比较其与双相动作电位图形的区别。

【注意事项】

(1)用玻璃分针分离神经干时，应尽量将其周围组织分离干净。

(2)制备标本过程中应注意保护标本，避免过度牵拉神经干，切忌用手或金属器械夹持神经干。

(3)实验过程中应注意经常给神经干滴加任氏液，以保持神经干的湿润；但应吸去屏蔽盒内多余的任氏液，以防电极间短路。

【思考题】

(1)什么是刺激伪迹？为什么会出现刺激伪迹？

(2)为什么本实验记录到的动作电位图形是双相的，而与理论课上所学的动作电位不同？

（3）为什么本实验记录到的动作电位的幅度会在一定范围内随着刺激强度的增大而增大？这和动作电位的"全或无"的特点矛盾吗？为什么？

（黄文君）

第四节　蛙坐骨神经干神经冲动传导速度的测定及局部麻醉药对神经冲动传导的阻滞作用

【实验目的】

学习测定神经干动作电位传导速度的方法，加深对兴奋传导的理解。了解局麻药对神经冲动传导的阻滞作用。

【实验原理】

将神经干标本置于电极表面，利用两个刺激电极在神经干一端给予电刺激，引起神经干兴奋。当兴奋依次通过神经干另一端的第一和第二对引导电极时，可分别记录到两个双相动作电位。这两对引导电极之间的距离，就是神经冲动在神经干上实际传导的距离；而两个双相动作电位出现的时间差，则是神经冲动在这段距离传导时所需要的时间。根据公式速度(v)＝距离(s)÷时间(t)，即可计算出传导速度。利用局部麻醉药普鲁卡因暂时阻断神经细胞膜钠离子内流，从而影响神经冲动的传导速度。

【实验动物】

蛙或蟾蜍。

【实验材料】

蛙类手术器械、烧杯、滴管、任氏液、1%普鲁卡因溶液、电子计算机、BL-420F生物机能实验系统、神经标本屏蔽盒等。

【实验步骤与观察项目】

1. 制备坐骨神经干标本
同第六章第三节。

2. 连接实验装置
用导线连接神经标本屏蔽盒与BL-420F生物机能实验系统。其中电极1、2为一对刺激电极，与刺激输出相连；电极3为接地电极；电极4、5为第一对引导电极，与通道1（CH1）相连；电极6、7为第二对引导电极，与通道2（CH2）相连（图6-3-1）。

3. 安放神经干标本
将已制备好的神经干标本安放在屏蔽盒内的电极上。注意应将神经干的脊柱端（中枢端）安放在刺激电极上，将外周端安放在引导电极上，同时保证神经干与各电极良好接触，并用任氏液湿润神经干标本。

4.观察实验项目

(1)神经冲动传导速度的测定。

启动 BL-420F 生物机能实验系统→选择"实验项目"→肌肉神经实验→神经干兴奋传导速度测定。输入两对传导电极的第一个电极(即电极 4 和电极 6)之间的距离"s",单击"确定"按钮,即可见通道 1 和通道 2 内各引导出一个动作电位图形,识别各自的刺激伪迹、动作电位的第一相和第二相。为方便识别,可将两个通道的信号分别选用不同的前景色。单击"暂停"按钮后,在通道 1 内单击右键,在弹出的对话框内选择"比较显示",此时,通道 2 的动作电位图形出现在通道 1,即在同一窗口内同时显示两对引导电极引导出的动作电位图形。点击"区间测量"按钮,测量出两个动作电位第一时相最高峰之间的时间差"t"。根据速度公式:$v = s/t$(注意统一单位),计算出该神经干神经冲动的传导速度(m/s)。

(2)局麻药对神经冲动传导的阻滞作用。

吸取局麻药 1% 普鲁卡因溶液,滴加 1 滴在位于电极 5 和电极 6 之间的神经干上,即第一对引导电极和第二对引导电极之间,3~5 分钟后再重复记录神经干动作电位并测量计算其传导速度,并与正常传导速度比较。

(3)神经干损伤对神经传导的影响。

在电极 4 和电极 5 地线之间夹捏损伤,再重复记录神经干动作电位并测量计算其传导速度。

【实验结果记录】

选择"比较显示",把两对引导电极引导出的动作电位图形显示在同一窗口内,剪辑、打印,并将结果记录在表 6-4-1 中。

表 6-4-1 神经干神经冲动传导速度的测定及局麻药的阻滞作用

实验条件	距离/mm	时间/ms	传导速度/(m·s⁻¹)
正常情况下			
滴加 1% 普鲁卡因溶液后			
损伤神经干后			

【注意事项】

同第六章第三节。

【思考题】

(1)请分析各组实验结果出现差异的可能原因。

(2)如果在 BL-420F 生物机能实验系统的通道 1 引导出了动作电位图形,但是在通道

2 却没有引导出动作电位的图形,可能的原因有哪些?

(3) 比较滴加局部麻醉药普鲁卡因前后神经冲动传导速度的变化,并分析其原因。

(黄文君)

第五节　刺激强度和刺激频率与人体肌肉反应的关系

【实验目的】

学习生物机能实验系统中神经-肌肉实验的电刺激方法及肌肉收缩的记录方法;观察受不同强度刺激时肌肉的反应;理解阈强度(阈值)、阈刺激、阈下刺激、阈上刺激、最适刺激等概念;观察受不同频率刺激时肌肉收缩形式的变化;理解骨骼肌几种收缩形式的特征及其产生条件。

【实验原理】

人体骨骼肌受神经系统的支配,当神经受到刺激产生神经冲动时,会经神经-肌接头将兴奋传到骨骼肌,骨骼肌最终出现收缩活动。刺激强度和刺激频率的改变都将影响骨骼肌的收缩反应。

1.刺激强度与人体肌肉收缩的关系

刺激的三要素为刺激强度、刺激持续的时间和强度-时间变化率。在保持后两个因素不变,逐渐增大刺激强度时,可观察和记录到刚能引起肌肉产生最小收缩时的刺激强度即为阈强度,具有阈强度的刺激称为阈刺激,小于阈强度的刺激称为阈下刺激,大于阈强度的刺激称为阈上刺激。在一定范围内,随着阈上刺激强度增大,被兴奋的肌纤维越来越多,肌肉收缩幅度(或张力)逐渐增大;当刺激强度增大到一定水平时,所有的肌纤维都已经兴奋,肌肉收缩幅度将达到最大;此后,若再继续增大刺激强度,肌肉收缩幅度不再继续增大。一般将能引起肌肉产生最大收缩幅度的最小强度的刺激称为最适刺激。

2.刺激频率与人体肌肉收缩的关系

肌肉受到一次有效单刺激,爆发一次动作电位,引起一次单收缩。单收缩时程包括潜伏期、收缩期、舒张期。若给予神经连续一串有效刺激,使相邻两次刺激间隔的时间小于该肌肉收缩的总时程,则可出现收缩总和,称为复合收缩。复合收缩有以下两种情况:若后一次刺激落在前一次刺激引起的肌肉收缩的舒张期内,肌肉尚未完全舒张就又产生新的收缩,则呈现为锯齿状的收缩波形,称之为不完全强直收缩;若后一次刺激落在前一次刺激引起的肌肉收缩的收缩期内,肌肉尚未开始舒张就又产生新的收缩,则呈现为持续收缩波形,称之为完全强直收缩。

【受试对象】

成年受试者。

【实验材料】

BL-420N生物机能实验系统、指力传感器、人体刺激器、刺激电极、75％医用酒精、生理盐水。

【实验步骤与观察项目】

1. 准备工作

（1）连接设备：指力传感器与BL-420N生物机能实验系统的CH1通道相连；刺激电极与人体刺激器连接后，将人体刺激器与BL-420N生物机能实验系统的刺激输出口相连（图6-5-1）。

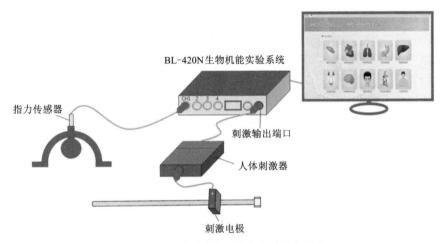

图6-5-1 人体神经-肌肉实验设备连接

（2）安放刺激电极：被测者取坐位，安静、放松，将被测手臂自然放在桌面上，手心朝上。为了保证电极导电良好，用棉签蘸取少量75％医用酒精擦拭前臂皮肤，以不出现水珠流淌为宜；用棉签蘸取少量生理盐水涂抹在刺激电极片上。被测者用另一只手拿稳刺激电极，将刺激电极正极朝向近心端、负极朝向远心端，沿被测前臂长轴方向置于距离腕横纹不超过6 cm的正中神经体表投影部位。长按刺激电极的电源键将其打开。

（3）寻找正中神经的最佳刺激位置：打开计算机→双击桌面"HPS-102人体生理实验系统"图标启动软件→神经肌肉实验→刺激强度与人体肌肉反应的关系，设置刺激强度为4 mA，单击"启动刺激"按钮，观察被测者手指收缩反应，并询问其感受。若手指未出现收缩反应，可微调刺激电极安放位置或将刺激强度增大至6~8 mA，单击"启动刺激"按钮，当观察到手指出现明显的收缩反应，且被测者无不适感或不适感较低，表明此时电极安放部位为正中神经的最佳刺激位置。扣紧刺激电极绑带，使刺激电极片不发生移动。

（4）调节指力传感器：将指力传感器吸附、固定在实验桌面上。被测手掌穿过指力传感器，手握球左右旋转以调节传感器感应片朝向，另一只手拧松支架顶端旋钮以调节传感器感应片高度。

2. 确定阈强度

(1)设置刺激强度为 1 mA，强度增量为 1 mA，单击"启动刺激"按钮，观察实验波形，直到出现第一个肌肉收缩反应的波形，记录此时的刺激强度为 X mA。

(2)设置刺激强度为 $X-1$ mA 以回到阈下刺激，减小刺激强度增量在 $0.2\sim0.5$ mA 之间。重复单击"启动刺激"按钮，直至出现第一个微弱的肌肉收缩反应波形，再继续单击"启动刺激"按钮两次并观察收缩幅度是否有增加，若有，将"阈强度"标签添加在第一个肌肉收缩反应的刺激强度旁。

3. 观察刺激强度改变时肌肉收缩形式的变化

设置刺激强度为阈强度 1 mA，强度增量为 0.5 mA。重复单击"启动刺激"按钮，观察波形变化：随着刺激强度的增大，肌肉收缩反应从无到有，到收缩幅度不断增大，直至最大。当记录到 $3\sim5$ 个不再随刺激强度增大而增大的波形时，表明肌肉达到最大收缩，停止刺激，将"最适刺激强度"标签添加在第一个肌肉最大收缩反应的刺激强度旁。停止实验，保存结果。

4. 观察刺激频率改变时肌肉收缩形式的变化

双击计算机桌面"HPS-102 人体生理实验系统"图标启动软件→神经肌肉实验→刺激频率与人体肌肉反应的关系，设置刺激强度为最适刺激强度或最适刺激强度+1~3 mA，刺激频率为 1Hz，脉冲个数为 $1\sim3$ 个，频率增量为 $1\sim5$ Hz，个数增量为 $1\sim3$ 个，重复单击"启动刺激"按钮，观察实验波形的变化：频率较小时的单刺激引起单收缩，刺激频率稍大时引起的锯齿状收缩波(不完全强直收缩)，以及频率更大时引起的比单收缩强数倍的平滑收缩(完全强直收缩)。当观察到出现完全强直收缩波形时，停止刺激。停止实验，保存结果。

5. 打开、反演实验文档，截图，测量、分析实验数据

刺激强度和刺激频率与人体肌肉反应的关系实验流程见图 6-5-2。

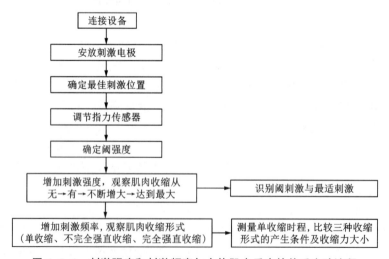

图 6-5-2 刺激强度和刺激频率与人体肌肉反应的关系实验流程

【实验结果记录】

结果记录见表6-5-1、表6-5-2和表6-5-3。

表 6-5-1　阈刺激与最适刺激的比较

	刺激强度/mA	肌肉收缩力/g
阈刺激		
最适刺激		

表 6-5-2　单收缩时程

时期	时长/ms
潜伏期	
收缩期	
舒张期	

表 6-5-3　骨骼肌三种收缩形式的比较

肌肉收缩形式	刺激间隔时间/ms	刺激频率范围/Hz	肌肉收缩力/g
单收缩			
不完全强直收缩			
完全强直收缩			

【注意事项】

(1)本实验以下人群禁忌：安装心脏起搏器者、周围神经病变患者、心脏疾病患者、出血或有血栓性栓塞危险患者、癫痫患者、孕妇。

(2)实验过程中，被测者切勿佩戴手表、戒指、手链等金属物品，并保持安静、身心放松。

(3)为了使电极和皮肤表面接触良好，安放电极时应施加中等程度的压力。

(4)电刺激会使人产生一定的疼痛或不适感，因此应提前告知被测者以增强心理准备，并且应逐渐增大刺激强度，使被测者有个适应过程。若被测者确实感觉很不舒服，应立即停止实验，并向老师报告。

【思考题】

(1)如何区分阈下刺激、阈刺激、阈上刺激和最适刺激？

(2)当刺激强度线性增大时，肌肉收缩波形的幅度如何变化？为什么？

(3)在肌肉收缩的潜伏期、收缩期和舒张期各产生了哪些生理活动？

(4)当刺激频率增加时，动作电位是否会发生叠加？为什么？肌肉收缩是否会发生叠加？为什么？

（5）骨骼肌发生完全强直收缩与单收缩时两者的收缩力有何差别？对人体有何生理意义？

（辛敏）

第六节 人体神经传导速度的测定

【实验目的】

学习神经-肌肉实验的电刺激方法、神经肌肉复合动作电位的记录方法；掌握人体尺神经传导速度的测定方法。

【实验原理】

运动神经传导速度（motor nerve conduction velocity，MCV）的测定是进行神经电图常规无损检测的一项诊断技术，可用于评定运动神经传导功能。在本实验中，采用表面刺激电极刺激肘部和腕部尺神经，记录尺神经支配的小指展肌复合肌肉动作电位（compound muscle action potential，CMAP）。由于刺激肘部引起反应的潜伏期比刺激腕部引起反应的潜伏期长，通过潜伏期差值和两处刺激位置的距离即可计算出尺神经的传导速度。

神经纤维具有高度兴奋性和传导性，外界刺激（如电流）可引起神经冲动，使肌肉收缩。通过表面刺激电极在尺神经的不同位置先后给予适当的刺激，测量两个刺激点间的距离以及潜伏期差。见图 6-6-1 和公式（6-1）。

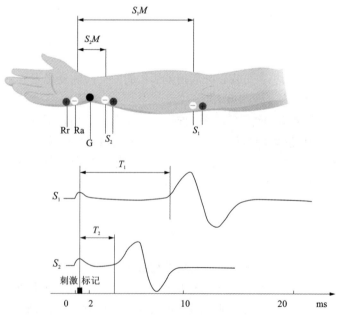

图 6-6-1　两个刺激点间的距离示意图

$$MCV = \frac{(S_1M - S_2M)}{(T_1 - T_2)} \tag{6-1}$$

式中，MCV 代表运动神经传导速度；S_1M 代表近心端刺激点 S_1 到记录电极 Ra 处的距离；S_2M 代表远心端刺激点 S_2 到记录电极 Ra 处的距离；T_1 代表近心端潜伏期；T_2 代表远心端潜伏期。

【受试对象】

成年受试者。

【实验材料】

BL-420N 生物机能实验系统、人体神经肌肉刺激器、刺激电极、信号输入线、电极片、软尺、70%医用酒精、生理盐水（或导电膏）。

【实验步骤与观察项目】

1. 连接设备

（1）连接信号输入线：将信号输入线接入 BL-420N 生物机能实验系统 CH1 通道，另一端的纽扣式接口与电极片连接。

（2）连接隔离刺激器：将隔离刺激器接入 BL-420N 生物机能实验系统刺激输出口。

（3）连接刺激输出电极：将刺激输出电极接入隔离刺激器。见图 6-6-2。

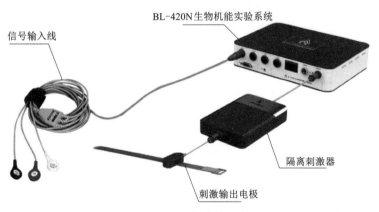

图 6-6-2　设备连接示意图

2. 受试者准备

（1）基本准备：室温保持在 24℃ 以上。受试者身心放松，安静坐好，手臂自然放在桌上，取下所佩戴的手表、戒指、手链、手镯等金属物品并熟悉实验过程。

（2）皮肤处理：受试者手心朝上，用棉签蘸取少量 75% 医用酒精擦拭前臂皮肤，蘸取的酒精量应以擦拭皮肤时不会以水珠形式流淌为宜，目的是擦掉皮肤上的油脂、污物及皮肤碎屑，减小基线飘移，以免阻抗太大影响波形记录，擦拭皮肤位置见表 6-6-1 和图 6-6-3。

表 6-6-1　75%酒精处理皮肤的位置

记录电极	电极安放位置
参考电极-Rr	Rr：小指基底部指关节处肌腱
主极电极-Ra	Ra：小指展肌肌腹
接地电极-G	G：手腕尺侧腕横纹处皮肤
腕部尺神经干—远心端刺激点 S_2 处	S_2：腕部尺神经干体表投影部位
肘部尺神经干—远心端刺激点 S_1 处	S_1：肘部尺神经沟体表投影部位

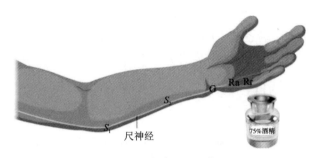

图 6-6-3　皮肤处理示意图

（3）电极片处理和安放：电极片用于记录肌电。撕开电极片表面的保护膜，将电极片粘贴在受试者皮肤上。粘贴位置见表 6-6-2 和图 6-6-4。

表 6-6-2　电极片的安放

记录电极	电极安放位置
参考电极-Rr	置于小指基底部指关节处肌腱处
主极电极-Ra	置于小指展肌肌腹，即腕横纹和第五掌指关节连线中点小鱼际肌最隆起处
接地电极-G	置于手腕尺侧腕横纹处皮肤

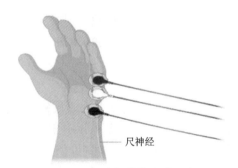

图 6-6-4　电极片的安放示意图

3. 刺激电极处理

清洁刺激电极片正负极，并用棉签蘸取少量生理盐水，涂抹于刺激电极片上。生理盐水是用于增强皮肤导电性，涂抹于电极片上的生理盐水应刚好覆盖电极接触面。

4. 开始实验

准备工作做好之后，就可以正式开始实验。

5. 开启刺激电极

长按刺激电极上部电源键，听到"嘀"声后松开，待刺激器主机指示灯显示绿色常亮，则表示刺激器打开了。

【观察项目】

1. 观察刺激腕部尺神经引起的肌电

（1）安放刺激电极：让受试者用另一只手拿稳刺激电极，将刺激电极沿前臂长轴方向置于腕部尺神经干处，但先不要将绑带扣紧（刺激电极片应避免放置于伤口或瘢痕处、接近伤口缝合处及脂肪组织堆积处，且不要放置在颈部前方、横跨或穿越胸廓）。建议刺激电极负极安放位置距离腕横纹 4~7 cm，以减少潜伏期测量误差。见图 6-6-5、图 6-6-6。

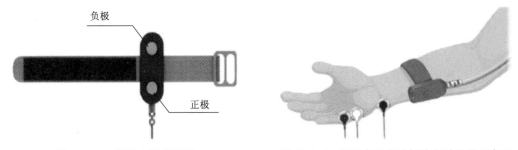

图 6-6-5　刺激电极背面图　　　　　图 6-6-6　刺激电极在腕部的安放位置示意图

（2）寻找腕部最佳尺神经刺激位置：设置刺激强度为 4 mA，刺激脉宽为 0.3 ms，单击"启动刺激"按钮。观察受试者小指展肌反应和波形，同时询问受试者感受。若刺激后记录不到反应，微微移动刺激电极安放位置或逐渐增大刺激强度直至观察到明显的复合肌肉动作电位波形，且受试者未有不适感或不适感较轻，表明此时电极安放在腕部最佳尺神经刺激位置。

（3）寻找最适刺激强度：一旦找到安放电极的最佳位置，固定刺激电极不发生位移，让另一位同学帮忙扣紧刺激电极绑带，逐渐单击"启动刺激"按钮，刺激强度以每次 2 mA 递增，记录反应，直到反应不再增强或 20 mA 为止。刺激强度的大小应以记录到的生物电信号波形适于观察，并尽量减轻受试者的不适感为前提，如果刺激强度已很大但仍不能得到满意的信号时，可增大刺激脉宽，以穿透较厚的皮下组织和兴奋位置较深的神经，降低受试者因刺激强度过大可能造成的不适感。停止刺激，去除刺激电极，用笔在刚才刺激电极负极安放位置的皮肤处进行标记。

2. 观察刺激肘部尺神经引起的肌电

(1)安放刺激电极：让受试者用另一只手拿稳刺激电极，将刺激电极沿前臂长轴方向置于肘部尺神经干处，但先不要扣紧绑带。肘部神经位置较深，安放刺激电极时，应对电极施加中等程度的压力。见图6-6-7。

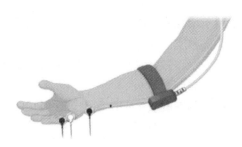

图6-6-7　刺激电极在肘部的安放位置示意图

(2)寻找肘部最佳尺神经刺激位置：设置刺激强度为4 mA，刺激脉宽为0.3 ms，单击"启动刺激"按钮。观察受试者小指展肌反应和波形，同时询问受试者感受。若刺激后记录不到反应，微微移动刺激电极安放位置或逐渐增大刺激强度，直至观察到波形上出现明显的复合肌肉动作电位波形，且受试者未有不适感或不适感较低，表明此时电极安放在肘部最佳尺神经刺激位置。

(3)寻找最适刺激强度：一旦找到肘部安放电极的最佳位置，固定刺激电极不发生位移，让另一位同学帮忙扣紧刺激电极绑带，在软件上设置刺激强度增量为1~2 mA，设置完成后使用鼠标左键重复单击"启动刺激"按钮，记录反应，直到反应不再增强或20 mA为止。若增大刺激强度到15~20 mA时仍无明显波形，可增大刺激脉宽，建议刺激脉宽范围在0.2~0.5 ms，刺激强度或刺激脉宽增大的过程中可能会导致受试者产生刺痛或麻痛感，实验过程中应多注意和询问受试者感受。停止刺激，取下受试者手臂上的刺激电极，断开受试者与刺激电极的连接，用笔在刚才刺激电极负极安放位置的皮肤处进行标记。

3. 测量和分析

(1)打开双视：将鼠标移动到左右视分隔条上，当鼠标变为标有左右箭头的双竖线时，按住鼠标左键向右拖动至中央位置松开左键，双视打开。

(2)截取波形：先在"波形测量区"视图中单击"截图"按钮，然后在左视中选择目标波形段(所选择的波形应分别包含刺激腕部和肘部尺神经引起的肌电波形)，使截取的波形段自动进入"选择波形列表"和"波形测量区"视图中。

(3)数据测量。

1)测量和记录距离：使用软尺测量两个标记间的距离，并将测量的距离输入软件"数据测量结果表格"视图对应单元格中。

2)测量潜伏期：以测量"肘部潜伏期"为例，鼠标左键单击"数据测量结果表格"中的"肘部潜伏期"单元格，移动鼠标到"波形测量区"视图，在刺激标记处单击鼠标左键选择测量起点，在肌电波形开始偏离基线处单击鼠标左键确定测量终点，潜伏期的测量结果会自动记录在"数据测量结果表格"视图对应单元格中。以同样的方式测量"腕部潜伏期"。

【实验结果记录】

在"数据测量结果表格"中显示出距离潜伏期后，则可以计算出神经传导速度。计算方法参见公式(6-1)。

【注意事项】

(1)因温度对神经传导速度的影响较大,故受试者肢体温度低的时候,应先予以升温。

(2)神经传导速度不仅受神经损伤的影响,也受受试者年龄、性别等的影响。

(3)有周围神经病变症状或体征者、出血或有血栓性栓塞危险病患者、安装心脏起搏器者、一般心脏病患者、感觉缺失病患者、癫痫病患者、孕妇不能作为受试者进行该实验,肥胖者不建议作为受试者进行该实验。

(4)安放刺激电极时,应对电极施加中等程度的压力,使电极和皮肤表面接触良好。

(5)电刺激会使人产生一定的疼痛感,因此在实验过程中,一方面应预先告知受试者以增强心理准备,另一方面应逐渐增大刺激强度,使受试者有一定的适应过程。

【思考题】

(1)随着刺激强度的增大,动作电位的幅度有何变化?

(2)什么是刺激伪迹,是怎样发生的?怎样鉴别刺激伪迹?

(闫建国)

第七节　握力与人体肌电的关系

【实验目的】

学习人体手部握力和前臂肌肉表面肌电信号的记录方法;分析人体手部握力大小与前臂肌肉表面肌电信号的相关性。

【实验原理】

握力主要反映人体的前臂、手腕、手掌等部肌肉力量。表面肌电信号是一种无创的评价肌肉活动的检测方法。正常的肌肉在完全松弛的情况下不出现电活动,在记录仪上仅描出一条平稳的基线。参与活动的运动单位和肌纤维愈多,收缩愈强,肌电频率和肌电图振幅也愈大。通过对肌电图的研究,可以了解肌肉收缩速度和力量状况,本实验采用受试者的最大自主收缩力(maximum volunteer contraction, MVC)作为标准的最大握力,最大自主等长收缩(maximal voluntary isometric contraction, MVIC)状态下的肌电信号值称为最大自主收缩肌电(maximal voluntary electrical activation, MVE)。本实验设计四种不同等级的握力,观察其对前臂肌肉表面肌电信号的影响,分析它们之间的相互关系。

【受试对象】

成年受试者。

【实验器材和用品】

BL-420N 生物机能实验系统、握力传感器、信号输入线、电极片、75%医用酒精。

【实验步骤和观察项目】

1. 连接实验装置

将握力传感器接入 BL-420N 生物机能实验系统 CH1 通道，将信号输入线端接入 CH2 通道，另一端的纽扣式接口与电极片连接。

2. 受试者准备及电极安放

受试者身心放松，安静坐好，手臂自然放在桌上，手心朝上，取下可能对电信号有干扰的金属物品。为保证导电良好，用酒精棉签擦拭前臂桡侧腕长伸肌体表处皮肤。撕开电极片表面的保护膜，将连接信号输入线正极和负极的引导电极片沿着桡侧腕长伸肌的纵行方向固定，两电极间的距离约 2 cm。在距离引导电极稍远处(同侧肢体肌肉分布较少的部位)粘贴接地电极。

3. 记录放松时的握力与肌电

在 CH1 通道中单击鼠标右键，选择"拾取零值"，再单击鼠标左键，让波形回到基线。让受试者背部倚靠椅子，全身放松，手臂自然放在桌上，手臂肌肉完全放松不收缩，测试手臂的手轻握握力传感器，但不对握力传感器施加任何力，持续 3~5 秒。在波形旁添加"放松"标签。单击"暂停"按钮，暂停波形记录。

4. 记录最大握力与肌电

(1)记录 MVC 波形：鼠标左键单击"开始"按钮。受试者保持姿势不变，测试手臂由弱到强缓慢增加握力，直到达到最大握力，保持最大握力 4~5 秒后松手，反复 3 次，每次动作结束休息 30~60 秒，再进行下一次动作。在波形旁添加"100%MVC"标签。单击"暂停"按钮，暂停波形记录。

(2)确定和测量最大握力：打开双视，缩短左视区记录的波形，在记录握力的 CH1 通道测量三段波形曲线波幅，找到并确定最大握力。

5. 记录不同等级的握力与肌电

(1)记录出 20%、40%、60%和 80%MVC 四种等级的肌电波形：鼠标左键单击"开始"按钮。受试者保持做最大握力时的姿势不变，测试手臂由弱到强缓慢增加握力，直到达到最大握力的 20%，保持 20%MVC 4~5 秒后松手。在波形旁添加"20%MVC"标签。单击"暂停"按钮，暂停波形记录。同样方法记录 40%、60%、80%的 MVC 波形并在波形旁添加对应的标签。

(2)打开双视，截取波形：先在"波形测量区"视图中单击"截图"按钮，然后在左视中同时选择 CH1 和 CH2 两个通道中一段从开始增大至达到 20%MVC 时的握力和肌电波形，截取的波形段自动进入"选择波形列表"和"波形测量区"视图中。以同样的方式，截取 40%MVC、60%MVC 和 80%MVC 时的波形。

(3)数据测量：移动鼠标到"选择波形列表"视图，选择 20%MVC 波段图形，在"数据测量结果表格"中单击"20%MVC"单元格，移动鼠标到"波形测量区"视图，单击鼠标左键选择受试者握力刚好达到 20%MVC 时为起点，握力持续 20%MVC 末为终点，该波段对应的握力、肌电峰值和肌电积分均方根值自动显示在"数据测量结果表格"对应的单元格中。以同样的测量方式，依次测量 40%MVC、60%MVC 和 80%MVC 波段的指标。测量过程中，波形和数据自动实时同步到实验报告中。通过观察波形和测量生理指标，进一步理解人体握力与肌电的关系。

（4）分析统计：当表格中显示握力和分析的肌电积分均方根时，单击"统计"按钮，统计区将用图示来说明握力与肌电的关系。

6. 握力指数的计算和肌肉疲劳的检测分析

（1）握力指数的计算：握力指数又称为握力体重指数，是最大握力与体重的百分比。握力指数主要反映人前臂和手部肌肉的力量，同时也是反映肌肉总体力量的一个重要指标。

（2）肌肉疲劳的检测分析：受试者用自己感觉最有力的手握住握力传感器，保持最大握力持续 10 秒，休息 3~5 秒后继续保持最大握力 10 s，连续 3~5 次。人体主观疲劳感是常用的评价指标。每次最大握力结束后，询问受试者的主观感觉。根据受试者主观感觉判断疲劳程度，按 Borg 设计的 RPE 分级表中的数据将级别填入"数据测量结果"表格中。对肌肉疲劳肌电图进行截图，截取每次最大握力时的握力与肌电通道的波形，测量最大握力、积分肌电值，其他指标值将自动显示在对应单元格中。点击"统计"按扭，观察并分析静态运动负荷诱发的肌肉疲劳指标变化趋势。

【注意事项】

（1）有运动神经类疾病者，近 6 个月前臂出现扭伤、运动损伤、肌腱断裂等影响运动功能者，肌肉出现酸痛及不适者，敏感性皮肤者，均不建议作为受试者进行此次实验。

（2）在贴放表面电极前，首先应对贴放电极片的肌肉外表面皮肤用 75%酒精进行擦拭，目的是去除皮肤上的油脂、污物等，以便采集到高质量的表面肌电信号。

（3）在表面肌电信号采集过程中，电极应放在肌腹处并尽可能多地覆盖在肌纤维上，且与肌纤维尽量保持平行。

（4）实验中应注意检查表面贴片电极是否与皮肤表面固定牢固，肌肉在不收缩时要处于自然放松状态。

（5）握力保持时间在 2 秒以上，是为了使峰值较准确地反映到肌电积分上。在每次握力运动结束后需要休息一段时间，然后再进行下一次的握力实验，以防肌肉疲劳。

【思考题】

（1）肌力-表面肌电图信号关系在实际应用时应注意哪些问题？

（2）受试者静坐且被测上肢肌肉完全放松时，实验波形有什么变化？受试者由弱到强缓慢增加握力时，实验波形又会出现什么变化？

（王勇）

第八节　骨骼肌的共激活现象

【实验目的】

学习采用 BL-420N 生物机能实验系统描记人体骨骼肌表面肌电信号的方法；以肱二头肌和肱三头肌为例观察分析主动肌与拮抗肌的共激活现象。

【实验原理】

在机体运动过程中，需要中枢神经系统（central nervous system，CNS）不断地调节主动肌和拮抗肌的协调性，以保证肢体运动顺利完成。CNS 对在同一关节的主动肌与拮抗肌活动的控制具有共激活作用（co-activation），即两组肌肉群在同一时间共同收缩，以维持关节的稳定性，因此共激活作用又被称为共同收缩。在共激活过程中，主动肌与拮抗肌的表面肌电信号的振幅和频率特征具有共变现象。

【受试对象】

成年受试者（受试者近期无腕、肘关节损伤，无肌肉酸痛及不适，无运动神经类疾病）。

【实验材料】

BL-420N 生物机能实验系统、信号输入线、电极片、75%酒精。

【实验步骤】

1. 连接设备

将 2 根信号输入线插头端分别插入 BL-420F 生物机能实验系统硬件的 CH1 通道和 CH2 通道，另一端为纽扣式电极片。

2. 受试者准备

（1）受试者提前取下所佩戴的手表、戒指、手链、手镯等金属物品。安静坐好，两眼平视前方，上身自然挺立。

（2）用 75%酒精棉签涂抹前臂肱二头肌和肱三头肌体表投影处皮肤，以去除皮肤表面油脂、死皮以及污物，减少皮肤电阻，保证皮肤与电极接触良好，顺利采集高质量的表面肌电信号。

3. 安放电极

去掉纽扣式电极片表面保护膜，将沿着肌肉收缩的纵行方向固定在肱二头肌和肱三头肌的肌腹体表投影处的皮肤表面作为引导电极，两电极间间隔距离约 2 cm。同时，固定接地电极在距离引导电极较远处及同侧肢体肌肉分布较少区域，一般应在肘关节上方约 3 cm 处。

4. 启动 BL-420N 生物机能实验系统软件

在"首页"中选择"神经肌肉实验"→"骨骼肌的共激活现象"→"实验项目"。

【观察项目】

1. 肱二头肌收缩肌电的记录

受试者挺胸抬头，测试一侧的前臂向上弯曲成直角，掌心朝上，前臂背面向下且与地面保持平行。实验者一只手托住受试者的肘关节，另一只手握住受试者腕部向下压。受试者则尽可能保持测试前的状态，与之进行对抗。实验者逐渐加力到最大值，持续 5 秒。描记肌电图，注意在波形旁添加"肱二头肌收缩"实验标记。

2. 肱三头肌收缩肌电的记录

受试者挺胸抬头，肩关节向体侧打开，测试一侧的前臂弯曲与上臂成直角，掌心向下，前臂与地面保持平行，握紧拳头。实验者一只手握住并固定受试者的肘关节，另一只手将受试者的腕部向内推。受试者则尽可能保持测试前的状态，尽力向外伸展前臂，与之相对抗。实验者逐渐加力到最大值，持续 5 秒。描记肌电图，注意在波形旁添加"肱三头肌收缩"实验标记。

3. 骨骼肌共激活现象的记录

交替进行肱二头肌和肱三头肌收缩步骤 3 次，用同样方法描记表面肌电变化，即肱二头肌先以最大程度收缩 5 秒，接着肱三头肌再以最大程度收缩 5 秒，重复 3 次。注意每一动作结束后休息 30~60 秒，再进行下一次动作。

4. 测量和分析

分别截取肱二头肌和肱三头肌收缩的 3 次肌电波形，在"数据测量结果表格"视图中单击对应单元格，测量积分肌电值（integrate EMG，IEMG），用以反映参与肌肉运动的运动单位数量及放电量大小；通过测量 IEMG 计算出共激活指数（co-activation index，CI），重复测量 3 次，计算 CI 平均值。CI 用以评价肱二头肌和肱三头肌的共激活水平和肌肉协调性程度，计算公式如下：

$$CI = \frac{I_{ant}}{I_{total}} \times 100\% \tag{6-2}$$

$$I_{total} = I_{agon} + I_{ant} \tag{6-3}$$

I_{ant}：特定时域内拮抗肌的激活量，是一段时间内拮抗肌的积分肌电和。

I_{agon}：特定时域内主动肌的激活量，是一段时间内主动肌的积分肌电和。

I_{total}：整个时域内主动肌表面积分肌电（$IEMG_{agon}$）与拮抗肌表面积分肌电（$IEMG_{ant}$）激活量之和。

【实验结果记录】

实验结果记录见表 6-8-1。

表 6-8-1　共激活数据记录表

收缩类型	积分肌电/(uV·s) $IEMG_{肱二头肌}$	积分肌电/(uV·s) $IEMG_{肱三头肌}$	共激活指数/% CI
肱二头肌收缩			
肱三头肌收缩			

【注意事项】

(1)以下人员不建议作为此次实验受试者：近6个月前臂出现扭伤、运动损伤、断裂等影响运动功能的伤病者；腕、肘关节有损伤史和手术史者；有运动神经类疾病者肌肉出现酸痛及不适者；皮肤或软组织感染活动期患者。

(2)受试者在实验前24小时内未进行过剧烈活动。

(3)仪器之间、电极与皮肤之间应接触良好。

(4)在表面肌电信号采集过程中，表面测试电极应沿肌纤维行走方向平行放置在肌腹中央处，尽可能多地覆盖在肌纤维上。

【思考题】

(1)中枢神经系统是如何对主动肌与拮抗肌的活动进行调控的？

(2)主动肌和拮抗肌共同收缩时表面肌电信号的变化规律和特点。

(3)主动肌和拮抗肌的共激活在个人锻炼、临床康复或与健康相关的人机工效学领域的应用有哪些？

(田晶)

第七章　血液系统实验

第一节　影响血液凝固的因素

【实验目的】

学习家兔麻醉及颈动脉采血的方法；以血液凝固时间作为指标，了解血液凝固影响因素，加深对生理止血和抗凝的理解，观察并比较内源性凝血和外源性凝血过程的区别。

【实验原理】

血液凝固是一个酶的有限激活过程，在此过程中有多种凝血因子参与，因此容易受到多种理化因素的影响(比如血液接触面粗糙、适当加温能加速血凝)，而向血液中加肝素等抗凝剂、除去血中游离钙离子等可延缓血液凝固。根据凝血过程起动时激活因子来源不同，可将血液凝固分为内源性激活途径和外源性激活途径。内源性激活途径是指参与血液凝固的所有凝血因子在血浆中，外源性激活途径是指受损组织中的组织因子进入血管后，与血管内的凝血因子共同作用而启动的激活过程。本实验采用动物颈动脉放血方式取血，血液几乎未与组织因子接触。因此，凝血过程主要是内源性凝血系统的作用；而肺组织浸润液中含丰富的组织因子，加入试管观察外源性凝血系统的作用。

【实验动物】

家兔。

【实验材料】

20%氨基甲酸乙酯溶液(乌拉坦)、肝素(8 U/mL)、2%草酸钾溶液、生理盐水，液状石蜡、冰块、棉花、肺组织浸液(取兔肺剪碎，洗净血液，浸泡于 3~4 倍量的生理盐水中过夜，过滤收集的滤液即为肺组织浸液，存冰箱中备用)、富血小板血浆、少血小板血浆、兔台、常规手术器械、动脉夹、动脉插管(或细塑料导管)、注射器、试管 10 支、小烧杯 2 个、试管架、竹签 1 束(或细试管刷)、秒表等。

【实验步骤与观察项目】

（1）静脉注射20%氨基甲酸乙酯溶液，按5 mL/kg的量，将家兔麻醉，仰卧固定于兔台上。正中切开颈部，分离一侧颈总动脉，远心端用线结扎阻断血流，近心端夹上动脉夹。在动脉当中斜向剪一小切口，插入动脉插管或细塑料导管，结扎导管以备取血。

（2）准备好试管：试管1不加任何处理（对照管），试管2放少许棉花，试管3用液状石蜡润滑整个试管内表面，试管4置于37°水浴槽中保温，试管5置于冰浴槽中，试管6加肝素（8 U/mL），试管7加草酸钾溶液1~2 mg。

（3）放开动脉夹，每管加入血液2 mL。将多余的血盛于2个小烧杯中，每个小烧杯取10 mL血左右，其中一个烧杯用竹签搅动直至纤维蛋白形成，另外一个小烧杯接血后静置。

（4）记录凝血时间：每个试管加血2 mL后，即可开始计时，每隔30秒倾斜试管一次，观察血液是否凝固，至血液成为凝胶状不再流动为止，记录所经历的时间。本实验中，超过30分钟血液未凝，可记录为"不凝"。试管6、试管7加入血液后，用拇指盖住试管口将试管颠倒2次，使血液与药物混合。

（5）观察纤维蛋白原在凝血过程中的作用。实验中可见到静置杯内血液发生凝固，搅拌烧杯内血液不凝固，但在毛刷上见到红色的血凝块，经水冲洗后毛刷上缠绕有白色丝状物（即为纤维蛋白原）。

（6）观察内源性及外源性凝血过程：取已清洁的试管3支，分别标记为试管1、试管2、试管3。按表7-1-3中顺序依次加入各种成分（切勿加入血液），最后加入CaCl_2溶液。立即混匀后静置，并开始计时。试管1和试管2每15秒倾斜试管一次，试管3每5秒倾斜试管一次，观察其中的血浆是否发生凝固，并分别记录3支试管中血浆凝固的时间。分组比较试管1与试管2的血浆凝固时间、试管2与试管3的血浆凝固时间，并分析产生差别的主要原因。

【实验结果记录】

实验结果记录见表7-1-1、表7-1-2和表7-1-3。

表7-1-1　影响血液凝固的理化因素

实验条件	取血结束时间	凝血时间	凝血所需时间
对照管			
加棉花少许			
用石蜡油润滑试管内表面			
保温于37℃水浴槽中			
放置于冰浴槽中			
加肝素（8 U/mL）			
加草酸钾溶液1~2 mg			

表 7-1-2　纤维蛋白在血凝中作用的观察

实验条件	杯内血液能否流动
静置	
搅拌	

表 7-1-3　内源性和外源性凝血过程的观察

试剂	试管 1	试管 2	试管 3
富血小板血浆	0.2 mL		
少血小板血浆		0.2 mL	0.2 mL
生理盐水	0.2 mL	0.2 mL	
兔肺悬液			0.2 mL
0.025 mol/L CaCl$_2$ 溶液	0.2 mL	0.2 mL	0.2 mL
血液凝固时间	2 分 15 秒	3 分 45 秒	45 秒

【注意事项】

(1)采血的过程尽量要快,以减少计时的误差。对比实验的采血时间要紧接着进行。

(2)判断凝血的标准要力求一致,一般以倾斜试管达 45°时,试管内血液不见流动为准。

(3)每支试管的口径大小及采血量要相对一致,不可相差太大。

【思考题】

(1)影响血液凝固的因素有哪些,其机制如何?

(2)比较血液凝固内源性途径与外源性途径的区别是什么?

(闫建国)

第二节　急性弥散性血管内凝血及凝血功能分析

【实验目的】

(1)通过应用静脉注射家兔脑浸液方法,复制家兔弥散性血管内凝血模型。

(2)通过对血液学指标的测定,认识实验室诊断 DIC 的常用方法。

【实验原理】

弥散性血管内凝血（disseminated intravascular coagulation，DIC）是指在致病因子作用下，凝血因子和血小板被激活，大量促凝物质入血，凝血酶活化增加，进而微循环中形成大量微血栓。大量微血栓的形成，消耗了大量的凝血因子和血小板，同时引起继发性纤溶亢进，导致出血、休克、器官功能障碍、溶血性贫血等临床症状。

肺、脑、胎盘、前列腺等组织器官富含组织因子，当这些组织器官受到破坏时会释放出大量组织因子，启动外源性凝血系统，从而引发DIC。临床实验室检查有血小板计数、纤维蛋白原含量、凝血酶原时间和3P试验或D-二聚体异常，结合病因、病史可初步确诊DIC的发生。

本实验通过应用静脉注射家兔脑浸液方法，复制家兔弥散性血管内凝血模型，并进行血液学指标的测定。

【实验动物】

家兔。

【实验材料】

兔台、哺乳动物手术器械、电热恒温水浴锅、低速离心机、凝血仪、血球计数板、显微镜、一次性塑料离心管、移液器及吸头（10 μL、1000 μL、5 mL）、棉球、纱布若干、平皿、一次性塑料试管若干、清洁针头若干。2%兔脑浸液（37℃水浴备用）、20%乌拉坦溶液、3.8%枸橼酸钠溶液、25 mmol/L氯化钙溶液、APTT试剂盒、PT试剂盒、饱和盐水（饱和氯化钠溶液）、生理盐水（0.9%氯化钠溶液）、1%鱼精蛋白溶液、血小板稀释液。

【实验步骤与观察项目】

（1）家兔称重，用20%乌拉坦溶液麻醉。

（2）仰卧位固定，颈部备皮。完成气管插管、颈总动脉插管。颈总动脉插管用于采集动脉血液标本，插管口连接针头及三通阀。

（3）采集血液样本。

1）从颈动脉插管放血，弃去最初流出的数滴。取9 mL血液放至事先加入1 mL 3.8%枸橼酸钠溶液的15 mL离心管内，立即颠倒混匀（动作轻柔，切忌振荡混匀，以免溶血），做好标记。

2）用10 μL移液器直接从动脉插管口吸取10 μL血液，并迅速吹入置有2 mL血小板稀释液的EP管中，充分混匀，待计数。

3）向动脉插管内推入生理盐水，关闭三通阀，确保导管内无血液，避免血液凝固和堵塞插管。

（4）复制DIC模型。按60 mg/kg剂量，注射器抽取2%兔脑浸液（3 mL/kg），以2 mL/min速度经耳缘静脉缓慢推注，同时密切观察家兔生命体征反应，如出现呼吸急促、剧烈挣扎等濒死现象，当即停止注射，迅速进行第二次采血，方法同采集血液样本中的1）和2）。

(5)将两次所得的血液标本经 3000 r/min 离心 5 分钟。将上清液转移至清洁试管，做标记备用。

(6)用试管法、挑丝法或凝血仪测定血浆活化部分凝血活酶时间。

(7)用试管法、挑丝法或凝血仪测定血浆凝血酶原时间。

(8)用饱和盐水比浊法或凝血仪测定纤维蛋白原含量。

(9)血浆鱼精蛋白复凝试验。

1)吸 0.5 mL 血浆加入洁净试管中，加入 1% 鱼精度蛋白溶液 50 μL，轻轻摇匀，置 37℃ 水浴中。

2)15 分钟后取出观察，溶液清澈者为阴性，出现絮状沉淀或胶冻状物者为阳性。

(10)血小板计数。

1)充分混匀血液-血小板稀释液，用毛细滴管吸取少许加到血球计数板的计数池内，放在平皿内加盖静置 15 分钟。

2)在高倍镜下计数中央大方格(即 25 个中方格，400 个小方格)内血小板数，压线者取上左，弃下右。血小板体积极小，为红细胞的 1/3~1/5，呈圆形或不规则形，染成淡黄色，有轻度折光性。所得数乘以 2000 即为每毫升血小板数。

【实验结果记录】

(1)血浆活化部分凝血活酶时间。

(2)血浆凝血酶原时间。

(3)纤维蛋白原含量。

(4)鱼精蛋白复凝试验。

(5)血小板计数。

【注意事项】

(1)动脉插管术完成后，打开动脉夹时注意先关闭动脉插管口的三通阀。

(2)采集抗凝血需准确掌握血液与抗凝剂之比例为 9:1，若采集血液过多，须相应增补抗凝剂。

(3)注射家兔脑浸液前，要做好第二次采血的准备工作，如确保动脉插管通畅、准备好加入抗凝剂的离心管等。

(4)注射家兔脑浸液时不可过快，密切注意家兔反应。

【思考题】

(1)试述通过静脉注射家兔组织脑浸液复制出家兔 DIC 模型的机制。

(2)所测得的各项指标在 DIC 发生前后有何变化？分析其产生的原因和机制。

(3)临床诊断 DIC 的标准有哪些，如何进行治疗？

【附录】

1. 血浆活化部分凝血活酶时间(activated partial thromboplastin time，APTT)或白陶土部分凝血活酶时间(kaolin partial thromboplastin time，KPTT)测定

原理：在37℃的温度，以活化剂(白陶土)激活Ⅻ和Ⅺ因子，以部分凝血活酶脑磷脂悬液代替血小板提供凝催化表面，并在Ca^{2+}的参与下，引起血浆凝固。所需时间即为APTT或KPTT。

(1)挑丝测定法。

1)将清洁平皿和25 mmol/L $CaCl_2$溶液置于37℃水浴中预热。

2)用移液器吸取20 μL血浆滴加在上述平皿上，再吸取摇匀的APTT或KPTT试剂20 μL加入血浆液滴中，用清洁针头混匀。

3)3分钟后，在上述混合液滴中滴加20 μL预热的25 mmol/L $CaCl_2$溶液，立即开始计时(秒表)。用针头混匀并不断缓慢挑拨混合液，一旦挑出丝状物，随即终止计时，此即KPTT测定。

(2)试管测定法。

将经37℃水浴预热的血浆和APTT试剂在试管中等体积混合，轻摇混匀。水浴加热3分钟后，在试管中滴加和血浆等体积的$CaCl_2$，同时启动计时，并缓慢摇晃试管，至液体停止流动或出现颗粒为止，停止计时。

(3)凝血仪测定法。

按照不同凝血仪说明书及APTT/KPTT试剂盒说明书进行，多为磁珠法。加入$CaCl_2$的同时，开始计时，磁珠在凝血仪交变磁场中做往复运动。待血浆凝固后，磁珠运动因受阻而停止，凝血仪会自动记录时间。

2. 血浆凝血酶原时间(prothrombin time，PT)测定

原理：在受检血浆中加入过量的组织凝血活酶(兔脑、人脑、胎盘、肺等组织的浸出液)和Ca^{2+}，使凝血酶原转化为凝血酶，后者使纤维蛋白原转变为纤维蛋白，即发生凝固；其凝固时间的长短是反映血浆中凝血酶原、Ⅴ因子、Ⅶ因子、Ⅹ因子及纤维蛋白原的水平。

(1)挑丝测定法。

1)将清洁平皿置于37℃水浴中预热。

2)用移液器吸取20 μL血浆滴加在预热平皿上，预热1~2分钟；再吸取PT试剂40 μL(内含$CaCl_2$)滴加在血浆中，立即启动秒表。用清洁针头不断混匀并挑拨，一旦挑出丝状物，即刻终止秒表，记录所需时间。

(2)试管测定法。

将血浆置于37℃水浴中预热，在试管中加入2倍体积的PT试剂，同时启动计时，轻摇混匀，不断缓慢摇动试管，至液体停止流动或出现颗粒为止(即为凝固终点)，立即停止计时。

(3)凝血仪测定法。

按照不同凝血仪说明书及PT试剂盒说明书进行，多为磁珠法。加入PT试剂的同时，

开始计时，磁珠在凝血仪交变磁场中做往复运动。待血浆凝固后，磁珠运动因受阻而停止，凝血仪会自动记录时间。

3. 纤维蛋白原含量测定

（1）饱和盐水比浊法。

原理：通过盐析，析出血浆中的蛋白，由于血浆中纤维蛋白原含量最多，且在 DIC 发生前后其他蛋白因未发生量的明显改变，而纤维蛋白原变化明显，故析出物可反映纤维蛋白原量的变化。

取 4 支试管，分别编号为 1、2、3、4。

1、2 号管各加入正常血浆 0.5 mL，3、4 号管各加入 DIC 血浆 0.5 mL。

1、3 号管各加入生理盐水 4.5 mL，立即反复颠倒混匀，置 37℃ 水浴中孵育 3 分钟，作为对照管。

2、4 号管各加入饱和盐水 4.5 mL，立即反复颠倒混匀，置 37℃ 水浴中孵育 3 分钟，作为测定管。

用分光光度计，520 nm 波长，以 1 号对照管调零，读取 2 号测定管的光密度（optical density，OD）值。同样以 3 号对照管调零，读取 4 号测定管的 OD 值。

纤维蛋白原含量计算公式如下：

$$\frac{测定管光密度（OD）}{0.5} \times 1000 = 纤维蛋白质（mg\%） \tag{7-1}$$

（2）凝血仪测定。

按照不同凝血仪说明书及纤维蛋白原含量测定试剂盒说明书进行。原理：在高浓度凝血酶存在的条件下，待测血浆的凝固时间和纤维蛋白原含量成反比关系。

（卢慧玲）

第三节　急性高钾血症

【实验目的】

（1）学习复制家兔高钾血症模型的方法。
（2）观察患有高钾血症时家兔的表现，并掌握其心电图的典型变化。
（3）了解不同浓度血钾对心肌细胞的毒性作用。
（4）联系临床，掌握高钾血症的处理原则。

【实验原理】

钾离子是人体内重要的电解质之一，根据血钾浓度的高低可分为低钾血症和高钾血症。测定血钾浓度时可取血浆或血清，正常情况下血清钾浓度比血浆钾浓度约高 0.4 mmol/L。血清钾浓度正常值为 3.5~5.5 mmol/L。高钾血症对机体的危害主要表现在心脏。高钾血症可使心肌细胞的有效不应期缩短，兴奋性和传导性呈双相变化。轻度高钾血症兴奋性和传导性均增高，急性重度高钾血症可导致严重传导阻滞和兴奋性消失，从而导致心跳停止。同时高钾血症可使心脏自律性和收缩性下降。高钾血症时的心电图表现如下：①高钾血症早期即可出现 T 波高尖；②P 波和 QRS 波增宽低平，代表房室传导的 P-R 间期延长，高血钾症严重时可出现正弦波，此时，心室停搏或心室颤动已经出现；③多种类型的心律失常心电图。高钾血症的抢救可采用以下方法：①注射 Na^+、Ca^{2+} 溶液，以拮抗高血钾的心肌毒性作用；②注射胰岛素和葡萄糖，以促进糖原合成，或输入碳酸氢钠提高血液 pH，以促进 K^+ 向细胞内转移。

本实验通过静脉滴注或推注不同浓度氯化钾，使家兔的血钾浓度升高造成高钾血症，观察心电图变化，了解高钾血症对心脏的影响及高钾血症的抢救治疗措施。

【实验动物】

家兔(体重 2 kg 左右)。

【实验材料】

20%氨基甲酸乙酯(乌拉坦)，肝素生理盐水溶液(125 U/mL)，2%、4%、5%、10%氯化钾生理盐水溶液，4%碳酸氢钠溶液，10%氯化钙溶液，葡萄糖胰岛素溶液(50%葡萄糖溶液 4 mL 加 1 U 胰岛素)；兔台和兔头固定器，小儿头皮针，手术器械 1 套，静脉输液装置，5 mL、10 mL、20 mL 注射器，5 mL 抗凝试管，离心机，RM6240 微机生物信号采集处理系统，血钾测定设备。

【实验步骤与观察项目】

1. 动物准备

每组取家兔 1 只，称重，用 20%氨基甲酸乙酯(乌拉坦)溶液(5 mL/kg)耳缘静脉注射麻醉后，将家兔仰卧位固定于兔台上。

2. 常规手术，分离颈总动脉

从颈总动脉取血 1 mL，用于测定实验前的血浆钾浓度。

3. 心电图描记

在家兔四肢近心端内侧皮下插入针灸针，连接心电图电极(右上肢，红色；左上肢，黄色；左下肢，蓝色；右下肢，黑色)，打开循环实验全导联心电模块观察正常心电图(Ⅱ导联)，并记录存盘。

4. 静脉注射氯化钾溶液(静脉滴注或推注)

(1)耳缘静脉推注法：首先 2%氯化钾溶液 1 mL/kg 缓慢推注(0.5 mL/min)，间隔 5 分钟后重复推注 1 次，共 3 次。然后推注 5%氯化钾溶液 1 mL/kg，同样重复 3 次。最后按同样方法推注 10%氯化钾溶液。

(2)耳缘静脉滴入法：4%氯化钾溶液由耳缘静脉滴入(7~8 滴/min)。

5. 观察记录

注射氯化钾溶液的过程中，观察心电图波形的变化规律。出现 P 波低平增宽、QRS 波群压低变宽及 T 波高尖时，记录存盘，同时取动脉血 1 mL 测定血钾浓度。

6. 高钾血症抢救

用 10%氯化钾溶液(3 mL/kg)由耳缘静脉推注，待心电图出现正弦波或出现心室扑动或颤动波形后立即停止注射氯化钾溶液；迅速准确地由另外一侧耳缘静脉推注抢救药物(10%氯化钙溶液 2 mL/kg、或 4%碳酸氢钠溶液 5 mL/kg，或葡萄糖-胰岛素溶液 7 mL/kg)。如果 10 秒内无法输入抢救药物，则救治效果不佳。

待心室扑动或颤动波消失，心电图基本恢复正常时，再次从颈总动脉取血 1 mL，测定救治后血浆钾的浓度。

7. 开胸观察

注入致死量的 10%氯化钾溶液(8 mL/kg)，开胸观察，并用手触摸家兔心肌颤动和心脏停跳时的状态。

【实验结果记录】

本实验主要观察指标：精神状态(兴奋、躁动、痉挛、昏迷)，呼吸状况(频率、幅度、节律)，心电图变化，血钾浓度(表 7-3-1)。

表 7-3-1　实验结果

实验项目	精神状态	呼吸状况	心电图变化	血钾浓度
实验前				
注入 2%氯化钾溶液(1 mL/kg)后				
注入 5%氯化钾溶液(1 mL/kg)后				
注入 10%氯化钾溶液(1 mL/kg)后				
注入 10%氯化钾溶液(3 mL/kg)后				
抢救后				

【实验报告分析讨论内容】

分析讨论注射不同浓度、不同总量氯化钾溶液后家兔的精神状态、呼吸状况及心电图变化的发生机制，并讨论高钾血症的常见抢救措施及作用机制。

【注意事项】

(1)麻醉深浅应适度，可观察家兔的角膜与肌肉反射状况。麻醉程度过深易出现呼吸抑制，过浅则动物疼痛易引起肌肉颤动，影响心电图的描记。

(2)切忌标本溶血。因红细胞内钾释出增加而致血钾浓度增高。

(3)保持动、静脉导管的通畅，便于取血。注意每次从颈总动脉取血结束后，均需用肝素生理盐水溶液 2 mL 冲洗管道内残余的血，以防导管内血液凝固。同时保持耳缘静脉注射头皮针的通畅，便于给药。

(4)心电干扰波的处理。

1)实验前要稳妥地接好生物信号采集与分析系统的地线。

2)电极刺入部位要对称,需位于皮下,不能插入肌肉中。

3)避免导线纵横交错。

4)实验台上的液体需及时清除,保持干燥。

(5)静推氯化钾溶液时速度应缓慢,尤其给10%氯化钾溶液时更应缓慢。若速度太快,极易造成动物因高钾血症而死亡。

(6)推注氯化钙溶液抢救高钾血症时,要及时且速度宜慢,否则极易造成高血钙而致动物骤死。

（吴秋慧　彭慧敏）

第八章　循环系统实验

第一节　蛙心搏动曲线的描记及兴奋性变化的观察

【实验目的】

学习蛙心搏动曲线的描记方法；观察心脏在兴奋过程中兴奋性的周期性变化，从而加深对心肌兴奋性特点及生理意义的理解。

【实验原理】

心肌细胞在兴奋时的兴奋性不是固定不变的，它会发生周期性的变化，一般依次经历有效不应期、相对不应期和超常期。在有效不应期内，无论多强的刺激均不会使心肌细胞发生新的兴奋，心室肌也不会出现新的收缩。而心肌细胞兴奋性特点为有效不应期特别长，约相当于机械收缩的整个收缩期和舒张早期。

如果在有效不应期后给心室一次阈上刺激，会引起一次比正常窦性节律提前的兴奋和收缩，即期前兴奋和期前收缩。期前兴奋时心肌的兴奋性周期变化也有有效不应期，因此当正常心脏起搏点窦房结(两栖类动物为静脉窦)下传的正常节律性兴奋传到心室时，若正好落在期前兴奋的有效不应期内则不能引起新的心脏兴奋和收缩，必须等再次窦房结兴奋到达时才能引起心脏兴奋和收缩。在期前收缩之后，会出现一个较正常长的心室舒张期，称为代偿性间歇。

本实验分别在心室兴奋后的不同时期给予人工控制的电刺激，以观察心肌兴奋性的变化。

【实验动物】

蛙或蟾蜍。

【实验材料】

计算机、BL-420生物机能实验系统、张力换能器、双极刺激电极、铁支架、双凹夹、蛙类手术器械、蛙钉、蛙心夹、滴管、任氏液等。

【实验步骤与观察项目】

(1)破坏脑和脊髓、暴露心脏。取一只蛙或蟾蜍,破坏其脑和脊髓,在蛙板上将其固定,剪开胸壁和心包膜、充分暴露心脏。

(2)连接实验装置。将张力换能器的信号输入实验系统的通道1中;双极刺激电极连接实验系统的"刺激输出"。进入 BL-420 生物机能实验系统主界面→实验项目→循环实验→期前收缩和代偿间歇。

(3)安放标本。用连线的蛙心夹在心室舒张期夹住心尖约1 mm,将线的另一端固定在张力换能器的悬梁臂上,调节连线,使之垂直并松紧适宜(以电脑屏幕出现的正常蛙心心搏曲线为准)。

(4)安放刺激电极。将双极刺激电极用双凹夹固定在铁支架上,调节刺激电极,使刺激电极的两极在心室收缩或舒张时都可接触心室,但也不应压得过紧,以免影响心室的收缩。

(5)实验观察。

1)描记正常蛙心搏动曲线,辨认心室的收缩期和舒张期。

2)分别用同一强度的单个阈上刺激在心室的收缩早期、收缩中期、收缩晚期、舒张早期和舒张中期、舒张晚期刺激心室,观察蛙心搏曲线的变化,做好记录,剪辑相应的心搏曲线。

【注意事项】

(1)损毁蛙的脑和脊髓时一定要彻底,避免动物肌肉活动影响描记效果。
(2)要经常滴加任氏液,以保持心脏湿润及活性。
(3)参数设置好后,实验中不要改变刺激的参数(刺激强度、波宽等)。
(4)每两次刺激间必须间隔三个以上的正常心动周期,以便蛙心有足够的休息时间。
(5)剪辑时注意要有刺激标记和正常对照。

【思考题】

在同样强度的刺激下,为何心室有时有反应,而有时则无反应?

(苏敏)

第二节　人体心电图的描记及动脉血压测量和影响因素

一、人体心电图的描记

【实验目的】

学习人体心电图的描记方法,辨认正常心电图的波形,了解心电图各波的生理意义,初步学会心电图测量方法。

【实验原理】

当心肌在发生兴奋时，首先会出现电位变化，其变化由窦房结开始，经传导系统最终传到心室肌。心电变化通过其周围组织和体液传导到体表，将心电图的引导电极放置在人体体表一定部位上记录出来的心电变化波形，称为心电图。心电图是心脏兴奋产生、传导和恢复过程中的描记。

【受试对象】

成年受试者。

【实验材料】

检查床、导电膏或等渗盐水、心电图机、分规、酒精棉球。

【实验步骤】

(1)接通心电图机的电源线，打开仪器电源，预热 3~5 分钟。

(2)受试者平躺在检查床上，全身放松。使用酒精棉球清洁待测部位的皮肤，再涂抹适量导电膏或等渗盐水，保证导电良好。

(3)在受试者的前臂屈侧腕关节上方、足踝内侧上方以及胸前周围固定好引导电极。

(4)按照红色-右手、黄色-左手、绿色-左足、黑色-右足、白色-胸前的连接方式安装导联线。

(5)调整心电图机放大倍数，设置 1 mV 标准电压，使描笔上下移动 10 mm(10 个小格)，使达到走纸速度为 25 mm/s。

(6)胸导联线安装如图 8-2-1 所示：V1 在胸骨右缘第四肋间，V2 在胸骨左缘第四肋间，V4 在左第五肋间隙锁骨中线处，V3 在 V2 与 V4 的中点，V5 在左腋前线与 V4 是同一平面，V6 在左腋中线与 V4 是同一平面。

(7)依次记录标准肢体导联 I 、Ⅱ、Ⅲ、加压肢体导联 aVR、aVL、aVF、胸前导联 V1、V2、V3、V4、V5、V6 的心电图(图 8-2-2)。I 导联为右臂(-)-左臂(+)；Ⅱ导联为右臂(-)-左腿(+)；Ⅲ导联为左臂(-)-左腿(+)。标注好受试者的姓名、性别、年龄、记录日期及各导联的代号。

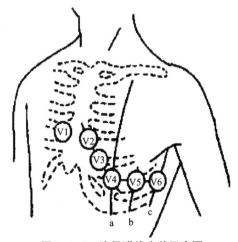

图 8-2-1　胸导联线安装示意图

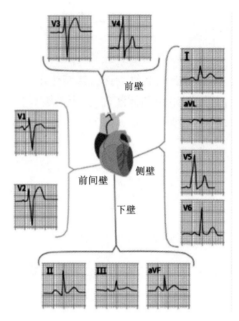

图 8-2-2　导联心电图

（8）取下心电图，关闭仪器电源。

【观察项目】

1. 观察波形

教学实验中常用Ⅱ导联，观察并区分Ⅱ导联的 P 波、QRS 波群、T 波、P-R 间期、Q-R 间期以及 ST 段的波形（图 8-2-3）。

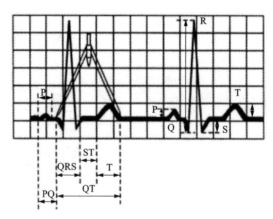

图 8-2-3　心电图各波、段测量法

2. 测量波幅和时间

用分规测量 P 波、QRS 波群、T 波的时间和电压，测定 P-R 间期和 Q-T 间期的时间。

3. 测定心率

测量相邻两个心动周期的 R-R 间期（或 P-P 间期）所经历的时间，按公式计算，求出心率。如果心律不齐,可连续测量5个R-R间期,求出平均值,再代入公式。

心率=60/(5个R-R间期或P-P间期的平均值)。

心律分析如下。

(1)正常主导心律的是窦性心律,P波段在Ⅱ导联中直立,aVR波段在导联中倒置,P-R间期在0.12 s以上可判定为窦性心律。

(2)心电图中最大的P-P间隔和最小的P-P间隔相差在0.12 s以上,称为窦性心律不齐。正常人的窦性心律为60~90次/min。

(3)观察有无期前收缩或异位节律出现。

心电图各波电压正常值及其特征见表8-2-1。

表8-2-1　心电图各波电压正常值及其特征

名称	时间	电压	形态
P波	≤0.11 s	Ⅰ、Ⅱ、Ⅲ、<0.25 mV aVF、aVL<0.25 mV VI~V5<0.15 mV V1双向时其总电压<0.2 mV	Ⅰ、Ⅱ、aVF、V4~V6直立,avR倒置,Ⅲ、aVL、V1~V3直立、平坦、双向或倒置
PR间期	0.12~0.20 s		
QRS波群	Q<0.04 s,总时间为0.6~0.10 s	Q<1/4R(R波为主的导联) RaVR<0.5 mV RaVL<1.2 mV RaVF<2.0 mV RVI<1.0 mV;VIR/S<1 RV5<2.5 mV;VSR/S>1 RVI+SV5<1.2 mV RV5+SV1<4.0 mV男 <3.5 mV女	aVR呈Qr、rS或rSr型,V1呈rS型,V5呈Rs、qRs、qR或R型
ST段		Ⅰ、Ⅱ、aVF、V4~V6抬高不超过0.1 mV,压低不超过0.05 mV,VI~V3抬高不超过0.3 mV	
T波		>1/16R(R波为主的导联)	
QT间期	<0.40 s		Ⅰ、Ⅱ、V4~V6直立,avR倒置,Ⅲ、aVF、aVL、V1~V3直立、平坦、双向或倒置
U波	0.1~0.3 s	肢导联<0.05 mV 心前导联<0.03 mV	其方向应与T波一致

【注意事项】

(1)心电图机的描笔为电热式,不宜使用过长时间。使用期间应当注意通电时间,不用时及时关掉仪器电源。

(2)描记时要保持安静,注意周围环境及受试者的情绪,不要让外界环境干扰测试。

(3)心电图上 aVR 代表加压加在右上肢,反映右心室的电位;aVL 代表加压加在左上肢,反映左侧壁及上侧部的电位;aVF 代表加压加在左下肢,反映横膈面的心脏下壁电位。

【思考题】

(1)心电图各波段及间期反映了心肌哪些变化?
(2)心电图的描记有何临床意义?

二、人体动脉血压的测量方法

【实验目的】

掌握测量人体动脉血压的方法,学习如何正确测量人体动脉血压,了解动脉血压正常值。

【实验原理】

使用听诊法间接测量上臂肱动脉的血压是测量人体动脉血压最常用的方法,即用血压计的袖带在肱动脉外加压,根据血管音的变化来测量血压。通常血液在血管内连续流动时是没有声音的,当将空气打入缠绕于上臂的袖带内,使其压力超过收缩压时,便可完全阻断肱动脉内的血流,此时用听诊器在其远端听不见声音。如果缓慢放气以逐渐降低袖带内压力,当外加压力稍低于肱动脉收缩压而高于舒张压时,血液可断续流过被压血管,形成涡流而发出声音,所听见的第一声作为收缩压值;继续放气,当袖带内压力刚低于舒张压时,血管内的血流由断续变为连续,声音突然由强变弱或消失,此时的外加压力作为舒张压值。

【受试对象】

成年受试者。

【实验材料】

听诊器、血压计。

【实验步骤与观察项目】

(1)受试者脱去一臂衣袖,静坐 5 分钟以上。
(2)松开血压计橡胶球的螺丝帽,驱净袖带内的气体后再旋紧螺丝帽。

（3）受试者前臂平放在桌上，掌心向上，使前臂与心处于同一水平面。用袖带缠绕上臂，其下缘应在肘关节上 2~3 cm 处（图 8-2-4）。

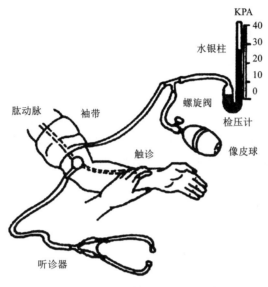

图 8-2-4　血压计和听诊器的结构

（4）戴上听诊器，在肘窝内侧扪到肱动脉脉搏后，将听诊器的探头放置在上面。将检压计与水银槽之间的旋钮旋至开的位置。

（5）打开水银储槽前的开关，用手挤压打气球，待听诊器听不到脉搏音后，观察水银柱上升的位置，再继续加压 20~40 mmHg［也可使水银柱上升到 180 mmHg（24 kPa）］。然后轻轻拧开打气球的螺丝，徐徐放气。

（6）待听到第一声血管音时，检压计上所示水银柱刻度值为收缩压。继续放气，血管音会逐渐增强，当血管音由强变弱或消失时，检压计上所示水银柱刻度值为舒张压。

（7）如果认为所测数值准确，则以一次测量为准；如果认为数值不准确，可重测。测量前，排空袖带气体，使压力降为 0，重复 2~3 次，取平均值。

【注意事项】

（1）室内保持安静。
（2）受试者保持平静，上臂缠袖带处不要有衣袖束缚。

【思考题】

（1）正常情况下，成年人血压的正常值为多少？
（2）收缩压和舒张压测定的原理是什么？

三、影响人体动脉血压的因素

【实验目的】

观察运动、体位、呼吸以及体温对人体动脉血压的影响，阐明某些机体生命活动的特点、规律以及机制。

【实验原理】

动脉血压(arterial blood pressure)指动脉内的流动血液对单位面积动脉管壁产生的侧压力，动脉血压主要受到每搏出量、心率和外周血管阻力三个因素的影响。每搏出量的改变主要影响收缩压，心率和外周血管阻力主要影响舒张压。

【受试对象】

成年受试者。

【实验器材】

HPS-101人体生理实验系统、听诊器、血压计。

【实验步骤】

驱净袖带内的气体，受试者前臂平放在桌上，掌心向上，使前臂与心处于同一水平面。用袖带缠绕上臂，其下缘应在肘关节上2~3 cm处，见图8-2-5。

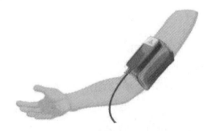

图8-2-5　佩戴血压传感器示意图

【观察项目】

1. 运动对血压的影响

拉开袖带与减压计相连的橡胶管接头，注意不要取下袖带，让缠好袖带的受试者以每两秒做一次蹲起运动，连续做蹲起运动3分钟，然后坐下测定运动后即刻、2分钟、4分钟和6分钟的血压，并分别记录其血压数值。

2. 体位对血压的影响

(1)使受试者平躺在实验台上，休息5分钟以上进行血压测量。

(2)使受试者平躺在实验台上，将手臂举起进行血压测量。

(3)使受试者平躺在实验台上，将手臂自然下垂，进行血压测量。

(4)使受试者取立正姿势15分钟，其间每隔5分钟测量一次血压值。

(5)使受试者取端坐姿势约2分钟，测量血压值。

(6)使受试者取下蹲姿势2分钟，测量血压值。

3. 呼吸对血压的影响

(1)用手挤压打气球，然后轻轻拧开打气球的螺丝，徐徐放气。待听到第一声收缩压的血管音后，扭紧充气球上的螺帽，让受试者做缓慢的深呼吸1分钟，记录血压值。

（2）让受试者做一次深呼吸后尽可能地紧闭声门，这是对膈肌和腹肌施以适当的压力，测量血压值。

4.体温对血压的影响

受试者取坐位，测量其血压值。再令受试者的手没入4℃冷水中坚持30~60秒后，测量其血压值。

【分析与评价】

实验中分男女两组进行实验，分别检测男女组运动前后血压的变化。记录血压数值，观察在不同条件下血压数值是如何变化的。

【注意事项】

（1）保持室内安静。
（2）测量血压值时，袖带位置应与心脏处于同一水平面。
（3）重复测量血压值时，先排空袖带内的空气，使压力降至0位。
（4）实验结束后收好仪器，避免水银污染环境。

（于丹）

第三节　主动脉神经放电与动脉血压的调节

【实验目的】

学习家兔在体神经干动作电位的引导和血压的直接插管记录法，观察机械刺激、电刺激、神经体液因素对家兔血压的影响。分析主动脉神经放电的电压、频率、声音变化与动脉血压的相互关系。

【实验原理】

正常生理情况下，人和哺乳类动物的动脉血压相对稳定性是通过神经和体液因素调节实现的，其中血管压力感受性反射（也称减压反射）尤为重要。此反射对血压波动起着缓冲作用，保证了动脉血压的相对稳定。主动脉神经是主动脉弓压力感受器的传入神经，当动脉血压升高时，主动脉弓压力感受器发放冲动增加，经主动脉神经传入冲动增加，表现为主动脉神经的放电增强，使压力感受性反射相应增强，从而使动脉血压降低。反之，当动脉血压降低时，压力感受器发放冲动减少，经主动脉神经传入冲动减少，主动脉神经放电减弱，通过压力感受性反射使动脉血压回升。

多数哺乳类动物的主动脉神经在颈部混入迷走神经，而家兔的主动脉神经在解剖上独成一支，又称为减压神经，易于分离，可用于观察动脉血压变化对主动脉神经放电的影响。

体液调节也可以影响血压，本实验拟用不同的药物观察其对血压的影响。肾上腺素、去甲肾上腺素、异丙肾上腺素三种药物作用不同，主要是来自心肌和血管平滑肌细胞膜上不同的"肾上腺素受体"结合能力不同所致。不同剂量的乙酰胆碱对血压的影响不同。

【实验动物】

家兔。

【实验材料】

1. 药品与溶液

20%氨基甲酸乙酯溶液、肾上腺素(1∶10000)、去甲肾上腺素(1∶10000)、异丙肾上腺素(1∶10000)、酚妥拉明(1∶200)、乙酰胆碱(1∶10000和1∶100)、阿托品(1∶200)、生理盐水、肝素生理盐水。

2. 仪器与器械

(1)常规手术器械：20 mL注射器、7号针头、固定用绳带、500 mL烧杯、止血钳、手术剪、手术镊、玻璃分针。

(2)插管用器械：气管插管、结扎线、动脉夹、动脉插管。

(3)其他器械与仪器：1 mL注射器、BL-420E生物机能实验系统、双极银丝引导电极、铁支柱、试管夹、双凹夹。

【实验步骤】

1. 家兔麻醉与固定

取家兔一只，称重后用20%氨基甲酸乙酯(5 mL/kg)在耳缘静脉缓慢注射。待家兔麻醉后，将其仰卧位固定于兔台上。

2. 气管插管

颈部正中切开4~5 cm，钝性分离皮下组织、肌肉，暴露气管，在甲状软骨下1~1.5 cm，做一个倒T形切口，向心脏方向插入气管插管，结扎固定好插管，以保证呼吸通畅。

3. 分离颈总动脉、神经

在气管右外侧找到与气管平行的颈总动脉鞘，鞘内有颈总动脉、迷走神经(最粗)、交感神经(次之)和主动脉神经(最细)。用玻璃分针将上述各血管、神经分离出来，分别穿入不同颜色的线备用。

左颈总动脉分离出来后，穿2根丝线备用，一根结扎左颈总动脉远心端，动脉夹夹闭近心端以阻断血流，动脉夹与结扎线之间尽量留长。在靠近远心端结扎部位用眼科剪做1/3斜切口，向心脏方向插入灌满肝素生理盐水并与血压换能器相连的颈总动脉插管，用另一根丝线扎紧插管尖端并固定于其侧管，以防插管滑出，松开动脉夹，观察插管内是否有血液射入，如有血液射入颈总动脉，说明插管成功。

4. 安置引导电极

将引导电极固定于支架上，调节好引导电极至合适位置，用玻璃分针轻轻挑起主动脉神经置于引导电极上，使电极与神经良好接触。电极不能与周围组织接触，但又不过度牵拉神经。

5. 实验装置与仪器准备

将血压换能器、生物电引导电极与 BL-420E 生物机能实验系统相连接。双击生物机能实验系统图标。在"实验项目"栏中调出"主动脉神经放电"项，点击开始图标，调整实验参数(参考值：G 100 mv；T 0.5 s；F 50 Hz)，直至观察到理想的波形曲线。

(1)动脉血压：辨认血压波形曲线的一级波和二级波，有时可见三级波。

一级波：心搏波，随心脏收缩和舒张出现的血压变化，与心率一致。

二级波：呼吸波，随呼吸运动出现的周期性血压波动，与呼吸频率一致。

三级波：一般难以看见，可能是心血管中枢的周期性紧张性活动所致。

(2)主动脉神经放电波形与声音：主动脉神经放电波形的主要特点是放电频率和电压呈递减趋势的倒三角波，声音类似于火车行驶的轰隆声。如声音太小不清楚，可调节音箱音量旋钮，放大音量，或加大信号通道的放大倍数。

【观察项目】

(1)记录正常主动脉神经放电频率、幅度、声音与血压变化相互关系。

(2)向心脏方向搏动性牵拉左侧颈总动脉 10~20 秒，观察主动脉神经放电频率、幅度、声音与血压变化的关系。

(3)用带胶管的小止血钳夹闭右颈总动脉 5~10 秒，观察主动脉神经放电频率、幅度、声音与血压变化的关系。

(4)观察药物对血压的影响。

A 组：

1)观察肾上腺素(1∶10000)、去甲肾上腺素(1∶10000)、异丙肾上腺素(1∶10000)对血压的影响，0.2 mL/kg(体重)。

2)观察酚妥拉明[1∶200,0.4 mL/kg(体重)]对肾上腺素、去甲肾上腺素、异丙肾上腺素血压作用的影响。注射酚妥拉明 2 分钟后，依次给予肾上腺素、去甲肾上腺素、异丙肾上腺素。

B 组：

1)观察小剂量乙酰胆碱[1∶10000,0.1 mL/kg(体重)]对血压的影响及阿托品[1∶1000,0.4 mL/kg(体重)]的干预作用。先注射小剂量乙酰胆碱，观察其对血压的影响，注射阿托品 2 分钟后，再次注射小剂量乙酰胆碱。

2)观察大剂量乙酰胆碱[1∶100,0.4 mL/kg(体重)]对血压的影响及阿托品[1∶200,0.4 mL/kg(体重)]的干预作用。先注射大剂量乙酰胆碱，观察其对血压的影响，注射阿托品 2 分钟后，再次注射大剂量乙酰胆碱。

(5)电刺激主动脉神经。

结扎剪断对侧主动脉神经，分别刺激中枢端与外周端(刺激电压：1~2 v；刺激时间：5~10 秒)，观察主动脉神经放电频率、幅度声音与血压变化的关系。

(6)电刺激迷走神经。

结扎剪断迷走神经，中等强度的重复电脉冲间断性刺激(30 Hz、3 V)其外周端(近心端)15~30秒,观察血压的变化。

(7)结扎剪断右交感神经,中等强度的重复电脉冲刺激其外周端(近头端),观察双侧兔耳血管的变化。

【实验结果记录】

实验结果记录见表8-3-1。

表8-3-1　各因素对主动脉神经放电频率、幅度、声音和动脉血压的影响

观察项目	主动脉神经放电						动脉血压/mmHg	
	频率		幅度		声音			
	对照	实验	对照	实验	对照	实验	对照	实验
正常对照								
牵拉左颈总动脉夹闭右颈总动脉								
药物								
电刺激主动脉神经中枢端								
电刺激主动脉神经外周端								
电刺激迷走神经外周端								

【注意事项】

(1)减压神经纤细,所以分离、勾起神经时,动作要轻柔细致,切勿盲目牵拉,以免损伤。

(2)引导电极与减压神经必须紧密接触并悬空,避免因触碰周围组织而影响电信号的引导。

(3)引导电极两极间距为2 mm左右,以防短路。

(4)观察项目时,均须待主动脉神经放电及血压恢复正常后,方可进行下一个步骤。

【思考题】

(1)阐述血管压力性感受反射调节的生理意义。

(2)试述夹闭、牵拉颈总动脉后,主动脉神经放电和血压发生变化的机制。

(3)试述使用各种药物后,主动脉神经放电和血压发生变化的机制。

(苏敏)

第四节　运动对人体血压和心率的影响

【实验目的】

学习使用血压测量仪测量人体血压和心率的方法，掌握血压和心率在运动中变化的生理学机制。

【实验原理】

运动情况下，交感神经兴奋，其神经末梢释放去甲肾上腺素，与心肌细胞膜上的 $\beta1$ 受体结合，致使心率加快，兴奋经房室交界传导速度加快，心房肌和心室肌收缩力加强。同时，肾上腺髓质分泌增多，分泌了肾上腺素和去甲肾上腺素，使心率加快，心缩力加强，心输出量增加。运动时，心率可作为评定运动强度的生理负荷指标。

【受试对象】

成年受试者。

【实验材料】

HPS-101 人体生理实验系统(运动单车)、BL-420N 生物机能实验系统，HWS061 接收器、连续血压测量仪。

【实验步骤与观察项目】

(1)将 HWS061 接收器接入 BL-420N 系统的 CH1 通道，打开连续血压测量仪，主机指示灯亮起后，观察 BL-420N 系统显示屏，CH1 通道对应数字由"0"变为"2"时表明通信成功。

(2)受试者将左手食指或中指放于指套中，再将连续血压测量仪绑于左手手腕部位背侧。坐在运动单车上，使左手手指测量部位与心脏保持平行。

(3)启动 HPS-101 系统，选择循环系统实验，选择运动对人体血压和心率的影响，设置自动记录时间为每隔 1 分钟记录一次。

(4)待受试者准备好后，测定受试者安静 3 分钟状态下的血压和心率。再检测受试者以时速 60 r/min、90 r/min、120 r/min 各进行 3 分钟阻力运动时的血压和心率。

【注意事项】

(1)不建议患有心肺功能疾病史的人参加此实验。
(2)实验中不宜过度消耗体力。

【思考题】

(1)不同状态下，人体血压和心率有什么变化？

(2)强度不同的运动对人体血压和心率有什么影响？

（于丹）

第五节　离子及药物对离体蛙心活动的影响

【实验目的】

学习离体蛙心和离体心脏灌流的制备方法。观察不同离子及药物作用下的心脏活动变化，形成对受体、受体激动剂和拮抗剂的感性认识，能对心脏活动变化机制进行分析。

【实验原理】

离体心脏保存在适宜的环境中，一定时间内仍具有自律性，并能产生收缩活动。

【实验动物】

牛蛙或青蛙。

【实验材料】

1. 仪器与器械

蛙类手术器械1套、蛙心夹、蛙心插管、生物信号采集与处理系统、张力传感器、铁支架、双凹夹、试管夹。

2. 药品与试剂

任氏液、0.56%NaCl、3%$CaCl_2$、1%KCl、1∶10000肾上腺素、1∶100000乙酰胆碱、2.5%碳酸氢钠。

【实验步骤与观察项目】

1. 离体蛙心制备

(1)破坏青蛙的脑和脊髓。

(2)固定：仰卧位固定于蛙板上。

(3)开胸：镊子提起胸骨下端皮肤，剪一小口，呈V字形剪开胸部皮肤，将剪开的皮肤上翻，暴露皮下组织；仍旧从胸骨下端提起肌肉，剪一小口，且从皮肤切口剪开肌肉；再用粗剪剪断左右鸟喙骨和锁骨，使创口成为以尖朝腹的倒三角形。

(4)剪开心包膜：用眼科镊提起心包膜，并用眼科剪从心包膜纵向剪开，暴露心脏。

(5)穿线：找到主动脉，下穿两条线，一条于主动脉离心段结扎，一条于动脉圆锥上方打一活结(用于固定蛙心插管)。

(6)主动脉插管：于动脉圆锥活结上方用眼科剪剪一小斜口，将蛙心插管慢慢插入动脉圆锥；蛙心插管接近动脉圆锥时，转向心室中央方向，在心室收缩期插入心室，拉紧结扎线结扎，并固定在蛙心插管的侧钩上，以免蛙心插管滑出。

（7）剪断主动脉左右分支。

（8）游离蛙心：轻提蛙心插管，抬高心脏，在静脉窦与腔静脉交界处穿一条线并结扎，于结扎线外侧剪断所有组织，将蛙心游离出来。

（9）清洗蛙心：用新鲜任氏液反复换洗蛙心插管内带血的任氏液，直至无肉眼可见的血液残留。

2. 离体蛙心灌流装置安装

将分离的蛙心固定于铁支架上（蛙心插管在上，被铁支架横臂固定），以蛙心夹夹住蛙心尖。蛙心夹事先系好一条线，该线与张力转换器相连，注意连线要垂直，且松紧适宜。

注意：张力转换器事先和生物信号采集与处理系统相连，并能正常记录转换器的信号。

3. 灌流与观察

（1）记录正常心搏曲线。

（2）吸尽蛙心插管中的任氏液，换不同的实验药物溶液，分别记录蛙心搏动曲线。

【实验结果记录】

实验结果记录见表8-5-1。

表8-5-1　影响蛙心活动的因素

干预溶液	心跳频率	心跳幅度	机制分析
任氏液			
0.56%NaCl			
3%CaCl$_2$			
1%KCl			
1∶10000 肾上腺素			
1∶100000 乙酰胆碱			
2.5%碳酸氢钠			
4℃任氏液			
40℃任氏液			

【注意事项】

（1）注意插管力度，切勿戳穿心壁。

（2）静脉窦结扎时要尽量靠近腔静脉，以免伤及静脉窦。

（3）每次更换液体并记录下曲线变化后，应换新的任氏液让心脏恢复正常，然后再换新的实验药物溶液。

（4）每次换入新的实验药物溶液前，必须进行对照记录。

（5）每次的实验药物加入量要一样（蛙心插管中液面高度一致，故应在插管上做好液面标记）。

（6）实验操作过程中动作要轻，且随时用任氏液湿润蛙心。

【思考题】

（1）为什么蛙心插管时要避免伤及静脉窦？

（2）为什么要保持不同实验药物液面的一致？

（3）与正常室温条件下，使用任氏液记录的心脏曲线相比，换为肾上腺素和乙酰胆碱溶液后，心跳频率与幅度变化是否一致，为什么？

（张玲莉）

第六节　家兔实验性失血性休克及其治疗

【实验目的】

学会失血性休克家兔模型的复制方法。观察失血性休克过程中，家兔微循环和功能代谢的改变。讨论失血性休克微循环改变的发生机制。

【实验原理】

快速而大量的失血（如 15 分钟内失血量大于机体总血量的 20%），超过机体的代偿能力，会因为有效循环血量减少，不能满足机体功能代谢需要，而导致机体发生休克。典型的休克发生过程分为三期：微循环缺血期、微循环瘀血期和微循环衰竭期。因为失血的程度和速度的不同，各期持续时间、功能代谢变化和临床表现会不同。失血性休克治疗始终要围绕恢复有效循环血量和改善微循环，但是由于不同休克期微循环变化的机制不同，所以治疗的时候要选择合理的血管活性药物，并进行综合治疗。

【实验动物】

家兔。

【实验材料】

1. 手术器械

兔盒、兔手术台、婴儿秤、动物手术器械 1 套、动脉插管、静脉插管、气管插管、导尿管、体温计、注射器（20 mL、50 mL）、输液装置、丝线、动脉夹、纱布、水浴锅、微循环灌流盒、生物信号采集与处理系统。

2. 药品试剂

生理盐水、20%乌拉坦溶液、肝素生理盐水。

【实验步骤与观察项目】

1. 称重与麻醉

家兔称重后计算麻醉参考用量(20%乌拉坦溶液, 5 mL/kg),将家兔置于兔盒中,采用拔毛法将耳缘静脉走行区域备皮,然后经耳缘静脉注射进行全身麻醉。

2. 固定

仰卧位固定家兔于手术台上。

3. 气管插管

用剪毛法将颈部正中手术区域备皮,在颈部正中做纵行切口(上起甲状软骨突起,下止胸骨上缘),钝性分离气管,并在气管下穿一条线;然后在甲状软骨突起下 0.5~1 cm 处做一 T 形切口,朝心插入气管;最后用之前穿好的线结扎气管,将插管一侧连接呼吸传感器。

4. 静脉插管

分离一侧颈外静脉(2~4 cm),于颈静脉下穿两条线,用其中一条线结扎静脉的远心端,拉住远心端结扎线,将分离的静脉垫于一根手指上,在靠近结扎的地方剪一个小口,插入静脉插管,连接三通管,低速输液(约 40 滴/min),避免插管凝血堵塞。分离对侧颈静脉,同法插入静脉导管(插入深度为 5~7 cm,相当于上腔静脉入右心房口处),用剩下的那条线固定静脉导管,以记录中心静脉压。

5. 动脉插管

分离对侧或同侧颈总动脉,于颈动脉下穿一条线,结扎动脉的远心端,然后以动脉夹夹闭近心端,在动脉靠近结扎的地方剪取一个小口,插入动脉导管,用事先穿的那条线固定动脉导管,以记录动脉血压。

6. 分离股动脉

于腹股沟动脉搏动最明显处,垂直腹股沟在大腿内侧做纵行切口(长约 4 cm),分离左侧股动脉,做股动脉插管,插管连接 50 mL 注射器,用于放血和输液。

7. 开腹、寻找并确定微循环视野

在腹部正中做一纵行切口(约 5 cm),沿腹白线剪开腹壁,找到兔阑尾,然后拉出与阑尾相连的回盲袢,固定于灌流盒上,用显微镜找到最佳的微循环观察视野。

8. 放血前记录观察指标

观察指标见表 8-6-1。

9. 放血复制失血性休克模型

打开股动脉夹,进行放血。

10. 观察与记录

用显微镜观察微循环的变化,观察到微循环口径变小或血流变慢,且接近不动状态时,停止放血。记录放血量,观察各项数据。

11. 输血治疗

回输血液,观察微循环变化,再次记录各项数据。

12. 药物抢救

先给予0.01%去甲肾上腺素(0.2 mL/kg)，然后给予1%酚妥拉明(0.2 mL/kg)静脉注射，再次记录各项数据。

13. 处死家兔

以股静脉输入过量麻醉药的方式处死家兔。

【实验结果记录】

实验结果记录见表8-6-1。

表8-6-1 生命体征与体循环指标

时间节点	视野下微血管数量	微循环孔径变化	微循环血流变化	血压/mmHg	放血量/mL	输液量/mL
初始状态						
放血						
回输血液						
去甲肾上腺素						
酚妥拉明						

【注意事项】

(1)抽取麻醉药时可适当多抽取3~5 mL。

(2)耳缘静脉首次进针位置靠近耳尖。

(3)推注药物时如遇阻力或形成皮丘，请停止注药，重新进针。

(4)注射麻醉药前1/2量时可适当快推，后1/2量时应逐渐放缓注药速度。

(5)整个麻醉过程中要密切观察家兔状态，判断麻醉深度，并注意用手托住家兔头部。

(6)当用大号止血钳钳夹家兔肢端，家兔反应消失则停止注药。

(7)结扎气管后，将线绕过器官分叉，做二次结扎，以免气管插管脱出。

(8)动脉导管事先用肝素生理盐水充盈，并排尽气泡。

(9)动脉插管事先用肝素生理盐水处理。

(10)股静脉插管完成后，可以缓慢速度输入生理盐水(60滴/min)，避免静脉凝血堵塞。

(11)灌流盒事先装满预热的生理盐水。

(12)尽量避免暴力拉扯或扭转肠袢，以免引起肠道血管剧烈搏动，影响显微镜观察。

(13)将肠袢固定于灌流盒的过程中，尽量避免肠系膜下出现气泡，以免影响视野。

(14)观察的视野，以能看到多条微血管且能看到红细胞流动最佳。

【思考题】

(1)判断麻醉深度的方法有哪些？

（2）第一次放血后，微循环发生了哪些改变，血压发生了什么改变，为什么会出现这些改变？

（3）第二次放血后，血压发生了什么改变，为什么会出现这些改变？

（张玲莉）

第七节　家兔实验性急性心力衰竭及其抢救

【实验目的】

理解实验性家兔急性右心衰竭动物模型的复制方法及原理。观察家兔右心衰竭的生命体征变化及部分形态学改变。讨论家兔心力衰竭时药物干预对机体的影响及其机制。

【实验原理】

心力衰竭指在各种致病因素的作用下，心脏的收缩和（或）舒张功能发生障碍，使心排血量绝对或相对下降，以致不能满足机体代谢需要的病理过程。导致心力衰竭的常见病因为原发性心肌舒缩功能障碍和心脏负荷过度。

急性右心衰是由于右心室心肌收缩力急剧下降或右心室前/后负荷突然加重，导致右心排血量急剧减少的临床综合征。心脏前负荷指心脏舒张时所承受的容量负荷，而后负荷指心脏收缩时所承受的压力负荷。机体呈现出体循环静脉系统的过度充盈、静脉压升高、肝脏充血和腹水等体征。

本实验通过静脉注射液状石蜡，实现肺动脉压显著增加，这将导致右心室后负荷增加；同时大量快速静脉输液可增加右心室的前负荷。当右心室前/后负荷的快速增加超过右心室的代偿能力时，则引发急性右心功能衰竭。另外，使用强心苷类药物可抑制 Na^+-K^+-ATP 酶，加强心肌收缩能力，增加心脏做功和每搏输出量；静脉注射急性心力衰竭治疗药物毒毛花苷 K，观察疗效；速效利尿药可迅速减少血容量，降低右心后负荷；而扩血管药物硝普钠可降低中心静脉压，也可用于治疗心力衰竭。

【实验动物】

家兔，体重约为 2.5 kg，每组 1 只。

【实验材料】

1. 实验药品

20%氨基甲酸乙酯（乌拉坦）溶液、1%普鲁卡因、1%肝素生理盐水溶液、液状石蜡、生理盐水、10 mg/mL 呋塞米、0.25 mg/mL 毒毛花苷 K、100 μg/mL 硝普钠。

2. 仪器与器械

兔手术台、电子秤、生物信号采集与处理系统、压力换能器 2 套、张力换能器 1 套、哺乳类动物实验手术器械 1 套、静脉输液装置 1 套、注射器（1 mL、5 mL、10 mL、30 mL）、三通管、丝线、纱布、棉球、听诊器。

【实验步骤与观察项目】

1. 右侧颈外静脉和左侧颈总动脉分离及血管插管术

（1）麻醉、固定和备皮。家兔称重后，耳缘静脉注射 20% 氨基甲酸乙酯（约 5 mL/kg）麻醉，然后仰卧位固定于兔手术台，颈部正中剪毛备皮。

（2）颈部切开及组织分离。在甲状软骨与胸骨切迹之间沿气管方向做 4~5 cm 切口，逐层分离颈部组织，充分暴露气管，游离右侧颈外静脉和左侧颈总动脉。

（3）气管插管。甲状软骨下 1.5 cm 处做倒 T 形剪口，插入气管插管，连接换能器，绘制呼吸曲线。

（4）颈外静脉插管。先结扎右侧颈外静脉远心端，用眼科剪向心脏方向形剪口，将与中心静脉压导管相连的静脉插管插入血管内，结扎固定，用于测量中心静脉压（central venous pressure，CVP）和静脉输液。测量 CVP 值时，调整 CVP 导管高度，使其底部与心脏处于同一水平面。

（5）颈总动脉插管。先结扎颈总动脉远心端，并在近心端用动脉夹夹闭，以临时阻断血流，用眼科剪向心脏方向做 V 形剪口，将连接有压力换能器的动脉插管（预先充满肝素）插入血管内，结扎固定，用于检测血压。

2. 复制急性右心衰竭模型

（1）手术操作完成后，待动物安静稳定 5 分钟，用生物信号采集与处理系统测量各项正常指标（对照值），记录如呼吸、血压、心率、CVP 的变化，并监听心音、呼吸音的变化。

（2）肝-中心静脉压反流试验：以压迫右上腹（右肋弓下）3 秒，中心静脉压上升的厘米水柱数表示。

（3）抽取 0.5 mL 液状石蜡从耳缘静脉注入，当收缩压下降到 70 mmHg 时停止注射，测量各项指标一次。

（4）液状石蜡注射后 5 分钟，再测量各项指标一次。

（5）按 180 滴/min 的速度，快速输入生理盐水，输液量每增加 25 mL/kg（5 min）即测量各项指标一次，直至血压下降，并记录肺水泡音出现的时间。

3. 急性右心衰竭模型的治疗

（1）耳缘静脉注射呋塞米，剂量 0.4 mL/kg，记录给药后的各项指标。

（2）耳缘静脉注射 0.25 mg/mL 毒毛花苷 K（0.1 mL/kg）5 分钟后记录给药后的各项指标。

（3）耳缘静脉注射 100 μg/mL 硝普钠，剂量 1 mL/kg，记录给药后的各项指标。

（4）实验结束后处死动物，挤压胸壁，观察气管有无分泌物溢出。剖开胸腔、腹腔（注意不要损伤器官和大血管），观察有无胸腔积液、腹腔积液；取下心、肺标本，观察肺脏外观和切面变化，以及心脏各腔室的体积；观察肠系膜血管的充盈情况，肠壁有无水肿；取下肝脏，观察肝脏外表和切面变化，最后剪破腔静脉，让血液流出，注意此时肝脏和心脏的体积变化。

【实验结果记录】

做好实验标记和记录，将实验结果填入表8-7-1。

表8-7-1　急性右心衰竭实验结果

处理因素	收缩压/mmHg	舒张压/mmHg	中心静脉压/cmH_2O	心率/（次·min^{-1}）	呼吸/（次·min^{-1}）
实验前对照					
石蜡					
石蜡后5 min					
生理盐水					
呋塞米					
毒毛花苷K					
硝普钠					

【讨论】

（1）心力衰竭的定义及其发生的病理生理学机制。

（2）液状石蜡引起右心衰竭的机制。

（3）解释实验中各项指标的变化原因及其机制。

【注意事项】

（1）外耳缘静脉注射液状石蜡时，注入速度不宜太快（以0.1 mL/min为宜），要随时观察各项指标的变化，当收缩压降到70 mmHg时，无论注射了多少液状石蜡均应停止注射。

（2）若输液量已超过200 mL/kg，而动物各项指标变化仍不显著，则可在密切监测BP的情况下补推少量液状石蜡。

（3）耳缘静脉注射麻醉药时，要控制给药速度，注射速度过快会导致动物死亡。

（4）压力传感器和插管应充满生理盐水，排除气泡，否则影响实验结果。

（5）如动物因手术切口疼痛而挣扎时，应追加麻醉药，或滴加少量普鲁卡因维持局部麻醉效果。

（6）注意保持压力换能器和心脏处于同一水平面。

【思考题】

（1）外耳缘静脉推注液状石蜡后，为什么会观察到家兔血压下降？

（2）通过哪些临床表现判断家兔发生了右心衰竭？

（3）家兔右心衰竭后出现腹腔积液的机制是什么？

（吴振）

第八节　人心脏泵血功能观察

【实验概述】

心脏是血液的动力器官，通过收缩把血液推送入动脉，舒张又能把静脉血液吸回心脏，使血液在心血管内始终沿一个方向流动，保证全身各器官新陈代谢的正常进行。本实验主要观察安静状态下和运动状态下的心脏功能指标以及心脏的泵血过程，并分析各指标变化的意义。随后探讨运动时心动周期各时相的压力、容积、瓣膜变化，从而得出相应的实验结论。

【实验目的】

熟悉心脏泵血功能各指标的意义及正常范围，学习心脏泵血过程中左心室压力、容积和瓣膜等的变化特征，学习心室射血时长和充盈时长与心率的关系，加深对心脏泵血机制的理解。

【实验原理】

心脏的一次收缩和舒张构成的一个机械活动周期，称为心动周期。在一个心动周期中，心脏的舒缩将引起动脉血管内的压力产生周期性波动，从而推动血液在血管内周而复始地流动。衡量心脏泵血功能的常用指标有每搏输出量(stroke volume，SV)、射血分数(ejection fraction，EF)、心输出量(cardiac output，CO)、心指数(cardiac index，CI)、每搏功(stroke work，SW)、动脉血压等。

本实验利用了数学模型模拟与虚实联动技术，深度揭示了心脏泵血的生理过程与机制，在心动周期基于各时相中左心室压力与容积、左心房压力和主动脉压力描绘了心脏泵血的机制过程。注意识别曲线中代表二尖瓣关闭、二尖瓣开放、动脉瓣关闭、动脉瓣开放的位置，理解心脏泵血过程。当心室收缩使室内压升高且超过主动脉压时动脉瓣(半月瓣)开放，心室开始射血，直至动脉瓣关闭，这段时长即为心室射血时长(ventricular ejection tim，VET)。射血完成后，当室内压下降并低于房内压时，心房内的血液冲开二尖瓣(房室瓣)进入心室，心室开始充盈，直至二尖瓣关闭，这段时长即为心室充盈时长(ventricular flling time，VFT)，见图8-8-1。

【受试对象】

成年受试者。

【实验器材】

HPS-101人体生理实验系统(包括BL-420N硬件、HWS0601接收器、HWS0601采集器、运动单车、心电传感器、连续血压测量仪)。

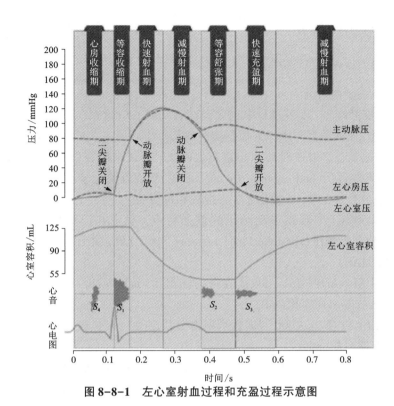

图 8-8-1　左心室射血过程和充盈过程示意图

【实验步骤】

1. 启动软件

启动 HPS-101 人体生理实验系统，在菜单栏中单击"虚拟人"启动虚实联动实验软件，选择"虚实联动实验"→"心脏泵血功能的观察"→"采集基础数据"。

2. 构建个性化虚拟人

采集基础数据构建个性化虚拟人，在 HPS-101 人体生理实验系统菜单栏中选择"信息采集"，同时让受试者站立于体重秤上，朝向 AI 摄像头，点击"保存"即可将基础数据信息传输至虚实联动实验软件，然后在虚实联动实验软件中单击"开始实验"，完成虚拟人的构建。

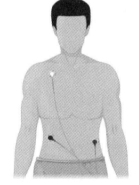

3. 连接设备

（1）根据软件中实验操作提示及视频指导，接入 HWS0601 接收器，启动 HWS0601 采集器。

（2）连接心电传感器。

1）将心电传感器输入线与 HWS0601 采集器的 CH1 通道连接，输入线的纽扣式接口与贴片电极背侧铜扣相连。

图 8-8-2　连接心电导联线示意图

2）使用酒精对将要粘贴心电电极的皮肤部位进行擦拭以增强导电性。然后撕开电极片表面的保护膜，将电极片粘贴在相应的皮肤位置，见图 8-8-2。

（3）佩戴连续血压测量仪。

【观察项目】

1. 安静时心脏泵血功能

（1）受试者安静端坐，实验过程中记录受试者实时心电数据，单击"虚实联动"，从而将受试者的心电、血压数据与虚拟人模型实时对接。

（2）观察并记录心室射血时长和心室充盈时长、舒张末期容积（end-diastolic volume, EDV）值和收缩末期容积（end-systolic volume, ESV）值，以及记录虚拟人安静状态下的每搏输出量、射血分数、心率、心输出量、心指数和每搏功。

（3）在"主动脉压"中观察主动脉压的波形特点，确定并记录收缩压（systolic blood pressure, SBP）值和舒张压（diastolic blood pressure, DBP）值，并计算出平均动脉压（mean aterial pressure, MAP）。

每搏输出量 $SV = EDV - ESV$，SV 代表每搏输出量（m），EDV 代表心室舒张末期容积（mL），ESV 代表收缩末期容积（mL）。

射血分数 $EF = SV/EDV/1000$，EF 代表射血分数（%），SV 代表每搏输出量（mL），EDV 代表心室舒张末期容积（mL）。

心输出量 $CO = SV \times HR \times 100\%$，$CO$ 代表心输出量（L/min），HR 代表心率（bpm），SV 代表每搏输出量（mL）。

心指数 $CI = CO/BSA$，CI 代表心指数 [L/（min·m^2）]，CO 代表心输出量（L/min），BSA 代表体表面积（m^2）。

每搏功 $SW = SV \times 13.6 \times 9.807 \times (MAP - LAMP) \times 0.001$，$SW$ 代表每搏功（J），可近似为心脏将一定体积的血液提升到一定的压力水平而增加的血液势能，SV 代表每搏输出量（L），MAP 代表平均动脉压（mmHg），$LAMP$ 代表左心房平均压（mmHg），汞（Hg）的密度为 13.6 kg/L，乘以 9.807 将力的单位由千克（kg）换算成牛顿（N），乘以 0.001 将高度单位由毫米（mm）换算成米（m）。

2. 运动时心脏泵血功能

将运动单车的阻力挡位调定为中等强度（运动单车，4~6 档），受试者正确姿势骑行单车，保持 60 r/min 速度骑行并维持 5 分钟以上，观察运动过程中心脏功能变化，并记录运动 5 分钟时的心脏泵血功能指标信息，将该数据与安静时的做对比分析。

【注意事项】

（1）运动单车骑行过程中，应尽量保持恒定速度，并维持一定时间，使骨骼肌做功和呼吸与循环系统功能达到稳定状态。

（2）运动单车阻力挡位调节应在受试者耐受范围内，可根据实际情况做相应调整。

（于丹）

第九章　　呼吸系统实验

第一节　家兔呼吸运动的调节

【实验目的】

学习家兔呼吸运动的描记方法，观察血液理化因素改变及肺牵张反射对呼吸运动的影响，加深对呼吸运动调节机制的理解。

【实验原理】

正常呼吸运动是在呼吸中枢控制下有节律地进行的，呼吸运动可随着机体活动状况的改变而进行相应调节。主要的呼吸运动调节包括化学感受性呼吸反射和肺牵张反射。吸入气中 CO_2 浓度、O_2 浓度的变化可分别导致血中 PCO_2 改变和 PO_2 改变，再通过各自的相应途径调节呼吸。血液中 H^+ 浓度的变化也可刺激相应的感受器来调节呼吸。

【实验动物】

家兔。

【实验材料】

电子计算机、BL-420E 生物机能实验系统、呼吸换能器、哺乳类动物手术器械一套、兔手术台、气管插管、注射器(20 mL、5 mL)，50 cm 长的橡胶管、CO_2 或 N_2 气罐及其连通管(带阀门)、连接三通开关的动脉插管、AVL 血气分析仪、培养皿、20%氨基甲酸乙酯溶液、1.5%乳酸溶液等。

【实验步骤与观察项目】

1.动物手术

(1)麻醉及固定：家兔称重后，用 20%氨基甲酸乙酯溶液进行麻醉[剂量为 5 mL/kg(体重)]，沿家兔耳缘静脉缓慢注入。待家兔麻醉后，将其仰卧固定于兔手术台上。

(2)做颈正中切口，气管插管。

(3)分离颈迷走神经：用玻璃分针分离两侧颈迷走神经，穿线备用。

(4)颈总动脉插管：分离出 3~4 cm 长的颈总动脉血管，在其下方穿入 2 根丝线备用。结扎远心端后，用动脉夹夹闭近心端，在靠近远心端结扎处剪开动脉(剪口呈 45°角，约为动脉直径的 1/3)，插入与三通相连接的动脉插管，以备取血。

2. 描记呼吸运动曲线

(1)连接实验装置：用橡胶管将呼吸换能器与气管插管未堵塞的侧管相连(图 9-1-1)。将换能器的输入导线接到 BL-420E 生物机能实验系统的通道 1 插口。

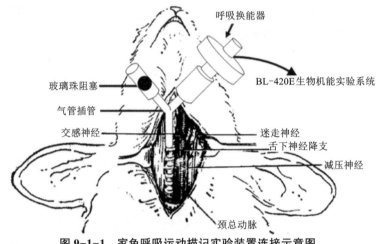

图 9-1-1　家兔呼吸运动描记实验装置连接示意图

(2)开机记录呼吸运动曲线：开启计算机→进入 BL-420E 生物机能实验系统主界面→实验项目→呼吸实验→呼吸运动调节。调节实验记录系统的放大倍数和扫描速度等，使记录的呼吸曲线的幅度大小适宜、速度适中。

(3)取血进行血气分析：用 1 mL 注射器吸取少量肝素溶液，将管壁湿润后推出，使注射器无效腔和针头内充满肝素。打开动脉导管三通开关，松开动脉夹，弃去最先流出的几滴血，迅速取下注射器针头将注射器插入三通口并取血 1 mL，注意勿进入气泡。关闭三通开关后，拔出注射器并立即套上针头，将针头插入木塞以隔绝空气；用中指轻弹注射器管壁 10~20 秒，使血液与肝素充分混合，将血标本送预备室检测。

3. 实验观察对象

实验观察对象包括呼吸曲线的频率和幅度。每个项目注意及时打上相应的实验标记。

(1)实验条件下的正常呼吸曲线，同时取血进行血气分析。

(2)提高吸入气中 CO_2 浓度：轻轻旋开 CO_2 连通管阀门，将连通管的头端靠近呼吸换能器的通气管口，并用 1 个小烧杯罩住，以提高吸入气中 CO_2 的浓度，同时在呼吸曲线的相应位置标上"吸入 CO_2"标记。待呼吸出现明显变化后，取血进行血气分析，移走小烧杯和 CO_2 连通管，关闭连通管阀门，同时在呼吸曲线相应位置标上"停止"标记，使家兔恢复吸入正常空气，直至呼吸恢复正常或呼吸频率和幅度不再改变。

(3)提高吸入气中 N_2 浓度：提高吸入气中的 N_2 浓度，实质上是降低吸入气中的 O_2 浓度。找到 N_2 连通管，操作方法同(2)。待呼吸运动发生明显变化后，取血进行血气分析，再移走小烧杯及 N_2 连通管，停止吸入 N_2，直至呼吸恢复正常或呼吸频率和幅度不再改变。

（4）增大无效腔：将 50 cm 长的像胶管套在呼吸换能器的通气管上，此时家兔通过长像胶管通气，导致呼吸无效腔增大。待呼吸运动发生明显变化后，于颈动脉导管三通处取血 1 mL，进行血气分析；同时，从气管插管的侧管上取下胶管。

（5）血液 pH 改变：用 5 mL 注射器抽取 1.5% 乳酸 4 mL，沿耳缘静脉快速注射，记录呼吸波并取血测血气指标。如注射乳酸后，家兔呼吸不能在短时间内恢复正常，可根据测得的 BE 值，按照以下公式进行补碱治疗。

BE 绝对值×体重（kg）×0.3＝所需补充碳酸氢钠的量（mmol）

注：0.3 是 HCO_3^- 进入体内分布的间隙，即体重×30%。

5% 碳酸氢钠 1 mL＝0.6 mmol 碳酸氢钠。

（6）切断颈迷走神经：观察实验条件下一段正常呼吸曲线后，先剪断一侧颈迷走神经，观察呼吸运动的变化；再剪断另一侧颈迷走神经，对比观察剪断颈迷走神经前后呼吸频率和幅度的变化。同时，取血测血气指标。

4. 实验路线

家兔呼吸运动的描记实验路线见图 9-1-2。

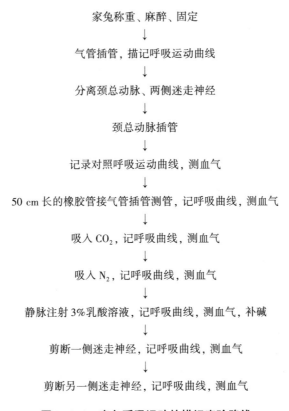

家兔称重、麻醉、固定
↓
气管插管，描记呼吸运动曲线
↓
分离颈总动脉、两侧迷走神经
↓
颈总动脉插管
↓
记录对照呼吸运动曲线，测血气
↓
50 cm 长的橡胶管接气管插管测管，记呼吸曲线，测血气
↓
吸入 CO_2，记呼吸曲线，测血气
↓
吸入 N_2，记呼吸曲线，测血气
↓
静脉注射 3% 乳酸溶液，记呼吸曲线，测血气，补碱
↓
剪断一侧迷走神经，记呼吸曲线，测血气
↓
剪断另一侧迷走神经，记呼吸曲线，测血气

图 9-1-2 家兔呼吸运动的描记实验路线

【实验结果记录】

实验结果记录方法见表 9-1-1。

表 9-1-1　实验结果

影响因素	呼吸频率		呼吸幅度		PaO_2		$PaCO_2$		pH	
	对照	实验	对照	实验	对照	实验	对照	实验	对照	实验
吸入 CO_2										
吸入 N_2										
增大呼吸无效腔										
注射乳酸溶液										
剪断一侧迷走神经										
剪断双侧迷走神经										

【注意事项】

(1) 实验时要注意比较每个项目前后家兔呼吸运动的变化，即要有前后对照。

(2) 注射乳酸溶液时务必保证注射进静脉内，以免家兔因疼痛挣扎而影响实验结果。

【思考题】

(1) CO_2、低氧、H^+对呼吸运动各有何影响？各作用途径如何？

(2) 呼吸无效腔的增大对呼吸有何影响？作用机制如何？

(3) 迷走神经在节律性呼吸运动中起什么作用？若想观察其在呼吸调节中的作用，还可通过刺激迷走神经的方法来观察，那么实验中应刺激颈部迷走神经的中枢端还是外周端？刺激迷走神经后家兔呼吸有何变化？为什么？

（张小玲）

第二节　家兔胸膜腔内压的记录、气胸和胸腔积液及救治

【实验目的】

学习直接测定胸膜腔内压的方法，观察呼吸运动过程中胸膜腔内压的变化。

通过制备家兔气胸、胸腔积液模型，掌握气胸、胸腔积液的原因和发病机制。

通过测定家兔气胸、胸腔积液的部分指标，掌握气胸、胸腔积液的部分临床表现及其变化机制。

通过救治家兔气胸、胸腔积液，了解气胸、胸腔积液的部分治疗原则。

【实验原理】

在正常呼吸过程中，胸膜腔内压总低于外界大气压，故被称为胸内负压。在吸气末或呼气末，胸膜腔内压的数值等于负的肺回缩压。由于正常肺始终处于被扩张状态，则始终存在回缩趋势。在呼吸过程中，肺的回缩压随肺的扩张而增大，随肺的回缩而减小，因此胸内负

压的数值也随呼吸运动而上下波动，表现为吸气时胸内负压增大(更负)，呼气时则相反。

胸内负压形成的重要前提是胸膜腔保持密闭性。气体进入胸膜腔内称为气胸，液体进入胸膜腔内称为胸腔积液，气胸和胸腔积液时胸膜腔负压被破坏，此时肺由于弹性回缩力而萎缩，通气功能丧失，出现限制性肺泡通气不足，同时，由于肺弥散面积减少，气体弥散功能障碍，导致患侧肺通气/血流比例降低，出现静脉血掺杂，而健侧肺因代偿通气过度，通气/血流比例升高，出现无数腔样通气。气胸和胸腔积液使血液中 PaO_2 降低和(或) $PaCO_2$ 升高，可导致 I 型呼吸衰竭(PaO_2 降低)或 II 呼吸衰竭(PaO_2 降低伴 $PaCO_2$ 升高)，合并呼吸性和(或)代谢性酸中毒。

本实验通过一侧胸壁穿刺注入空气和生理盐水的方法复制气胸和胸腔积液模型，观察实验动物胸膜腔内压力、呼吸运动和血气的变化规律，并实施救治。

【实验动物】

家兔。

【实验材料】

哺乳类动物手术器械 1 套、兔手术台、气管插管、50 cm 长的橡胶管、20% 氨基甲酸乙酯、胸腔内插管、水检压计、动脉导管(接三通开关)、AVL 血气分析仪。

【实验步骤与观察项目】

1. 动物手术

(1)麻醉与固定：家兔称重后，用 20% 氨基甲酸乙酯溶液进行麻醉[剂量为 5 mL/kg(体重)]，沿家兔耳缘静脉缓慢注射。待家兔麻醉后，将其仰卧固定于兔手术台上。

(2)颈部手术：做颈正中切口，气管插管。

(3)颈总动脉插管：按实验动物颈动脉常规分离方法分离暴露颈总动脉，结扎远心端，用动脉夹夹闭近心端。在靠近远心端结扎处剪口，插管后将动脉与插管结扎固定。取血测血气指标，取血时应注意血液抗凝和隔绝空气。

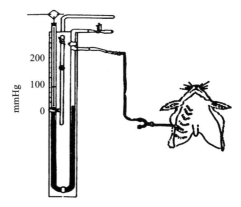

图 9-2-1　家兔胸膜腔穿刺：粗注射针头与
水检压针相连

(4)胸膜腔内压测量：将与水检压计相连的粗注射针头在家兔右胸第 4 或第 5 肋间锁骨中线处，沿肋骨上缘垂直插入胸腔(注：胸腔穿刺不宜过猛过深，以免刺破肺组织、纵隔内大血管、膈肌，甚至是肝脏)，当看到水检压计内红色水柱上下波动时，说明针头已进入胸膜腔内，应停止进针(图 9-2-1)。观察记录胸膜腔内压(此时水检压计的"0"刻度应与家兔胸腔在同一水平面上)和呼吸波。

(5)复制气胸模型并救治。

1)闭合性气胸及救治：从三通管处关闭水检压计，用注射器注入空气 50 mL，打开水检压计，观察胸膜腔内压的变化及呼吸曲线的变化，观察兔唇颜色变化。关闭水检压计，用注射器抽出空气，打开水检压计，再观察胸膜腔内压的变化及呼吸曲线的变化，观察兔唇颜色变化。

2）张力性气胸及救治：从三通管处关闭水检压计，用注射器注入空气 100~150 mL，打开水检压计，观察胸膜腔内压的变化及呼吸曲线的变化，观察兔唇颜色变化。关闭水检压计，用注射器抽出空气，打开水检压计，再观察胸膜腔内压的变化及呼吸曲线的变化，观察兔唇颜色变化。

（6）复制胸腔积液：打开三通管，关闭水检压计，用注射器向胸膜腔内注射 50 mL 生理盐水，打开水检压计，观察胸膜腔内压的变化及呼吸曲线的变化。关闭水检压计，用注射器抽出液体，打开水检压计，再观察胸膜腔内压的变化及呼吸曲线的变化。

（7）胸腔积液的治疗：用注射器将胸膜腔内的生理盐水抽出，进针部位为腋中线与第6~7肋骨间隙，或第7~8肋骨间隙，或肋弓下缘沿腋中线往头部方向上移 2~3 cm。观察家兔能否存活，观察兔唇颜色变化。

2. 实验路线

测定胸膜腔内压实验路线见图 9-2-1。

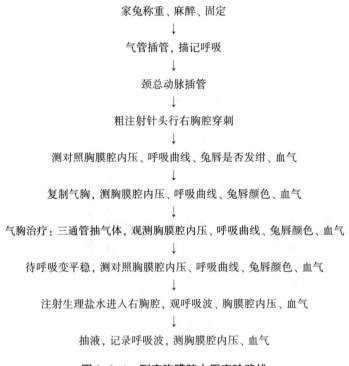

图 9-2-1　测定胸膜腔内压实验路线

【实验结果记录】

实验结果记录方法见表 9-2-1。

表 9-2-1　实验结果

影响因素	胸膜腔内压 对照实验	呼吸频率 对照实验	呼吸幅度 对照实验	PaO_2 对照实验	$PaCO_2$ 对照实验	pH 对照实验
气胸						
抽气						
胸腔积液						
抽液						

【注意事项】

(1) 在测定胸膜腔内压做胸膜腔穿刺时，不宜用力过猛过快，以免造成肺组织损伤出血。

(2) 若水检压计的水柱不随呼吸运动上下波动，表明穿刺针头被堵塞，可尝试调整针头的深浅和位置，或重新穿刺。

【思考题】

(1) 正常吸气运动和呼气运动过程中，胸内负压是如何变化的？

(2) 阐述本实验引起气胸、胸腔积液的原因，各测定指标的变化机制，以及主要救治原则。

(张小玲)

第三节　人体呼吸运动的描记及其影响因素

【实验目的】

学习描记人体呼吸运动的方法并观察影响呼吸运动的若干因素。

【实验原理】

呼吸运动 (respiratory movement，R) 是指呼吸肌收缩舒张引起的胸廓扩大和缩小，包括吸气运动和呼气运动。平静呼吸时，吸气运动由主要吸气肌 (膈肌和肋间外肌) 收缩和舒张来完成的。吸气时，肋间外肌收缩，肋骨和胸骨向上提，肋骨下缘向外侧偏转，从而增大胸腔的前后径和左右径；呼气时，膈肌和肋间外肌舒张，胸廓缩小。

因此，通过胸廓的变化可以测量呼吸作用的强弱，将呼吸描记器围绕于受试者的胸部可以记录呼吸时胸廓的变化。可用阻抗呼吸描记器测定受试者胸部所用的两个电极之间的阻抗变化，当微弱的电流经过电极时，电极间的电压与阻抗成正比关系。吸气时，通过的电流减少，阻抗小；呼气时电流增加，阻抗加大。由于阻抗的变化，经过放大就可以记录呼吸运动。

呼吸运动是一种节律性活动,其深度和频率随体内外环境的改变而改变。呼吸运动的节律起源于延髓,可以受到来自呼吸器官本身以及血液循环等其他器官系统感受器传入冲动的反射性调节。外界因素对呼吸运动有很大的影响。

【受试对象】

成年受试者。

【实验材料】

呼吸描记器、记纹鼓或记录仪、张力换能器、生物信号采集与处理系统、秒表、大塑料袋(袋内放有石灰钠)、橡胶管、鼻夹等。

【实验步骤与观察项目】

受试者采取坐位方式,将呼吸描记器围绕于胸部呼吸活动最明显的水平位置,用橡胶管将呼吸描记器和张力换能器相连,记录呼吸运动曲线。

记录正常呼吸曲线:记录受试者正常呼吸 1~2 分钟时的其频率及幅度情况。然后分别进行以下实验项目。

1. 过度通气

用慢速记录一段正常通气周期以后,便停止记录。令受试者做极快和极深呼吸 1~2 分钟,观察并记录深呼吸后呼吸运动的暂停现象。

在封闭系统中过度通气:先记录一段平静呼吸运动曲线。然后让受试者的鼻子对着大塑料袋,做深呼吸 2 分钟,实验后记录过度通气后的呼吸运动,把这次记录和低(缺)氧呼吸运动曲线进行比较。

2. 重复呼吸

先记录一段平静呼吸运动曲线,然后用大塑料袋罩住口鼻或套住整个头部,让受试者对着袋内做深呼吸 1~2 分钟,不用连续记录,每分钟只记录 10~15 秒便可。当重复呼吸袋内的呼出气时,注意呼吸的频率和幅度会发生的变化。

3. 低(缺)氧呼吸

先记录一段平静呼吸运动曲线,然后用大塑料袋套住整个头面部(袋内放入一小包石灰钠,吸收呼出气中的 CO_2 和水),让受试者对着袋内做深呼吸 2 分钟,记录其呼吸运动的变化。

4. 精神集中对呼吸运动的影响

当受试者集中精神时,比如正在穿针或观看视频、阅读时,记录其呼吸运动曲线。这一实验是观察延髓较高级中枢对呼吸活动的作用。

屏气呼吸,先记录一段平静呼吸运动曲线,然后让受试者尽量屏气,于屏息达到最高限度及重新呼吸时,记录其呼吸运动,测定屏息最长的持续时间。

5. 增加呼吸道阻力

记录平静呼吸运动曲线后,用鼻夹夹住受试者的大部分鼻孔,闭口呼吸半分钟,观察呼吸曲线变化。增加呼吸道阻力后,呼吸明显加快许多,幅度也减少许多,而且呼吸活动变得不太规则。

6.冷刺激对呼吸运动的影响

一只手浸入冰水中,观察呼吸运动的改变。

7.情绪对呼吸运动的影响

记录平静呼吸曲线后,再回忆令其情绪发生变化的事件,观察呼吸运动的变化。

8.讲话或演讲时对呼吸运动的影响

让受试者讲话或者朗读时,记录其呼吸运动曲线;当受试者默读同样的短文时,记录其呼吸运动曲线。比较此时与平静呼吸运动曲线的变化。

9.体育运动对呼吸运动的影响

令受试者上下30 cm高的台阶,以60次/min速度跑2分钟,或原地跑200步后,记录其呼吸运动的变化。为什么剧烈运动会引起呼吸频率及幅度的增加?

【实验结果记录】

实验结果记录见表9-3-1。

表9-3-1　影响呼吸运动的因素

项目	呼吸频率	呼吸幅度	呼吸运动变化
正常呼吸			
过度通气			
重复呼吸			
封闭系统中过度通气的呼吸			
缺(低)氧呼吸			
精神集中时的呼吸			
屏气呼吸			
增加呼吸道阻力的呼吸			
冷刺激对呼吸运动的影响			
情绪对呼吸运动的影响			
讲话或演讲时对呼吸运动的影响			
体育运动对呼吸运动的影响			

【注意事项】

(1)过度通气项目中注意暂停的持续时间与恢复过程。

(2)缺(低)氧呼吸项目中如果受试者感觉呼吸困难时,应立刻停止实验。

【思考题】

(1)缺氧呼吸和过度通气呼吸的机制是否不同?为什么?

(2)咳嗽、笑、哭等动作是正常呼吸吗?

(3)屏气呼吸记录一段平静呼吸运动曲线时,为什么不能无限地屏气呼吸?

（张羽飞）

第四节　人体肺通气量的测定

【实验目的】

掌握人体肺通气量的测定方法；了解肺功能各项指标的正常值范围及其生理意义。

【实验原理】

肺通气（pulmonary ventilation，PV）是指肺与外界环境之间的气体交换的过程，它能稳定肺泡中的气体成分，以保证肺换气的正常进行，维持机体正常新陈代谢的需要。常用的肺通气功能指标包括：潮气量（tidal volume，TV），每次呼吸时吸入或呼出的气量，正常人约为 500 mL；补吸气量（inspiratory reserve volume，IRV），又叫吸气贮备量，平静吸气末，再尽力吸气所能吸入的气量；补呼气量（expiratory reserve volume，ERV），又叫呼气贮备量，平静呼气末，再尽力呼气所能呼出的气量；肺泡通气量（alveolar ventilation，VA），每分钟吸入肺泡的新鲜空气量；肺活量（vital vapacity，VC）和用力肺活量（forced vital capacity，FVC）也称时间肺活量，指一次最大吸气后，尽力尽快呼气时，在一定时间内（一般为前 1 秒、前 2 秒、前 3 秒）所能呼出的气体量，通常以它们所占肺活量的百分数来表示，是评价肺通气功能的较好指标，正常人前 1 秒、前 2 秒、前 3 秒的用力肺活量分别是 83%、96%、99%；肺每分通气量，每分钟吸入或呼出的气体总量（6~9 L/min）；最大通气量（maximal voluntary ventilation，MVV），在尽力做深、快呼吸时，每分钟所能吸入或呼出的最大气体量（70~120 L/min）。见图 9-4-1。

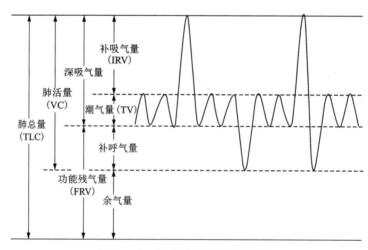

图 9-4-1　肺容积和肺容量示意图

【受试对象】

成年受试者。

【实验材料】

BL-420N 硬件、HWS0601 接收器、HWS0601 采集器、呼吸面罩、过滤器和呼吸传感器。

【实验步骤与观察项目】

1. 设备连接

（1）连接 HWS0601 接收器：将 HWS0601 接收器接入 BL-420N 硬件的 CH1 通道，待接收器指示灯常亮时，表明 BL-420N 硬件对其识别成功。

（2）启动 HWS0601 采集器：长按电源键，在听到"嘀"声后松开，待采集器"电量"指示灯常亮，"通讯中"指示灯闪烁，表明采集器与接收器通讯成功。

（3）连接呼吸传感器：将呼吸面罩与过滤器和呼吸传感器相连，同时将呼吸传感器输入线与 HWS0501 采集器的 CH1 通道连接。见图 9-4-2。

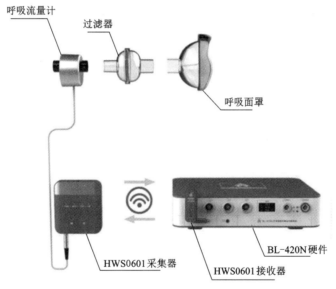

图 9-4-2　连接呼吸传感器示意图

2. 启动 HPS-10X 软件

在电脑上打开 HPS-10X 软件，依次选中"首页""呼吸系统实验""人体肺通气量测定"和"实验项目"。

【检测项目】

1. 潮气量及肺活量测定

（1）操作方法：受试者站立，将呼吸面罩紧扣在口鼻部位（避免漏气），平静呼吸 4~5 次后，再平静呼气末，尽力吸气直至不能再吸入为止，再尽力呼气直至不能再呼出为止，重复这个操作 3 次，取平均值。见图 9-4-3。

（2）添加标记：单击鼠标右键添加"潮气量及肺活量"标记。单击"暂停"按钮，暂停波形记录。

（3）测量和分析。

1）波形截取：在"波形测量区"视图中单击"截图"按钮，选择一段同时带有潮气量和肺活量的曲线，截取出的波形段自动进入"选择波形列表"和"波形测量区"视图中。

2）数据测量：在"数据测量结果表格"中单击"潮气量"等单元格，移动鼠标到"波形测量区"视图，找到潮气量对应波形，进行测量操作。测量结果自动进入"数据测量结果表格"对应单元格中。以同样的测量方式，完成对肺活量、呼吸频率和深吸气量的测量。测量过程中，波形和数据自动实时同步到实验报告中。通过观察波形和测量生理指标，进一步理解呼吸波形的生理指标及特征。见图 9-4-4 和表 9-4-1。

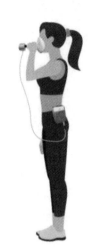

图 9-4-3　呼吸记录示意图

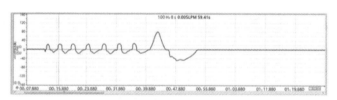

原始记录通道中的目标波形

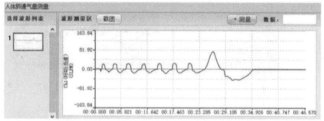

截取波形同时进入"选择波形表"和"波形测量区"

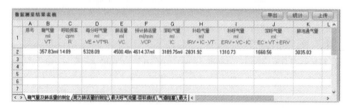

数据测量结果表格

图 9-4-4　潮气量及肺活量数据测量示意图

表 9-4-1　潮气量及肺活量数据记录表

受试者	肺活量/mL		呼吸频率 RR/ (次·min⁻¹)	潮气量 TV/mL	深吸气量 IC/mL	每分平静通气量 VE/ (mL·min⁻¹)	肺泡通气量 VA/mL	补吸气量 IRV/mL	补呼气量 ERV/mL	深呼吸量 EC/mL
	预测值（VCP）	实测值（VC）								
张×	3600	3500	15	500	2000	7500	1500	900	1400	1900

计算公式说明：VE = TV×RR；VA = TV-2.2×(体重/kg)J×(R)；IRV = IC-TV；ERV = VC-IC；EC = (TV+ERV)。

2. 用力肺活量的测定

(1) 单击"开始"按钮，受试者站立并背对电脑显示屏，先用力吸气直至不能再吸入为止，然后将呼吸面罩紧扣在口鼻部位(注意不要漏气)，尽力尽快地呼出全部气量。单击"暂停"按钮，暂停实验。

(2) 测量和分析。

1) 截取波形，搜寻波形：根据图 9-4-5 中的用力肺活量曲线标注，在记录的(原始)波形上找到"用力肺活量"对应的曲线。完整截取该段用力呼吸曲线。

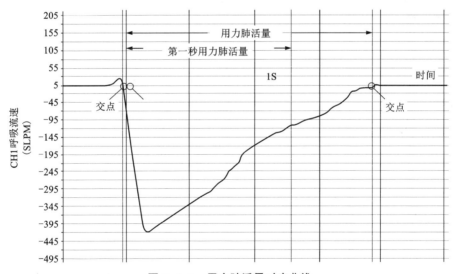

图 9-4-5　用力肺活量对应曲线

2) 数据测量：在"数据测量结果表格"中单击"用力肺活量"单元格，移动鼠标到"波形测量区"视图中，找到"用力肺活量"对应波形，进行测量操作，测量结果自动进入"数据测量结果表格"对应单元格中。以同样的测量方式，完成对第 1 秒用力呼气量、第 2 秒用力呼气量和第 3 秒用力呼气量、最大呼气中段流量、呼气时间的测量。测量结果见表 9-4-2。

表 9-4-2 最大通气量指标测量结果

受试者	用力肺活量 FVC/mL	第1s用力呼气量		第2s用力呼气量		第3s用力呼气量		最大呼气中段流量 MMEF/ (L·min⁻¹)	呼气时间 EXTIME/s
		FEV1/mL	百分比FEV1%	FEV2/mL	百分比FEV2%	FEV3/mL	百分比FEV3%		
张×	3500	2905	83%	3360	96%	3465	99%	8.6	4

计算公式说明：FEV1% = FEV1/FVC×100%；FEV2% = FEV2/FVC×100%；FEV3% = FEV3/FVC×100%。

3.最大通气量的测定

（1）最大通气量：单击"开始"按钮后，受试者站立，将呼吸面罩紧扣在口鼻部位（注意不要漏气），受试者先平静呼吸4~5次后，做最快最深的呼吸，持续12秒以上。记录完成后，单击"暂停"按钮，暂停实验。

（2）测量和分析。

1）截取波形：截取一段连续的最大通气量曲线。

2）数据测量：截取波形后，软件自动分析，并将最大通气量结果自动显示在"数据测量结果表格"对应单元格中。测量结果见表9-4-3。

表 9-4-3 最大通气量指标测量结果

受试者	最大通气量		每分钟平静通气量 VE/L	肺活量		通气量百分比 VR%	气速指数 AVI
	实测值 MVV/L	预测值 MVVP/L		实测值 VC/L	预计值 VCP/L		
张×	150	154	7.5	3.5	3.6	95%	1

【实验结果记录】

实验结果记录见表9-4-1、表9-4-2和表9-4-3。

【注意事项】

（1）实验开始前，先熟悉 HPS-10X 软件的使用方法。

（2）心肺功能不良以致不能耐受实验过程者禁止参加。

（3）实验前应检查呼吸采集器与接收器是否匹配，呼吸面罩是否完好，实验过程中注意正确使用面罩，避免漏气。

（4）通气量检测过程中，受试者需背对电脑显示屏，避免有意识控制呼吸。实验过程中必须严密观察受试者情况，防止其晕厥或摔倒。

（5）呼吸流速波形理解：在这个实验中实际使用呼吸流速传感器记录呼吸原始信号，呼吸流速传感器记录的波形以零基线作为吸气和呼气的分界线，零基线以上代表吸气，零基线以下代表呼气，见图9-4-6。需要注意的是，呼吸流速曲线与呼吸流量曲线的含义不同，对于呼吸流量曲线而言，上升代表吸气，下降代表呼气。呼吸流量曲线是呼吸流速曲线的积分曲线。

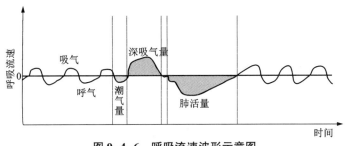

图 9-4-6　呼吸流速波形示意图

【思考题】

(1)人体肺通气的主要指标有哪些？并简述这些指标的生理意义。

(2)肺泡通气量与肺通气量区别是什么？各代表什么意义？

(3)呼吸通气量受哪些因素影响，是如何调节的？

(4)试比较肺活量和时间肺活量两者的异同。

(5)设计一个实验，运用肺功能指标来评价和监控人体的运动能力？

(6)第1秒时间肺活量(FEV1.0/FVC%)：在用力肺活量曲线上可计算出1秒、2秒、3秒时所呼出的气量及其占FVC的百分比，正常值分别为83%、96%、99%，若一个成年人测得的值为60%~80%，反映了什么？说明这个人极可能是患有什么疾病？

(王娟)

第五节　小鼠实验性缺氧

【实验目的】

组织供氧不足或用氧障碍均可导致机体产生相应的功能、代谢和形态改变，这一病理过程称为缺氧(hypoxia)。掌握人工复制低张性缺氧、血液性缺氧和组织性缺氧的方法，并掌握各种缺氧的发生机制。观察各种缺氧的实验动物，注意其呼吸、皮肤颜色等的变化。

【实验原理】

1. 低张性缺氧

主要特征是动脉血氧分压降低，动脉血氧含量降低，又称为乏氧性缺氧。

2. 血氧性缺氧

主要特征是血氧含量降低，多见于血红蛋白的数量减少或性质发生改变，其动脉血氧分压正常，故又称等张性缺氧。

3. 组织性缺氧

组织、细胞对氧的利用障碍。

4. 不同类型缺氧

血氧指标、皮肤黏膜颜色及呼吸系统等均有不同表现。

【实验动物】

成年小白鼠5只。

【实验材料】

广口瓶、木塞、注射器(1 mL、5 mL、20 mL各1支)、注射器针头、止血钳、一氧化碳发生装置、手术剪、烧杯、滴管。钠石灰、10%亚硝酸钠、0.125%氯化钾溶液。

【实验步骤与观察项目】

1. 低张性缺氧

取2只大小相似、体重相近的小白鼠。一只放入装有钠石灰的广口瓶中,另一只放入装有木塞的广口瓶中。当2只小白鼠都放入广口瓶中后,同时用木塞盖紧,并计时直至小鼠发生死亡。在计时过程中观察2只小白鼠的呼吸及皮肤黏膜颜色的改变。小白鼠死亡后,将小白鼠取出,尽快打开腹腔,分别观察血液和肝脏颜色。

2. 一氧化碳中毒

取1只小白鼠放入空的广口瓶中,在一氧化碳发生装置中取10 mL一氧化碳后迅速注射到广口瓶中,立即盖紧瓶塞并计时,观察小白鼠的改变。

3. 亚硝酸盐中毒

取1只小白鼠,待安静后数呼吸频率。腹腔注射10%亚硝酸钠1 mL(注:勿注射入血管或内脏)后开始计时,观察皮肤颜色、呼吸的改变,每2分钟数呼吸频率1次,直至小白鼠死亡。小白鼠死亡后立即停止计时,并打开其腹腔,分别观察其血液和肝脏颜色。

4. 氯化物中毒

取1只小白鼠称重,待安静后数呼吸频率,观察皮肤颜色。腹腔注射0.125%氯化钾(0.1 mL/10 g),开始计时并观察呼吸及皮肤颜色的改变。当小白鼠死亡后停止计时,打开腹腔,观察小白鼠的血液和肝脏的颜色。

【实验结果记录】

实验结果记录见表9-5-1。

表9-5-1 实验性缺氧

类型	呼吸改变	皮肤颜色改变	肝脏颜色	存活时间
低张性缺氧				
一氧化碳中毒				
亚硝酸盐中毒				
氯化物中毒				

【注意事项】

(1)缺氧瓶一定要密闭。

(2)腹腔注射时应靠近左下腹，避免伤及肝脏和膀胱。

(3)注意尽量减少对小白鼠的刺激。

【思考题】

各种缺氧实验中小白鼠的皮肤黏膜、肝脏及血液颜色有何不同？其发生机制是什么？

(李鑫)

第六节　家兔急性呼吸功能不全及实验性肺水肿

一、急性呼吸功能不全

【实验目的】

掌握人工复制不同病因引起的急性呼吸功能不全的动物模型的方法，并探讨其发生机制。

【实验原理】

呼吸衰竭是指各种原因引起肺通气和(或)肺换气功能严重障碍，以致在静息呼吸状态吸入空气时，出现低氧血症(PaO_2 降低)伴有或不伴有二氧化碳潴留(PaO_2 增高)，从而引起机体一系列病理生理改变和临床表现的综合征。临床上，一般以成人在海平面静息状态吸入空气的情况下，将 PaO_2 低于 60 mmHg(8 kPa)作为诊断呼吸衰竭的标准。正常人 PaO_2 随年龄、运动及所处海拔高度而异，成年人在海平面静息时 PaO_2 的正常范围为 [(100−0.32×年龄)±4.97]mmHg，PaO_2 极少受年龄的影响，正常范围为35~45 mmHg。当吸入气的氧浓度(FiO_2)不是 20.9%时，可用呼吸衰竭指数(respiratory failure index, RFI)作为诊断呼吸衰竭的指标。RFI= PaO_2/FiO_2，如 RFI<300 可诊断为呼吸衰竭。

【实验动物】

家兔。

【实验材料】

手术台、常用手术器械1套、气管插管、动脉插管、动脉夹、废液缸、注射器、注射器针头、20%乌拉坦溶液。

【实验步骤与观察项目】

(1)将家兔称重后，按照 5 mL/kg 的剂量将 20%乌拉坦麻醉药经耳缘静脉直射至家兔体内,然后取仰卧位置于手术台上固定,颈部备皮。

(2)在甲状软骨下做正中切口(切口长度为5~7 cm),首先进行气管分离插管,然后分离一侧颈总动脉,备线。

(3)颈动脉插管监测血压。

(4)模型复制。

1)复制阻塞性通气障碍:通过弹簧夹调节"Y"形气管插管上端的橡胶管,目的是调节通气量为原来通气量的1/3,观察此时家兔的口唇颜色变化、呼吸波形以及血压等,3 min后取血进行血气分析。将通气量调为初始量,使呼吸、血压回复至正常。

2)复制限制性通气障碍:在家兔右胸第4、5肋间插入16号钝头针头至胸腔,注射100 mL空气,复制气胸模型,观察家兔呼吸、血压的改变,8分钟后取血进行血气分析,然后吸出100 mL空气,伤口处贴上胶布。待家兔恢复正常后进行下一步实验。

3)复制渗透性肺水肿:将10%葡萄糖溶液1~2 mL用注射器针头连接小导管插入家兔气管插管内,至气管分叉处,在5 min内将10%葡萄糖溶液缓慢滴入,此操作可造成肺水肿。随后观察家兔呼吸的改变,用听诊器听诊呼吸音的变化,观察气管插管内是否有泡沫样痰流出。待出现泡沫样痰时,立即取血进行血气分析。

【注意事项】

(1)气管插管时,要避免出血。若气管插管内有血流出,应及时清理,保持气道通畅。

(2)每次实验结束后,待家兔呼吸、血压基本恢复正常后,再进行下一个实验。

(3)取动脉血进行血气分析时,要避免与空气接触。

【思考题】

(1)呼吸衰竭时会出现哪些类型的血气变化?

(2)呼吸衰竭常见的病因及其机制有哪些?

二、实验性肺水肿

【实验目的】

掌握复制急性肺水肿模型方法,观察急性肺水肿发生的表现,探讨其发生机制。制定急性肺水肿的治疗方案。

【实验原理】

急性肺水肿是各种原因引起肺间质和(或)肺泡内的液体迅速增加或渗漏的病理过程。根据液体积聚部位可分为肺泡性肺水肿和间质性肺水肿。根据肺水肿的发生机制还可以分为以毛细血管通透性增加为特征的通透性肺水肿和以肺毛细血管流体静脉压升高为特征的压力性肺水肿。本次实验主要是通过静脉大量输液(生理盐水)并注射肾上腺素复制急性肺水肿的动物模型。

在短时间内通过静脉大量快速输液可引起血压升高、肺毛细血管流体静脉压升高,组织液生成增加；注射大剂量肾上腺素可使心率加快，同时肾上腺素可与外周血管上的 α 受体结合，引起皮肤、腹腔脏器等血管收缩，使回心血量大幅度增加，短时间内导致肺循环血量急剧增加，肺部毛细血管内流体静脉压升高、通透性增强，导致毛细血管内液体外渗，从而引起急性肺水肿的发生。

【受试对象】

家兔。

【实验材料】

手术台、气管插管、动脉导管、动脉夹、静脉导管、静脉输液装置、手术器械 1 套、烧杯、听诊器、注射针头和注射器、纱布、滤纸、电子秤、20%乌拉坦溶液、生理盐水、呋塞米、山莨菪碱。

【实验步骤与观察项目】

(1)实验分组：共四组，分别为实验组、对照组、呋塞米治疗组和山莨菪碱治疗组。

(2)将家兔称重后，按照 5 mL/kg 的剂量将 20%乌拉坦麻醉药经耳缘静脉直射至家兔体内，然后取仰卧位置于手术台上固定，颈部备皮。

(3)在甲状软骨下做正中切口(切口长度为 5~7 cm)，首先进行气管分离和插管，然后分离一侧颈总动脉和对侧颈外静脉，备线。

(4)通过颈动脉插管监测血压，对侧颈静脉插管后连接输液装置。

(5)观察并绘制正常家兔呼吸曲线、血压曲线，听诊正常呼吸音。

(6)按照 100 mL/kg 计算生理盐水量后加入静脉输液装置中，将静脉插管连接输液装置后，打开静脉输液装置，以 180~200 滴/min 的速度大量输入生理盐水，待剩余生理盐水量为原有 1/4 时，立即向输液装置中加入肾上腺素(0.5 mL/kg，对照组不加)，然后观察家兔皮肤颜色，并听诊肺部是否出现湿啰音。

(7)待家兔肺部出现湿啰音，气管插管处有粉红色泡沫样痰流出时，对各个组别采取不同的处理方式。

1)实验组和对照组迅速夹闭气管，将家兔处死。打开胸腔，将肺取出，在支气管分叉上方 1 cm 处进行结扎，将多余气管剪掉。称量肺重，计算肺系数。

肺系数=肺质量(g)/体重(kg)(正常肺系数为 4~5)。

2)待静脉输液装置中的液体完全输入家兔体内，静脉注射呋塞米治疗(按 1 mL/kg 计算)；静脉注射山莨菪碱治疗(按 1.5 mL/kg 计算)，分别观察各组药物治疗效果，剩余操作同 1)。

【注意事项】

(1)当家兔疼痛反射消失后视为该实验可以进行下一步操作。

(2)静脉插管要固定且牢固，使用静脉输液装置前将空气排出。

(3)输液速度不宜过快或过慢。

(4)取出肺后，注意在支气管分叉出上端 1 cm 处结扎，将多余气管剪掉。

【思考题】

(1)急性肺水肿的发生机制是什么？

(2)为什么会出现粉红色泡沫样痰？

(李鑫)

第七节　人呼吸运动的观察及运动前后心肺活动的观察

一、人呼吸运动的观察

【实验概述】

呼吸运动是指呼吸肌的收缩和舒张所引起的胸廓节律性扩大和缩小，而呼吸肌的活动是实现肺通气的原动力，即呼吸运动是实现肺通气的原动力。在本次虚实联动实验中，通过分析平静呼吸、用力呼吸、胸式呼吸等不同的呼吸方式下肺通气量、肺泡通气量的变化，观察胸膜腔内压及肺内压变化的特点，进而深入探究理解肺通气原理。

【实验目的】

通过比较不同呼吸方式下的肺通气量、肺泡通气量的变化，观察呼吸运动时肺内压和胸膜腔内压的变化，进而深入理解肺通气原理。

【实验原理】

肺通气(pulmonary ventilation)是肺与外界环境的气体交换过程，即气体通过呼吸道出入肺泡，维持机体正常新陈代谢的过程。气体能否通过肺泡，取决于阻止气体流动的阻力与推动气体流动的动力之间的相互作用，只有动力克服于阻力，才能实现肺通气。肺通气过程可受到很多因素的影响，其中肺通气量(pulmonary ventilation capacity)及肺泡通气量(alveolar ventilation capacity)是该实验评定肺通气功能的重要生理指标。

肺通气量是指单位时间内吸入或呼出气体的总量，肺通气量=潮气量×呼吸频率(潮气量为 500 mL，呼吸频率为 12~18 次/min)；肺泡通气量是指每分钟吸入肺泡的新鲜空气量，一般情况下，这部分气体能与血液进行气体交换，故也称作有效通气量。因此在潮气量减半和呼吸频率加倍或潮气量加倍而呼吸频率减半时，肺通气量保持不变，但是此时的肺泡通气量却发生明显变化。

肺内压(intrapulmonary pressure)是指肺泡内气体的压力，是形成驱动气体出入肺所需压力梯度的主要因素，在呼吸过程中呈周期性变化。肺泡气与外界大气压的压力差是实现肺通气的直接动力，在一定的海拔高度下，大气压相对恒定，因此在呼吸过程中，肺内压呈现周期性变化(图 9-7-1)。在呼吸过程中：吸气时，肺容积随着胸廓扩张、扩大，肺内压下降，当下降到低于大气压的一定值时，空气进入肺内，随着肺内的气体增加，肺内压不断升高，当上升到与大气压相等时，气流停止，吸气终止；呼气时，则相反。

胸膜腔内压（inreapleural pressure）：肺和胸廓之间密闭的腔隙胸膜腔内无气体，仅有少量浆液，这层浆液在两层胸膜间起内聚与润滑作用，其腔隙内压力称为胸膜腔内压。

呼吸运动是指呼吸肌的收缩和舒张所引起的胸廓节律性扩张和缩小，肺内压和胸膜腔内压随呼吸运动发生周期性变化。

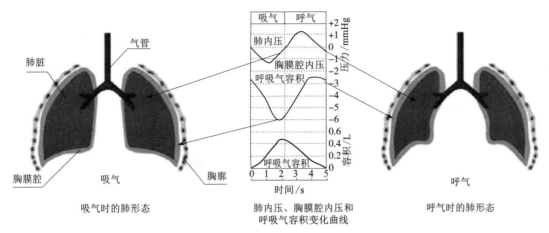

图 9-7-1　肺内压、胸膜腔内压和呼吸气容积变化过程示意图

【受试对象】

成年受试者。

【实验器材与药品】

HPS-103 系统（包括 BL-420N 硬件、HWS0601 采集器、HWS0601 接收器、呼吸面罩、心电传感器、呼吸传感器、气体过滤器）。

【实验步骤】

1. 软件启动

启动 HPS-103 系统，单击菜单栏中的"虚拟人"启动虚实联动实验软件，依次选择"虚实联动实验"→"呼吸运动的观察"→"采集基础数据"。

2. 构建个性化虚拟人

采集基础数据构建个性化虚拟人，选择 HPS-103 系统菜单栏中的"信息采集"，同时让受试者站立在体重秤上，面朝 AI 摄像头，点击"保存"，则可将基础数据信息传送至虚实联动实验软件。然后选择虚实联动实验软件中的"开始实验"按钮，完成虚拟人的构建。

3. 设备连接

（1）根据软件中的实验操作提示及视频指导，连接 HWS0601 接收器，并启动 HWS0601 采集器。

（2）连接心电传感器，见图 9-7-2。

1）将心电传感器的输入线与 HWS0601 采集器的 CH1 通道相连，使电极片背侧铜扣与输入线的纽扣式接口相连。

2)先使用酒精擦拭将要粘贴电极片的皮肤部位以增强导电性,撕开电极片表面的保护膜,将电极片粘贴在相应的皮肤位置。

(3)连接呼吸传感器。

依次将呼吸流量计、气体过滤器、呼吸面罩相连,受试者佩戴好后将信号接入线插入HWS0601采集器的CH1通道。见图9-7-3。

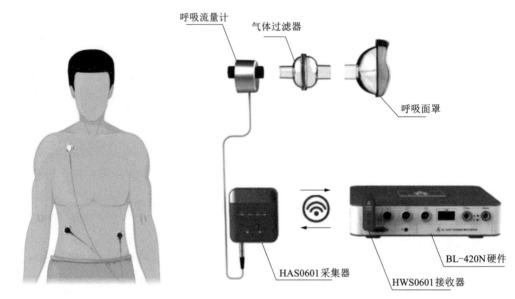

图9-7-2 连接心电传感器示意图   图9-7-3 连接呼吸传感器示意图

【观察项目】

1.平静呼吸

(1)受试者安静端坐,心情放松,采用平静呼吸的方式持续呼吸10 s以上(即保持正常的呼吸频率和呼吸深度,避免有意识地控制呼吸),实验过程中实时记录受试者实时呼吸数据并单击"虚实联动"按钮,将个性化虚拟人模型与受试者呼吸的数据对接。

(2)观察"肺通气"中的指标变化,分析潮气量、肺泡通气量、肺通气量、呼吸频率并记录于表9-7-1中。

(3)观察"肺压力"中的曲线变化,将肺内压和胸膜腔内压的变化范围记录于表9-7-1中。

2.浅快呼吸

(1)受试者安静端坐,心情放松,采用浅快呼吸的方式持续呼吸10 s以上(即有意识地将呼吸方式控制为浅而快速且规则的呼吸),实验过程中记录受试者实时呼吸数据并与个性化虚拟人模型进行数据对接。

(2)观察浅快呼吸过程中"肺通气"与"肺压力"相关指标的变化,记录于表9-7-1中并与平静呼吸时做对比分析。

3. 深大呼吸

(1)受试者安静端坐,心情放松,采用深大呼吸方式持续呼吸10 s以上(有意识地将呼吸方式控制为慢而深长且规则的呼吸),实验过程中记录受试者实时呼吸数据并与个性化虚拟人模型进行数据对接。

(2)观察深大呼吸过程中"肺通气"与"肺压力"相关指标的变化,记录于表9-7-1中并与平静呼吸时做对比分析。

表 9-7-1　三种不同呼吸方式所致生理指标变化记录表

生理指标	呼吸方式		
	平静呼吸	浅快呼吸	深大呼吸
呼吸频率/(次·min^{-1})			
潮气量/mL			
肺通气量/(L·min^{-1})			
肺泡通气量/(L·min^{-1})			
胸膜腔内压/mmHg			
肺内压/mmHg			

【注意事项】

(1)在实验过程中,当采集到一段平稳的波形后,可立即暂停实验,记录并分析实验数据。

(2)在记录平静呼吸时,由于受试者第一次佩戴呼吸面罩,有可能给受试者造成心理压力或产生生理不适现象,可以让受试者在正式实验前试戴呼吸面罩,在实验过程中放松心情,背对屏幕,待呼吸平稳后再记录数据。

(3)浅快呼吸深慢呼吸都是通过自主意识控制呼吸方式,受试者可在计时器或其他外界辅助工具的帮助下将呼吸控制得更有规律。

【知识拓展】

肺泡-动脉氧分压差

【思考题】

(1)潮气量减半而呼吸频率加倍，或潮气量加倍而呼吸频率减半时，对肺通气量和肺泡通气量有什么影响？哪种方式对呼吸不利？

(2)人体肺通气的主要指标及这些指标的意义是什么？

二、运动前后心肺活动的观察

【实验概述】

机体运动时循环系统和呼吸系统的功能可发生适应性改变，满足运动时机体的代谢需求。在本实验中，通过测定观察运动前后心肺活动的生理指标变化，学习理解心肺活动调节机制。

【实验目的】

掌握运动前后心肺活动相关生理指标的测量方法；理解心肺活动相关生理指标的生理意义、正常范围等；理解运动时呼吸运动、心血管功能变化规律；理解运动时的神经调节机制。

【实验原理】

机体与外界环境之间的气体交换过程称为呼吸(respiration)，是维护正常生命活动所必需的基本生理活动之一。呼吸运动是指呼吸肌的收缩和舒张所引起的胸廓节律性扩大和缩小，其意义在于及时为机体补充 O_2，排出 CO_2，从而使血液中的 O_2 和 CO_2 含量维持稳定，确保机体正常新陈代谢。

呼吸运动是一种节律性活动，深度和频率可受体内外环境的影响。呼吸运动的节律性起源于高级神经中枢，即呼吸肌受躯体运动神经支配，也可受到呼吸器本身及血液循环等其他系统感受器传入的神经冲动的调节。

呼吸运动的过程：吸气肌收缩时，肺扩张，胸廓扩大，肺内压降低，空气进入肺的过程称为吸气运动(inspiratory movement)；呼气肌收缩或吸气肌舒张时，肺缩小，胸廓缩小，肺内压升高，将肺内气体排出的过程称为呼气运动(expiratory movement)。

呼吸运动的形式：呼吸时的用力程度、参与呼吸运动的呼吸肌的主次和多少均可表现为不同的呼吸形式。

1. 平静呼吸(quiet respiration)

平静呼吸是指机体在安静状态下的呼吸运动。此时的呼吸运动平稳均匀，呼吸频率为12~18 次/min。

2. 用力呼吸(forced respiration)

机体活动时，吸入的气体 O_2 含量少或(和)CO_2 含量高时，呼吸运动程度加深，使得呼吸肌收缩增强。

3. 混合式呼吸

以膈肌舒缩为主的呼吸运动称为腹式呼吸(abdominal breathing)，以肋间外肌舒缩为主的呼吸运动称为胸式呼吸(thoracic breathing)，通常胸式呼吸与腹式呼吸同时存在，称为混合式呼吸。

运动时代谢活动明显增加，为了满足骨骼肌能量和 O_2 的需求，并把骨骼肌所产生的代谢产物运走，循环和呼吸功能将发生明显变化以适应机体运动。

运动时肺通气量明显增加，呼吸频率增快，应摄入更多的 O_2 和呼出更多的 CO_2 来适应机体新需求。在肺泡处与血液之间进行 O_2 和 CO_2 的交换，静脉血氧分压(venous partial pressure of oxygen，PvO_2)反映组织氧代谢情况，而动脉血氧分压(arterial partial pressure of oxygen，PaO_2)反映肺气体交换功能。循环系统为使更多血氧输送到运动器官中，需增强心脏泵血功能，例如提高心率，增强心肌收缩力，以增加心输出量，并通过调节外周血管阻力及血管容量，改善回心血量和射血阻力，提高动脉血压及增加心输出量。运动停止后，心肺功能将有序地恢复至安静时的正常水平。

【受试对象】

成年受试者(严禁心肺功能不全以致不能耐受实验过程的参加)。

【实验器材与药品】

HPS-103 系统(包括 BL-420N 硬件、HWS0601 采集器、HWS0601 接收器、呼吸传感器、气体过滤器、连续血压测量仪、呼吸面罩、运动单车)。

【实验步骤】

1. 软件启动

启动 HPS-103 软件，单击菜单栏中的"虚拟人"启动虚实联动实验软件，依次选择"虚实联动实验"→"运动前后心肺功能的观察"→"采集基础数据"。

2. 构建个性化虚拟人

采集基础数据构建个性化虚拟人。选择 HPS-103 软件菜单栏中的"信息采集"，同时使受试者站立在体重秤上，面朝 AI 摄像头，点击"保存"，则可将受试者的基础数据信息传送至虚实联动实验软件。然后选择虚实联动实验软件中的"开始实验"按钮，完成虚拟人的构建。

3. 设备连接

(1)根据软件中的实验操作提示及视频指导，连接 HWS0601 接收器，并启动 HWS0601 采集器。

(2)佩戴连续血压测量。

1)连接 HWS0601 接收器：将 HWS0601 接收器接入 BL-420N 硬件 CH1 通道，接收器指示灯亮则表示 BL-420N 硬件与之成功识别。

2)启动连续血压测量仪：长按血压测量仪电源键，听到"嘀"的一声后松开，主机指示灯常亮则表示连续血压测量仪主机启动成功。

3)确认连续血压测量仪通信是否成功：观察 BL-420N 硬件显示屏，若 CH1 通道对应的数字由"0"变为"2"则表明通信成功。如果仍为"0"，表明通信失败，可通过重新拔插

HWS0601 接收器或重启 BL-420N 硬件来解决。见图 9-7-3。

（3）连接呼吸传感器。

依次将呼吸流量计、气体过滤器、呼吸面罩相连，佩戴好后将信号接入线插入 HWS0601 采集器的 CH1 通道。

【观察项目】

1. 安静状态下的心肺功能

（1）受试者安静端坐于运动单车上，放松心情，保持骑行姿势。实验过程中，记录受试者实时呼吸、血压信息，并通过单击"虚实联动"按钮实现个性化虚拟人模型与实测采样数据的对接。

（2）在虚拟人"心肺功能"中观察安静状态下的肺通气量、吸氧量、氧脉搏、呼吸频率、心输出量、心率、动脉血压和总外周阻力的指标变化，并记录于表 9-7-2 中。

（3）在虚拟人"肺换气"中观察静脉血氧分压、动脉血氧分压的指标变化，并记录于表 9-7-2 中。

2. 运动时的心肺功能

适当调节运动单车的阻力挡位，挡位调节应在受试者耐受范围内，使受试者保持 60 r/min 速度骑行 5 分钟以上。注意观察骑行过程中的生理指标变化，记录骑行运动 1 分钟和 5 分钟时的心肺功能生理指标，并与运动前的数据进行对比分析。

3. 恢复过程中的心肺功能

受试者骑行完毕后停留在运动单车上休息，持续监测恢复过程中所产生的生理变化，记录休息 1 分钟和 5 分钟时的心肺功能生理指标，并与运动中和运动前的数据进行对比分析。

表 9-7-2　运动前后心肺活动观察数据记录表

生理指标	安静	运动		休息	
		运动 1 分钟	运动 5 分钟	休息 1 分钟	休息 5 分钟
呼吸频率（RR）/（次·min^{-1}）					
肺通气量（PV）/（L·min^{-1}）					
每分吸氧量（VO_2）/（mL·min^{-1}）					
氧脉搏（VO_2/HR）/mL					
动脉血氧分压（PaO_2）/mmHg					
静脉血氧分压（PvO_2）/mmHg					
心率（HR）/bpm					
心输出量（CO）/（L·min^{-1}）					
主动脉血压（BP）/mmHg					
总外周阻力（TPR）/[mmHg·（s·mL^{-1}）]					

【注意事项】

(1)实验前认真检查呼吸面罩的气密性,在实验过程中遵从实验步骤指导,在安静状态时(受试者或他人)禁止骑行运动单车,以免对实验数据造成干扰。

(2)在实验过程中,若受试者出现任何不适现象,立即暂停实验。

(3)骑行过程中尽量保持上身平衡,尤其是仪器测量位置不动,以保证实测采样数据稳定、可靠。

【扩展知识】

运动时心输出量及
血压调节和变化

【思考题】

(1)讨论运动过程中压力感受性反射和化学感受性反射在心肺活动中如何作用?

(2)运动过程中动脉收缩压、舒张压、脉压差发生了什么变化?

(3)运动时心脏冠状动脉血流如何变化,与心脏做功有何关系?

(4)与正常平静呼吸相比,浅快呼吸和深大呼吸对呼吸做功的影响如何?

(涂剑)

第八节 人心肺交互作用的观察

【实验概述】

心肺交互作用(cardiorespiratory interaction)也称心肺耦合(cardiopulmonary coupling),是指心血管循环系统与呼吸系统之间的内在协调机制及相互作用,心脏和肺同属于胸腔内器官,不仅在解剖上相互关联,在生理功能上也相互关联。肺通气的改变可以影响血液循环,血液循环也可以影响肺通气。本实验通过改变受试者的呼吸方式,观察其心肺指标的变化,进而掌握心肺交互作用的生理机制。

【实验目的】

掌握心肺交互作用的生理机制;分析不同呼吸方式对心肺交互作用的影响;陈述心肺交互的影响因素及其机制。

【实验原理】

呼吸系统的主要作用是保证机体与外界环境之间的气体交换，心血管系统的主要作用是保证血液运输。呼吸系统与心血管系统之间存在着明显的交互作用，呼吸运动的加深和变慢可以通过心血管系统的反射机制使心率变异性增快、静脉回流增加、血氧饱和度增高、外周阻力降低等。心肺交互涉及中枢神经系统、压力感受器以及血流动力学等变化，其蕴含的生理信息可以用来辨识人体健康状态，也可以用于评估自主神经系统功能等。本实验从机械力学角度研究心肺交互作用，由于心脏、肺脏、腔静脉与主动脉弓等共存于胸腔内，因此呼吸运动时胸腔内压力的变化可以对静脉回流和心脏功能产生明显的影响。

【受试对象】

成年受试者(严禁心肺功能不全以致不能耐受实验过程的受试者参加)。

【实验器材与药品】

HPS-103 系统(包括 BL-420N 硬件、HWS0601 采集器、HWS0601 接收器、气体过滤器、呼吸面罩、呼吸传感器)。

【实验步骤】

1. 软件启动

启动 HPS-103 软件，单击菜单栏中的"虚拟人"启动虚实联动实验软件，依次选择"虚实联动实验"→"心肺交互作用的观察"→"采集基础数据"。

2. 构建个性化虚拟人

采集基础数据构建个性化虚拟人。选择 HPS-103 软件菜单栏中的"信息采集"，同时使受试者站立在体重秤上，面朝 AI 摄像头，点击"保存"，则可将受试者的基础数据信息传送至虚实联动实验软件。然后选择虚实联动实验软件中的"开始实验"按钮，完成虚拟人的构建。

3. 设备连接

(1)根据软件中的实验操作提示及视频指导，连接 HWS0601 接收器，并启动HWS0601 采集器。

(2)连接呼吸传感器。

依次将气体过滤器、呼吸传感器、呼吸面罩相连，佩戴好后将信号接入线插入HWS0601 采集器的 CH1 通道。

【观察项目】

1. 平静呼吸

(1)受试者安静端坐，心情放松，采用平静呼吸的方式持续呼吸 10 秒以上(即保持正常的呼吸频率和呼吸深度，避免有意识地控制呼吸)，实验过程中实时记录受试者的呼吸数据并单击"虚实联动"按钮，将个性化虚拟人模型与受试者的呼吸数据进行对接。

（2）观察呼吸流速、肺体积变化，以及呼吸运动对虚拟人"心肺交互作用"中静脉回流、胸膜腔压力、左心室每搏输出量和右心室每搏输出量的影响。

2. 深大呼吸(库斯莫呼吸)

受试者安静端坐，心情放松，采用深大呼吸的方式持续呼吸 10 秒以上(有意识地将呼吸方式控制为慢而深长且规则的呼吸)，实验过程中记录受试者的实时呼吸数据并与个性化虚拟人模型进行数据对接，观察并记录呼吸运动及其对心肺交互作用的影响。

3. 浅快呼吸

受试者安静端坐，心情放松，采用浅快呼吸的方式持续呼吸 10 秒以上(即有意识地将呼吸方式控制为浅而快速且规则的呼吸)，实验过程中记录受试者的实时呼吸数据并与个性化虚拟人模型进行数据对接，观察并记录呼吸运动及其对心肺交互作用的影响。

4. 潮式呼吸(陈-施呼吸)

受试者安静端坐，心情放松，采用陈-施呼吸的方式持续呼吸 10 秒以上(即有意识地将呼吸方式控制为呼吸逐步减弱以至停止，继而呼吸逐渐增强，两者交替出现，周而复始，呼吸呈潮水涨落样)，观察并记录呼吸运动及其对心肺交互作用的影响

【注意事项】

（1）实验前应检查 HWS0601 采集器与接收器是否匹配，呼吸面罩是否完好密闭。
（2）确保实验过程中呼吸面罩和受试者面部贴合紧密，避免呼吸面罩四周漏气。
（3）实验过程中必须严密观察受试者情况，防止受试者出现晕厥或摔倒，必要时立刻中断实验。

【扩展知识】

临床常见的病理
呼吸方式

【思考题】

（1）讨论心肺交互作用的生理机制过程。
（2）讨论并解释左心室与右心室每搏输出量结果差异(不同步)的原因。

（涂剑）

第十章　消化系统实验

第一节　小肠平滑肌的生理特性

【实验目的】

理解胃肠道平滑肌的一般生理特性；学习哺乳类动物游离小肠标本的制备及离体小肠平滑肌灌流的实验方法；分析小肠平滑肌舒缩活动的影响因素，并阐明其影响机制。

【实验原理】

(1)哺乳类动物消化道平滑肌既有肌肉组织的共同特性，如具有兴奋性、传导性和收缩性等特性；又有其自身的特性，如兴奋性较低，收缩缓慢，伸展性较强，具有自动节律性、紧张性，对温度变化、化学刺激和机械牵张刺激较为敏感等。上述特性可维持消化道内一定的压力，适合于消化道内食物消化。

(2)消化道平滑肌受神经和体液因素的双重调节，接受胆碱能神经和去甲肾上腺素能神经的双重支配，但这两类神经兴奋所产生的效应相反，以优势支配的神经效应为主。胃肠道平滑肌以胆碱能神经的支配为优势，分布着高密度的 M 受体，并分布着一定密度的 α 和 β 受体。乙酰胆碱等拟胆碱药可兴奋 M 受体，引起回肠平滑肌收缩，张力增强，而 M 受体拮抗药可拮抗拟胆碱药收缩回肠平滑肌的作用；拟肾上腺素药可激动 α 和 β 受体，引起回肠平滑肌舒张，张力减小。

(3)取材小肠平滑肌组织。将小肠平滑肌组织置于模拟体内环境的台式液之中，可在一定时间内、一定程度上保持其生理功能。本实验以台式液作为对照的灌流液，以温度变化、化学刺激作为实验的干预因素，在体外观察家兔小肠平滑肌的收缩曲线，探讨其收缩规律、机制和生理特性。

【实验动物】

家兔 1 只，雌雄不限，体重 1.5~2.5 kg。

【实验材料】

1.试剂与溶液

台氏液、混合气体($95\% O_2 + 5\% CO_2$)、乙酰胆碱溶液(0.001%)、肾上腺素溶液

（0.01%）、阿托品溶液（0.01%）、氯化钙溶液（1%）、盐酸溶液（1 mol/L）、氢氧化钠溶液（1 mol/L）。

2.仪器与器械

（1）手术常规器械：注射液（20 mL）1 个、7 号针头 1 个、固定捆绑绳 5 根、烧杯（500 mL）1 个、小塑料袋 1 个、止血钳 4 把、手术剪 3 把、手术镊 1 把、玻璃分针 1 根。

（2）其他器械与仪器：恒温平滑肌槽 1 台、木棒 1 根、兔手术台 1 个、固定夹 1 个、张力感受器 1 个、生物信号采集与处理系统 1 个、氧气袋（充盈混合气体）1 个、结扎线 1 卷。

【实验步骤与观察项目】

1.恒温平滑肌槽的准备

（1）容器的准备（图 10-1-1）：在恒温平滑肌槽的大、中、小容器内，分别预备相应的液体。在大容器内，加入自来水，使之达到容器的刻度线以上，可起到相对恒温的作用；在中等容器内，加满台氏液由连通管进入小容器（又称药桶），打开"排液"开关，可冲洗 1 次药桶，先后冲洗 2 次。

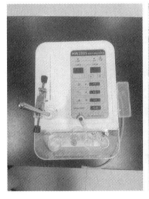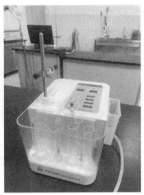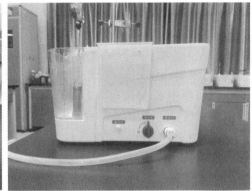

图 10-1-1　恒温平滑肌槽示意图

（2）水温的设定：开启恒温平滑肌槽的电源，按下并旋转"温度调节"旋转开关，将水温设定在 38℃。

（3）混合气体准备：在恒温平滑肌槽的"氧气"接口处，连接充盈混合气体的氧气袋备用。

2.离体小肠标本的制备

（1）用木棒猛击家兔头部，使其昏迷。快速做腹正中切口，打开腹腔，找出十二指肠的起始部位，游离一段小肠。

（2）在十二指肠起始部位相距约 0.5 cm 的两处分别结扎，两结扎线的末端分别保留约 5 cm 的长度，以便后述步骤的打结固定。在小肠两结扎处之间，将小肠剪断。在小肠远心方向的 3~5 cm 处，重复上述结扎两处、剪断小肠的操作，截取一段 3~5 cm 长的小肠，可用于一组同学的实验。

（3）重复上述结扎两处、剪断小肠的操作，再次截取一段 3~5 cm 长的小肠，可用于另一组同学的实验。以此类推，所截取的各段小肠可用于各组同学的实验。

3. 标本的固定和系统的调试

（1）取出灌流槽内的挂钩，将小肠一端的结扎线固定于挂钩，挂钩插入灌流槽固定。

（2）在恒温平滑肌槽的进气口选择按钮，选择"氧气"进气口；旋转"灌流槽气量调节"按钮，使药桶内的气泡逐个逸出。

（3）将张力传感器固定于药桶上方。小肠另一端的结扎线在其正上方，打结固定于张力传感器末端的应变片上。向上微调张力传感器，使结扎线不松、不紧，张力的传导不失真、不损坏张力传感器和不影响小肠活性。

（4）开启 BL-420E 生物机能实验系统软件，在"实验项目"栏目调出"呼吸运动调节"。上调或下调灵敏度，使收缩曲线便于观察；上调或下调走纸速度，使收缩曲线便于观察；上调或下调基线，使最小值位于零位或零位之上；上调或下调滤波按钮，滤除杂乱波形、保留正常波形，使收缩曲线的频率与真实值保持一致

4. 标本的灌流和结果的记录

（1）降温至 25℃：在温度改变之前的 38℃ 状态下，记录对照的收缩曲线的基线值（即最小值，其大小反映平滑肌紧张性的高低）、频率和幅度（即最大值减去最小值）。然后打开恒温平滑肌槽的"排水"开关，排出大容器中大部分的 38℃ 自来水，加入新自来水，下调水温至 25℃，记录该温度状态下的基线值、频率和幅度。

（2）滴加乙酰胆碱溶液：上调并恒定水温至 38℃，记录对照的基线值、频率和幅度。在药桶中加入 0.001% 乙酰胆碱溶液 3 滴，收缩曲线明显变化时，记录基线值、频率和幅度。

（3）滴加肾上腺素溶液：打开恒温平滑肌槽的"排液"开关，排出灌流槽的乙酰胆碱溶液。按下中等容器上方的连通开关，使台氏液进入灌流槽，打开"排液"开关弃液，采用该方法可冲洗药桶 1 遍；重复操作，冲洗 2 遍。使台氏液进入药桶，记录对照的基线值、频率和幅度。在药桶中加入 0.01% 肾上腺素溶液 3 滴，收缩曲线明显变化时，记录基线值、频率和幅度。

（4）滴加阿托品溶液：按照上述的弃液、冲洗、记对照数据、记录实验数据四个步骤，记录加入 0.01% 阿托品溶液 3 滴之前的对照数据、之后的实验数据。

（5）加入氯化钙溶液：按照上述的弃液、冲洗、记对照数据、记录实验数据四个步骤，记录加入 1% 氯化钙溶液 3 滴之前的对照数据、之后的实验数据。

（6）滴加盐酸溶液：按照上述的弃液、冲洗、记对照数据、记实验数据四个步骤，记录加入 1% 盐酸溶液 3 滴之前的对照数据、之后的实验数据。

（7）滴加氢氧化钠溶液：按照上述的弃液、冲洗、记对照数据、记实验数据四个步骤，记录加入 1 mol/L 氢氧化钠溶液 3 滴之前的对照数据、之后的实验数据。

【实验结果记录】

实验结果记录见表 10-1-1。

表 10-1-1　实验结果

组别	基线值		频率		幅度	
	对照	实验	对照	实验	对照	实验
25℃						
乙酰胆碱溶液						
肾上腺素溶液						
阿托品溶液						
氯化钙溶液						
盐酸溶液						
氢氧化钠溶液						

【讨论内容】

各种实验因素影响小肠收缩频率与幅度的机制。

【注意事项】

(1)实验过程中必须保证标本的供氧(通气)及浴槽内台式液的恒温(38℃)。逸出的气泡将影响实验数据的稳定性，关闭气泡将影响小肠的活性，所以气泡的大小要合适，逸出的速度要均匀。

(2)结扎线固定到张力换能器上时勿倾斜，以免影响张力的传导；勿使结扎线牵拉过紧，以免损坏张力传感器和影响小肠活性。

(3)灌流浴槽内的溶液液面高度应保持恒定。

(4)上述各药液加入的量化数据，效果不明显时可以继续添加。

(5)每次实验效果明显后立即放掉含药液的台式液，并冲洗药桶多次，以免平滑肌出现不可逆反应。

(廖维勇)

第二节　急性肝性脑病及救治

【实验目的】

采用结扎大部分肝叶的方式复制急性肝功能不全动物模型，通过十二指肠插管灌注氯化铵溶液模拟血氨增高来验证氨中毒学说。观察肝性脑病动物的机能代谢改变，探讨氨在肝性脑病发生发展中的作用。使用谷氨酸钠药物治疗肝性脑病，并讨论其作用机制。

【实验原理】

肝性脑病(hepatic encephalopathy,HE)是指排除其他已知脑部疾病的前提下,继发于肝功能障碍的一系列严重的神经精神综合征。肝性脑病的发病机制尚不完全清楚,目前解释肝性脑病发生机制的主要假说有氨中毒学说、γ-氨基丁酸学说、假性递质学说、血浆氨基酸失衡学说等。临床发现,60%~80%的肝性脑病病人有血氨升高,同时降血氨治疗可明显缓解肝性脑病的临床表现。目前认为:氨中毒学说是解释肝性脑病发生机制的中心环节。

通过结扎大部分肝叶的方式阻断肝脏血流,复制肝功能不全动物模型,在此基础上,通过十二指肠插管灌注氯化铵混合溶液,在碱性肠道环境中生成氨,模拟产氨增加,以此验证氨中毒学说。根据氨中毒学说,肝功能障碍患者的肝脏不能有效处理氨,血氨增高通过血脑屏障对脑组织产生毒性反应。其机制包括以下内容:①干扰脑组织神经递质间的平衡;②干扰脑组织的能量代谢;③干扰神经细胞的膜离子转运;④刺激大脑边缘系统。复方谷氨酸钠溶液经静脉缓慢注射,其中的谷氨酸可以与氨结合生成谷氨酰胺,达到降低血氨、治疗肝性脑病的目的。

【实验动物】

成年家兔。

【实验材料】

兔手术台、腹部手术器械1套、圆形缝合针和三棱针、十二指肠插管、PA-4310型血氨测定仪、烧杯、纱布2块、注射器(5 mL、20 mL、50 mL)、留置针头、粗结扎线、细丝线、眼科剪刀;1%普鲁卡因溶液、复方氯化铵溶液、复方谷氨酸钠溶液。

【实验步骤与观察项目】

1.实验组

(1)家兔称重后,取仰卧位固定于手术台上。

(2)家兔耳缘静脉留置针头固定。

(3)沿上腹部正中备皮,用1%普鲁卡因溶液局部浸润麻醉,形成麻药浸润带。

(4)从胸骨剑突起向下做5~6 cm正中切口(上腹部),沿腹白线打开腹腔,充分暴露肝脏。

(5)仔细辨别各个肝叶,用粗结扎线绕在肝脏根部,结扎左外叶、左中叶、方形叶和右中叶,使肝叶由红色变为褐色即可。

(6)沿胃幽门部找出十二指肠,在十二指肠壁上做直径约1 cm的荷包缝合,用眼科剪刀剪口,将十二指肠插管向空回肠方向插入,收紧荷包缝合线,固定十二指肠插管。

(7)将全层间断缝合腹腔,将十二指肠插管一端留在腹外。

(8)将家兔放在地面,观察并记录家兔的意识、步态、对疼痛刺激的反应、角弓反张等,耳缘静脉采血3~5 mL。

（9）每隔 5 min 注射复方氯化铵溶液 10 mL，直至出现扑翼样震颤，计算氯化铵用量（mL/kg）。

（10）耳缘静脉再次采血。

（11）耳缘静脉缓慢注入复方谷氨酸钠溶液 30 mL/kg，观察并记录用完药后症状是否有缓解；耳缘静脉采血。

2. 对照组

（1）对照 I 组：不扎肝+注射氯化铵。

（2）对照 II 组：扎肝+注射生理盐水。

【实验结果记录】

实验结果记录见表 10-2-1。

表 10-2-1　肝性脑病实验血氨变化

组别	意识	步态	血氨
复方氯化铵溶液注射前			
复方氯化铵溶液注射后			
治疗后			

家兔出现扑翼样震颤时的复方氯化铵溶液用量：（　　）mL/kg。

【注意事项】

（1）结扎肝脏手法轻柔，不能过松或是过紧。过松扎不住肝脏，过紧容易引起肝脏撕裂出血。

（2）复方氯化铵溶液切勿漏入腹腔应。

（3）家兔未做全麻，有时会挣扎，应及时安抚家兔。

（4）一旦家兔出现抽搐，停用复方氯化铵溶液，并立即注射复方谷氨酸钠溶液抢救。

【溶液配制】

（1）复方氯化铵溶液：氯化铵 25 g，碳酸氢钠 15 g，溶于 5% 葡萄糖溶液 1000 mL 中。

（2）复方谷氨酸钠溶液：谷氨酸 25 g，溶于 5% 葡萄糖溶液 1000 mL 中。

【思考题】

1. 针对本实验，设置对照组的意义是什么？
2. 解释正常人体氨的代谢。
3. 阐述氨对中枢神经系统的毒性作用机制。
4. 叙述推注复方谷氨酸钠溶液治疗机制。

（卢慧玲）

第十一章　泌尿系统实验

第一节　尿生成的影响因素及药物的利尿作用

【实验目的】

掌握尿液生成的环节、影响因素及机制。掌握膀胱插管术和生物信号采集与处理系统的使用。

【实验原理】

1. 尿液的生成及其影响因素

尿液的生成包括肾小球的滤过、肾小管和集合管的重吸收、肾小管和集合管的分泌三个环节。肾小球的滤过作用取决于滤过膜的通透性和面积、肾小球的有效滤过压和肾血浆流量。肾小管和集合管的重吸收作用主要受肾小管溶液渗透压和肾小管上皮重吸收的影响。任何影响这些环节的因素，都可影响尿液的生成，从而引起尿量或尿质的变化。

2. 生理盐水、去甲肾上腺素、葡萄糖和垂体后叶素会影响尿的生成

(1)生理盐水增加肾血浆流量，使肾小球滤过增加、尿量增多。

(2)去甲肾上腺素致肾血管收缩，肾血流量减少，使尿量减少。

(3)葡萄糖增加肾小管溶质浓度，引起渗透性利尿。

(4)呋塞米作用于髓袢升支粗段的皮质部和髓质部，与 $Na^+-K^+-2Cl^-$ 共同转运系统结合并抑制其功能，减少 $NaCl$ 重吸收，降低肾脏对尿液的稀释和浓缩功能，发挥了强大的利尿作用。

【实验动物】

家兔 1 只。

【实验材料】

1. 试剂和溶液

乌拉坦溶液(20%)、肝素生理盐水、生理盐水、葡萄糖溶液(20%)、去甲肾上腺素溶液(1∶10000)和呋塞米(速尿)。

2.仪器和器械

(1)常规手术器械：注射器(20 mL)1个、7号针头1个、固定捆绑绳5根、烧杯(500 mL)1个、小塑料袋1个、止血钳4把、手术剪3把、手术镊1把和玻璃分针1根。

(2)其他器械与仪器：气管插管1根、结扎线1卷、动脉夹1个、动脉插管1个、膀胱插管1根、培养皿1根、输液架1、开口瓶1个、输液管1套、输液针头1个、注射器(1 mL和5 mL)个1个、量杯1个、BL-420E生物信息采集与处理系统1套。

【实验步骤与观察项目】

(1)家兔的捉拿、称重、麻醉、固定。

(2)建立输液通道，将输液针管内气泡排净，并经耳缘静脉注射生理盐水以保证动物基础尿量(固定输液速度，30~40滴/min)，用动脉夹固定头皮针，以防滑脱。

(3)做气管插管、股动脉插管。

(4)膀胱插管：从耻骨联合向上沿正中线做4~5 cm长的切口，沿腹白线打开腹腔，将膀胱轻轻拉出腹外，于双侧输尿管(靠近膀胱处)下方穿一条线，轻轻将膀胱向上翘起，将线绕向下方结扎，以防尿液从尿道口流出(注：不要误将输尿管结扎)；用2把止血钳对称提起膀胱顶部的无血管区，在这之间的膀胱顶部无血管处剪一小切口，切口大小以刚好能插入插管为宜；在确认插管经切口已通向膀胱腔内时，再插入插管约0.5 cm深，然后将切口旁的膀胱壁和插管一同用双粗线扎紧，用线固定在插管侧钩上。膀胱插管过程中，动作应轻柔，以免膀胱充血、出血。结扎尿道口。

(5)观察各种处理因素对家兔尿生成的影响。

1)记录对照5分钟内的尿量。

2)注射生理盐水：快速静脉注射37℃生理盐水20 mL后，分别记录5分钟内的尿量。

3)第一次尿糖定性：收集尿液，采用班氏法进行尿糖定性。

4)静脉注射20%葡萄糖溶液：快速静脉注射20%葡萄糖采用20 mL后，记录5分钟内的尿量。

5)第二次尿糖定性。

6)静脉注射去甲肾上腺素溶液：快速静脉注射去甲肾上腺素溶液(1∶10000)0.5 mL后，记录5分钟内的尿量。

7)静脉注射呋塞米：快速静脉注射呋塞米[5 mg/kg(体重)]后，记录5分钟内的尿量。

8)快速放血：事先在50 mL注射器中抽入5 mL肝素生理盐水，通过股动脉插管将血快速抽入注射器内，放血量占家兔总血量的25%~30%，记录5分钟内的尿量。

9)快速通过股动脉推回血液：记录5 min尿量。

【实验结果记录】

实验结果记录见表11-1-1。

表 11-1-1　实验结果

处理因素	尿量（滴/5 min）
实验开始前	
37℃生理盐水（20 mL）	
第一次尿糖定性	
20%葡萄糖溶液（5 mL）	
第二次尿糖定性	
0.01%去甲肾上腺素溶液（0.5 mL）	
呋塞米［5 mg/kg（体重）］	
快速放血（家兔总血量的 25%～30%）	
快速静脉输液（回输原血）	

【讨论内容】

（1）尿的生成受哪些因素的影响和调节？其机制是什么？

（2）血压的高低与尿量之间有什么关系？

（3）试分析实验中尿量和血压发生变化的机制。

【注意事项】

（1）为保证动物在实验时有充分的尿液排出，实验前给动物多食菜叶和饮水。

（2）本实验需多次给药，药物可经静脉滴管给入，因此，麻醉时，使用输液针头来穿刺耳缘静脉，以免输液时再次穿刺耳缘静脉。经静脉给药前，针管内的空气务必排干净。

（3）做膀胱插管时，不能结扎两侧输尿管，否则无法监测尿量。插管过程中，动作应轻柔，以免膀胱充血、出血。剪开腹膜时，注意勿伤及内脏。

（4）每项实验必须在前一项实验效应基本消失、尿量和血压基本恢复到正常水平时再进行下一项实验。每个观察项目均应有对照组。

（廖维勇）

第二节　急性肾功能不全——急性缺血性肾损伤

【实验目的】

复制急性肾缺血动物模型，记录相关指标，改变并分析急性缺血性肾损伤的发生机制。观察缺血后血流重新恢复对肾功能的影响并探讨其机制。

【实验原理】

急性肾衰竭（acute renal failure，ARF）是指各种原因引起的双肾泌尿功能在短期内急剧障碍，导致代谢产物在体内迅速积聚，出现氮质血症，水、电解质及酸碱平衡紊乱，并引起全身各系统相应功能失调。临床表现为氮质血症、高钾血症、代谢性酸中毒，并因此发生机体内环境严重紊乱的临床综合征。

本实验通过采用钳闭肾动脉的方法引起急性缺血性肾损伤动物模型，60分钟后恢复血流，观察血压、尿量的变化，同时检测血液中肌酐，尿素氮等生化指标。分析急性肾损伤的发生机制和血流再灌注过程对肾功能的影响及其机制。

【实验动物】

成年家兔1只。

【实验材料】

婴儿秤、BL-420生物信号采集与处理系统、血气分析仪、大生化分析仪、尿液分析仪、恒温水浴箱、输液装置、血尿素氮、肌酐检测试剂盒、哺乳类动物手术器械1套、动脉夹、气管插管、导尿管、注射器、手术线、纱布、生理盐水、20%乌拉坦溶液、肝素、20%葡萄糖注射液、去甲肾上腺素注射液(1：10000)、呋塞米注射液、任氏液。

【实验步骤与观察项目】

(1)麻醉与固定。家兔称重后，用20%乌拉坦溶液(5 mL/kg)耳缘静脉麻醉，取仰卧位固定在手术台上，颈部、中上腹部备皮。

(2)颈部手术。颈部正中做切口，分离皮下组织及肌肉，暴露气管，完成气管插管、左侧颈动脉插管和右侧颈外静脉插管。将动脉插管与换能器相连，监测血压。

(3)血液采集。颈外静脉放血，采血试管采集血液5 mL后连接输液装置，补充生理盐水10滴/min。

(4)导尿。从尿道口插入预先润湿过的导尿管并固定。

(5)分离肾血管。用湿纱布(37℃)衬垫于腹壁，将腹腔内容物轻轻推向右侧，经后腹膜暴露左肾和左肾蒂等组织，分离左肾动脉备线，用相同方法分离右侧肾动脉。

(6)正常对照。手术完成后，将湿纱布覆盖手术切口，打开动脉夹，描记动脉血压，同时记录每分钟的尿滴数，并留置尿液做尿常规。

(7)夹闭肾动脉。使用动脉夹同时夹闭左右肾动脉，以阻断肾的血液供应，肾脏颜色变为灰白色。腹腔内放置任氏液10 mL/kg，关闭腹腔。60 min后，取下左右肾动脉夹，确认肾血流恢复后，关闭腹腔。

(8)记录数据。记录血压、每分钟的尿滴数、取血液样本待测。

(9)治疗。加快输液速度，将10 mg/mL呋塞米1 mL加入输液装置。

(10)再次检测数据。继续观察60 min，记录血压、每分钟的尿滴数，取血液、尿液标本进行检测。

(11)血液、尿液样本检测。用大生化仪检测血尿尿素氮、肌酐；用尿液分析仪测定尿十项。

【实验结果记录】

实验结果记录见表 11-2-1 和表 11-2-2。

表 11-2-1　家兔急性缺血性肾损伤血生化指标

名称	检测结果	参考值	单位
尿素氮			
肌酐			
胱抑素 C			
肾小球滤过率			

表 11-2-2　家兔急性缺血性肾损伤尿液变化

名称	检测结果	参考值	单位
尿比重			
尿渗透压			
尿钠			
尿/血肌酐比			
尿蛋白			
尿沉渣镜检			

【注意事项】

（1）手术手法轻柔，减少对家兔的不必要损伤。

（2）手术的伤口不宜过大，及时将脏器回纳腹腔，避免长时间开放腹腔。手术切口可用湿纱布覆盖，避免失温失液。

（3）及时送检血液、尿液样本。

【思考题】

（1）试分析肾缺血导致血压、尿量变化的机制，以及功能性和器质性急性肾功能衰竭的鉴别方法。

（2）能否通过血浆尿素氮水平变化发现早期肾功能减退？

（彭慧敏）

第三节　肾功能状态对药物效应的影响

【实验目的】

学习肾损害动物模型的制造方法，观察肾功能状态对药物作用的影响。

【实验原理】

链霉素主要经肾脏排泄而消除，肾脏功能状态就不同，其消除的速率就不同。氯化高汞可使肾小管细胞坏死，造成肾功能损坏。

【实验动物】

小鼠(18~22 g)。

【实验材料】

1. 药物

5%硫酸链霉素溶液、0.1%氯化高汞溶液。

2. 器材

注射器、电子天平、小烧杯、鼠笼。

【实验步骤与观察项目】

1. 实验分组

正常组和肾损害组，每组2只小鼠。

2. 肾损伤模型制备

实验前提前腹腔注射0.1%氯化高汞溶液 0.1 mL/10 g(体重)。

3. 腹腔注射

4 只小鼠分别腹腔注射2.5%硫酸链霉素溶液 0.2 mL/10 g(体重)。

4. 观察并记录表现

肌张力、呼吸情况、口唇黏膜颜色、死亡。

【实验结果记录】

实验结果记录见表11-3-1。

表 11-3-1　小鼠肾功能状态对药物作用的影响

组别	鼠号	体重/g	给药途径	剂量/mL	表现
正常组	1				
	2				
肾损害组	3				
	4				

【注意事项】

如实验室室温在 20℃ 以下，需给小鼠保暖。

【思考题】

(1) 肾脏功能状态如何影响药物的作用？
(2) 肾脏功能状态对临床用药有何指导意义？
(3) 影响肾脏功能状态的药物有哪些？
(4) 哪些药物最易受到肾脏功能状态的影响？

（李勇文）

第十二章 感觉系统实验

第一节 声音传导途径

【实验目的】

声音的传导途径主要为空气传导和骨传导，掌握空气传导和骨传导这两种途径，分析两种传导途径的效果。

【实验原理】

空气传导是正常人耳接受声波的主要途径，由此途径传导的声波刺激经外耳、鼓膜和听小骨再传入内耳。骨导是声波的刺激引起颅骨的振动，经颅骨、耳蜗骨壁传入内耳。正常人空气传导的功效大于骨传导。传导性耳聋时空气传导减弱而骨传导增强，而神经性耳聋时空气传导和骨传导均减弱。本实验通过敲响音叉后，先后将音叉置于颅骨和外耳道口处，证明和比较两种声音传导途径的存在。

【受试对象】

成年受试者。

【实验材料】

音叉、棉球、胶管。

【实验方法】

1. 比较空气传导和骨传导

(1)室内保持肃静，受试者取坐位，检查者振动音叉后，立即将音叉柄底端置于受试者一侧的颞骨乳突处，此时受试者可听到音叉响声。随时间推移，音响逐渐减弱，当受试者听不到声音时，立即将音叉移到同侧外耳道口 2 cm 处，受试者又可听到响声。反之，先置音叉于外耳道口 2 cm 处，待受试者听不到响声时，立即将音叉移到颞骨乳突处，如受试者仍听不到响声，说明空气传导大于骨传导。正常情况下，空气传导的时间比骨传导的时间长，这在临床上被称为任内试验阳性。

(2)用棉球塞住受试者同侧外耳道(模拟空气传导途径障碍),重复上述实验步骤,会发现空气传导时间多于或短于骨传导时间,临床上称为任内试验阴性。

2.比较两耳骨传导(魏伯实验)

(1)敲响音叉,将震动的音叉柄置于受试者前额正中发际处或颅顶正中处,令其比较两耳听到的声音强度。正常人两耳所感受到的声音强度是相等的。如某侧声音强度增加,则表明该侧骨传导较强。

(2)用棉球塞住受试者一侧外耳道,重复上述实验,询问受试者两耳听到的声音强度是否一样,偏向哪侧。传导性耳聋偏向患侧,神经性耳聋偏向健侧。

(3)将胶管塞入受试者一侧耳孔,管的另一端塞入另一人某侧耳孔。然后检查者将发音的音叉柄置于受试者的同侧颞骨乳突上,另一人则可通过胶管听到声音。

【观察项目】

1.比较同侧耳空气传导和骨传导
2.比较两耳骨传导

【注意事项】

(1)振动音叉时不要用力过猛,切忌在坚硬物体上敲击,可用手掌、橡皮锤敲击,以免损伤音叉。
(2)在操作过程中,避免音叉碰到其他物体,防止影响音叉振动。

(周寿红　于丹)

第二节　视觉调节反射和瞳孔对光反射

【实验目的】

观察视觉调节反射和光线对瞳孔的影响。

【实验原理】

正常人能看清远近不同的物体,主要是通过眼的折光系统的调节使物体成像在视网膜上,这就是视觉调节。当人眼在感受光刺激时,瞳孔会缩小,这是瞳孔对光的反射。本实验应用球面镜成像规律观察视觉调节反射和光线对瞳孔的影响。

【受试对象】

成年受试者。

【实验材料】

蜡烛、火柴、手电筒。

【实验方法】

1.视觉调节

(1)暗室中,点燃蜡烛放于受试者眼睛的左前方,让受试者注视此物体。实验者从旁边可以观测到蜡烛在受试者眼内的成像情况,可以观察到其中最亮的中等大小的正立像是由角膜前表面反射而成。其中较暗而大的正立像,是由晶状体前表面反射而成,还有一个较亮而小的倒立像是由晶状体后表面反射而成。记录各像的位置和大小。

(2)让受试者注视近处物体(15 cm 左右),一般边缘的正像无变化,倒像无明显变化。此时可观察到最大的正立像向边缘的最亮的正立像靠近,并且在变小。

2.瞳孔对光的反射

(1)令受试者看近物,观察其瞳孔是否缩小,双眼是否发生辐辏现象。

(2)令受试者注视远方,观察其瞳孔的大小。然后用手电筒照射受试者的一侧眼睛,观察其瞳孔的变化。

(3)以手掌挡在两眼之间,用手电照射受试者的一只眼,观察其另一只眼瞳孔的变化。

【注意事项】

观察者不要站在受试者的正前方。

【思考题】

(1)瞳孔的调节反射和对光反射的反射弧是什么?

(2)当人眼感受到强光时,瞳孔为何会缩小?

(3)瞳孔对光的反应有何临床意义?

【知识拓展】

辐辏及调节反射

(周寿红　于丹)

第三节　视力、视野和生理盲点

【实验目的】

了解正常人的视力视野;掌握视力、视野的测定方法;掌握检测人生理盲点的位置和范围的方法。

【实验原理】

视力又称视敏度，是指眼对物体分辨细微结构的能力，通常以物体两点发出的光线相对于眼之间的夹角为衡量标准。正常视力可分辨两点间的最小视角为1分。我国普遍采用的标准对数视力表采用五分法记录。其记录方法：视力 = $5-\lg a$，a 为5 m处可看清物体的视角。当 a 为1分时，即表示视力为5.0且可看清视力表上1.0行的"E"处。

视野是单眼固定注视正前方时所能看到的空间范围，此范围又称为周边视力，也就是黄斑中央凹以外的视力。借助此种视力检查方法可以了解整个视网膜的感光功能，并有助于判断视力传导通路及视觉中枢的机制。在相同的亮度下，白光的视野最大，红光次之，绿光最小。不同颜色视野的大小，不仅与面部结构有关，更主要的是取决于不同感光细胞在视网膜上的分布情况。

生理盲点是视网膜在视神经离开视网膜的部位（即视神经乳头所在的部位）没有视觉感受细胞，外来光线成像于此不能引起视觉，故称该部位为生理盲点。当人眼注视固视点保持不动，选择白色视标由固视点向测眼的颞侧缓慢移动，到测眼恰好看不见视标时，标记位置，然后将视标继续向颞侧缓慢移动，直至重新看见视标，标记其位置。由所记两点连线之中心点起，沿着各个方向向外缓慢移动视标，找出并记录各方向视标刚好能被看到的各点，将其依次相连，即得一个椭圆形的盲点投射区。

【受试对象】

成年受试者。

【实验材料】

视力表、指示棍、遮眼板、米尺、视野计、白色视标、绿色视标、黑色视标、红色视标、视野图纸、铅笔、白纸。

【实验方法】

1. 视力测定

将视力表张贴在墙上，使受试者站在距视力表5 m处，用遮眼板遮住受试者的一侧眼睛。受试者按实验者的指示对视力表从上到下进行识别，直到辨认到最小的字为止。按上述公式推算受试者的视力。

2. 视野测定

在明亮的光线下，将受试者的下颌放于视野计的托颌架上，头部顶在视野计上，调整托架高度，使眼与弧架的中心点在同一条水平线上。受试者遮住一眼，另一眼凝视弧架中心点，实验者从周边向中央缓慢移动紧贴弧架的白色视标，直至受试者能看到为止，记录此时视标所在部位的弧架上所标的刻度。可重复多次，将结果标在视野图的相应经纬度上。用同样的方法测出对侧相应的度数。此外，视野计附有各色视标，在测定各种颜色的视野时使用。将弧架一次转动45°角，重复上述测定，共操作4次得8个度数，将视野图上的8个点依次相连，便得出白色视野的范围，如图12-1-1所示。按上述方法分别测出该侧的红色、绿色视野。用同样的方法测出另一只眼的白色、红色、绿色视野。

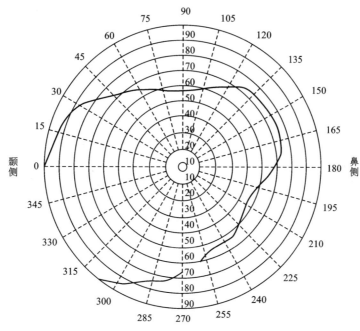

图 12-3-1　左眼视野图

3. 生理盲点的测定

将白纸贴在墙上，受试者站于纸前 5 m 处，用遮眼板遮住其中一眼，在白纸上与另一只眼相平的地方用铅笔画"十"字记号。令受试者注视"十"字，选择白色视标由固视点向测眼的颞侧缓慢移动，到测眼恰好看不见视标时，标记位置，然后将视标继续向颞侧缓慢移动，直至重新看见视标，标记其位置。由所记两点连线之中心点起，沿着各个方向向外移动视标，找出并记录各方向视标刚好能被看见的各点，将其依次相连，即得到一个椭圆形的盲点投射区。根据相似三角形的原理，计算出盲点与中央凹的距离及盲点直径，如图 12-1-2 所示。

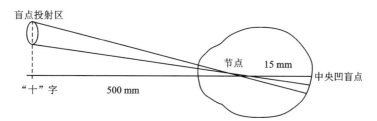

图 12-3-2　计算出盲点与中央凹的距离及盲点直径示意图

【注意事项】

（1）视野测量时一定要求受试者被测眼一直注视视野计弧形架中心点，不能随视标的移动而移动。

（2）测定视野和生理盲点时，以受试者确实看到或者看不到视标为准，测试结果必须客观。

【思考题】

（1）某受试者在1.5 m远的地方能看清楚视力表上的第一行（由上往下），请问他的视力是多少？

（2）某人左眼颞侧视野和右侧鼻侧视野发生缺损，请问病变的可能部位在哪？

（3）我们在日常生活中看物体时，为什么感觉不到生理盲点的存在？

（周寿红　于丹）

第四节　人体眼动电位和视觉诱发电位的记录

一、人体眼动电位的记录

【实验概述】

眼球是一个双极性的球体，角膜相对于视网膜呈现正电位，两者之间有电位差，在眼睛的周围形成一个电场，当眼球转动时，该电场的空间相位发生变化，从而引发眼动电位。在本实验中，采用体表电极记录眼球慢速转动（平稳跟踪）和快速转动（扫视）时角膜和视网膜间的电位差，观察由角膜和视网膜间电位差形成的电场在空间上的相位改变。

【实验目的】

学习人体眼动电位的测量方法，观察眨眼轨迹以及眼球动作的不同对波形有什么影响。

【实验原理】

眼球是双极性球体，在眼球底部的视网膜上是负电势，该电势起源于视网膜色素上皮细胞和光感受器细胞，被称为静息电势。在眼球表面的角膜层则形成正电势。当眼球转动时，靠近角膜的一侧呈现高电位，靠近视网膜的一侧呈现低电位，角膜相对视网膜为正电位，视网膜为负电位，二者之间的电位差即为角膜-视网膜电位（cormeo-retinal potential，CRP），且该电位可以被贴在眼眶周围的表面电极所记录。在眼球两侧各放置一个电极，当眼球运动时，角膜与视网膜之间的电势差会随眼球的运动而不断变化，微小的电位变化即为眼电信号，这种被记录到的因眼球转动而引起的电位改变称为眼动电图，也称为眼电图（elctrooculogram，EOG）。见图12-4-1。

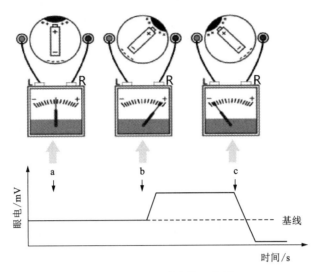

图 12-4-1　眼动电位示意图

【受试对象】

成年受试者。

【实验材料】

BL-420N 硬件、信号输入线、电极片、软尺、棉签、医用酒精。

【实验步骤】

1. 连接设备

将信号输入线接入 BL-420N 硬件的 CH1 通道,另一端与贴片电极相连。

2. 受试者准备

使受试者处于相对安静的氛围,取下受试者身上的金属挂件,告知受试者实验的过程。取棉签蘸取医用酒精涂抹于受试者的前额正中及眼下外眦角的皮肤(约 1.5 cm^2),目的是清洁受试者皮肤上的油脂。

3. 电极连接

信号输入线分为三条,取接地电极贴于受试者的前额正中,取正极贴于右眼外眦角,取负极贴于左眼外眦角部。

4. 启动 HPS-10X 软件

在"首页"中选择"感觉系统实验"→"人体眼动电的记录"→"实验项目"。

【观察项目】

1. 观察眨眼伪迹

使受试者距电脑 30~50 cm 远,受试者的眼睛正视电脑屏幕上的视靶,实验者观察受试者注视视靶时瞳孔是否在眼球中心并询问受试者的感受,设置使受试者感到舒适的视靶颜色、大小及位置。调整受试者的位置,使视靶与眼球在同一水平高度上。实验者开始观察受试者的眨眼伪迹,使受试者正常眨眼 3 次,每次眨眼间隔 2~3 s,在波形旁添加"眨眼"标签;再使受试者正视前方视靶处,咬牙 2 s,在波形旁添加"咬牙"标签。单击"暂停"按钮,暂停波形记录。

2. 观察眼球角偏移波形

使受试者头部不动,眼睛正视前方电脑屏幕中心视靶,实验者测量电脑屏幕中心视靶与受试者双眼中点的垂直距离,将此距离输入电脑中,单击"开始"按钮,开始波形记录。受试者视线跟随视靶移动(视线移动过程中可以正常眨眼),视靶停止移动后,实验者单击"暂停"按钮,暂停波形记录。

3. 观察眼球平稳跟踪的波形

受试者保持头部不动,眼睛正视前方电脑屏幕中心视靶,实验者单击"开始"按钮,记录平稳跟踪波形。

4. 观察和记录扫视运动的波形

受试者保持头部不动,眼睛正视前方电脑屏幕,实验者询问受试者观看文字的感受,调整文字格式直到受试者认为适宜的状态,单击"开始"按钮,开始波形记录。实验者单击文字设置框中的"开始阅读"按钮,受试者以正常速度阅读一段文字,阅读完毕后告诉实验者已阅读完成。实验者单击"停止阅读"按钮,并单击"暂停"按钮,暂停波形记录。此时,受试者已完成全部实验。

【测量和分析】

截取眨眼、咬牙、眼球角偏移、平稳跟踪和扫视波形进行观察和分析。

【注意事项】

(1)眩晕急性发作期、失明或严重视力损害者,严禁作为受试者进行本次眼电图实验。

(2)酒精有刺激性,所以蘸取的酒精量尽量要少,避免擦拭受试者时酒精以液体形式在皮肤表面流动对受试者眼睛造成损伤。

(3)将设备连接至受试者时,应首先连接接地线。解除受试者和设备的连接时,应最后断开设备的接地线。

(4)安放电极时尽量靠近外眼角,但不影响受试者正常眨眼,且不能导致过度眨眼。电极粘贴部位离眼外眦越近,角膜与视网膜之间的电势差越大,这样安置电极可记录双眼的水平眼动。

(5)电极的正极和右眼球的距离应与负极和左眼球的距离尽量相同。电极连接部位与平视时的眼球应在同一水平线上。电极应接触良好,否则会带来干扰。

【思考题】

(1)眼电信号的记录中,为什么需要识别信号伪迹?影响眼电信号不稳定的因素有哪些?

(2)电势差与眼球角偏移度数是否成比例关系,如果不是,请给出你的理由。如果是,电势差会一直随着眼球角的偏移保持同样的比例关系吗?为什么?

(3)平稳跟踪和扫视均是双眼的视线由一个观察目标变化到同一条直线上的另外一个观察目标,两者有什么区别?

二、视觉诱发电位的记录

【实验概述】

视觉诱发电位(visual evoked potential,VEP)是对眼睛进行光刺激时,在大脑皮层枕叶皮质诱发产生的微弱电活动(该电位可在头皮表面枕叶处被记录到)。在本实验中,首先使用按一定频率翻转变化的黑白棋盘格对眼睛进行光刺激,然后使用电极经头皮记录枕叶皮质产生的电活动。由于单次 VEP 非常微弱,往往被环境噪声所覆盖,因此需要记录多次 VEP,然后采用软件对多次记录的 VEP 信号进行叠加、平均处理,最后得到受试者 VEP 波形。

【实验目的】

学习视觉诱发电位的记录方法,以及波形分析方法,观察刺激频率、棋盘方格大小变化对波形的影响。

【实验原理】

VEP 是对眼睛进行光刺激时,诱发产生的大脑皮层枕叶皮质处的电活动。按照光刺激的不同形式,可将 VEP 分为模式翻转视觉诱发电位(pattern reversal visual evoked potential,PRVEP)和闪光视觉诱发电位(flash visual evoked potential,FVEP)。PRVEP 常用黑白棋盘格图形翻转刺激,见图 12-4-2。PRVEP 波形稳定、易于分析、可重复性高,因此在临床上使用较多。PRVEP 属于三相复合波,按各自潜伏期时长(ms)分别命名为 N75、P100 和 N145。正常情况下 P100 潜伏期最稳定且波幅高,是分析 VEP 时最常用的波形。VEP 的波幅很小,常常被湮没在自发脑电活动或各种伪迹之中,因此,为了记录到 VEP,通常需要使用计算机叠加处理,而在叠加过程中,与光刺激有固定时间关系的同相 VEP 信号被逐渐增强,同时记录到的随机干扰由于相位差异在叠加过程中则逐渐减弱,最终使得 VEP 可见。

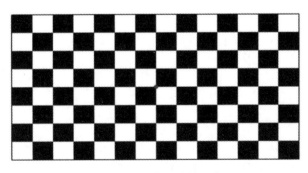

图 12-4-2　翻转棋盘格示意图

【受试对象】

成年受试者。

【实验材料】

BL-420N 硬件、脑电帽、贴片电极、软尺、生理盐水（或导电膏）、棉签、医用酒精。

【实验步骤】

1. 设备连接

将脑电帽接入 BL-420N 硬件的 CH1 通道。将脑电帽上的纽扣式接口与贴片电极背侧的铜扣相连。

2. 受试者准备

受试者呈坐位，用棉签蘸取少量医用酒精擦拭安放电极处的皮肤，即鼻根凹陷向上 2 cm 处、枕骨隆凸向上 2 cm 处以及耳垂处，并在耳垂处涂抹少量的生理盐水，主要目的是去除皮肤表面的灰尘和油脂。

3. 电极的处理和安放

撕下贴片电极表面保护膜，将前、后两个电极分别贴在受试者额叶和枕叶头部皮肤上。用脑电帽将电极固定，确保电极与皮肤完全接触。将耳夹夹在受试者耳垂处。

4. 启动 HPS-10X 软件

在"首页"中选择"中枢神经系统"→"人体脑电的记录与观察"→"实验项目"。

【观察项目】

设置棋盘方格视角 1°，棋盘翻转频率 2 Hz，翻转次数 100 次。请受试者注视屏幕中央红色固视点，单击"开始刺激"按钮开始实验。在完成指定次数的翻转刺激后，实验会自动停止。软件对波形完成叠加、平均计算并显示最终的结果，见图 12-4-3。

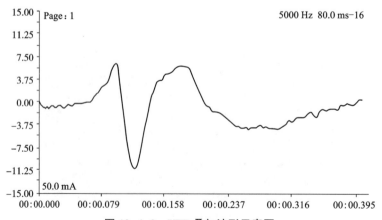

图 12-4-3　VEP 叠加波形示意图

【测量和分析】

1. 截取波形

先在"波形测量区"视图中单击"截图"按钮，然后选择目标波形。截取的波形段自动进入"选择波形列表"和"波形测量区"视图中。

2. 数据测量

在"数据测量结果表格"中单击"N75 潜伏期"单元格，移动鼠标到"选择波形列表"视图，在刺激标记处单击鼠标左键选择测量起点，移动鼠标至 N75 处单击左键确定测量终点，潜伏期的测量结果自动记录在"数据测量结果表格"对应单元格中。以同样的方式测量 VEP 的三个主要波形。参见表 12-4-1。

表 12-4-1　视觉诱发电位相关参数记录表

序号	视角	频率/Hz	N75 潜伏期/ms	P100 潜伏期/ms	P100 幅值/mV	N145 潜伏期/ms
示例	1°	2	82.0	109.2	12.4	184.3
1						
2						
3						

3. 方格视角对 VEP 的影响

设置方格视角 15′，翻转频率 2 Hz，翻转次数 100 次。请受试者注视屏幕中央红色固视点，单击"开始刺激"按钮。

测量与分析：测量 VEP 相关参数，参见观察项目。

4. 刺激频率对 VEP 的影响

设置方格视角 15°，翻转频率 3 Hz，翻转次数 100 次。请受试者注视屏幕中央红色固视点，单击"开始刺激"按钮。

测量与分析：测量 VEP 相关参数，参见观察项目。

【注意事项】

(1) 受试者应佩戴平时所用的眼镜。

(2) 检查前一天洗头，不要使用发蜡或头发定型剂等。

(3) 由于眼科检查等，使用散瞳药后 12 小时内不宜进行该实验。

(4) 受试者坐在电脑前，眼睛与屏幕的距离限制在 70~100 cm，且与电脑中心位置在同一水平面上。

(5) 棋盘格中心有一个红色固视点，受试者在整个实验过程中应注视该点。

【思考题】

简述方格视角和刺激频率对视觉诱发电位的影响。

（周寿红　于丹）

第十三章　神经系统与运动系统实验

第一节　哌替啶镇痛作用(热板法)

【实验目的】

掌握哌替啶镇痛作用的部位、强度与机制。熟悉镇痛实验的方法(热板法)。

【实验原理】

小鼠的足底无毛,皮肤裸露,在温度为$(55\pm0.5)℃$的金属板上产生疼痛反应,表现为舔后足、踢后腿等现象。哌替啶可提高痛阈,推迟小鼠疼痛出现时间。

【实验动物】

小白鼠。

【实验材料】

小白鼠罩、1 mL注射器、5号针头、普通天平、热板仪、0.5%哌替啶、生理盐水。

【实验步骤与观察项目】

(1)开启热板仪,温度设定为$(55\pm0.5)℃$。

(2)取雌性小白鼠2只,分别置于大烧杯内,测定其痛反应时间,正常小白鼠多数在10~20 s出现痛反应,症状为踢后腿、舔足底(舔前足不能作为热痛反应的指标,因正常小白鼠活动常有此动作),或逃避性跳出。若30 s内不出现痛反应,则弃置,另选小白鼠做实验。每只鼠测定正常痛阈值2次,取平均值计算,测得合格鼠2只后,分别记录其痛阈值。

(3)小白鼠按体重分别注射给药。

甲鼠:腹腔注射0.5%哌替啶0.1 mL/10 g(50 mg/kg)。

乙鼠:腹腔注射生理盐水0.1 mL/10 g。

(4)注射药物后,15 min、30 min和60 min时各测小白鼠痛阈值2次,重测痛阈值时,温度一定要与正常测阈值时的相同。如小白鼠受热60 s仍无反应,应将小白鼠取出以免灼坏脚底，此时痛阈值按 60 s 计。

【实验结果记录】

将全班结果汇总填入表 13-1-1 中，并按下列公式计算痛阈提高百分率。然后以痛阈提高百分率为纵坐标，以时间为横坐标，将 2 只小白鼠平均痛阈值的变化绘制成图，比较两条曲线有何不同。

痛阈提高百分率=(用药后平均反应时间–用药前平均反应时间)÷用药前平均反应时间×100%

表 13-1-1　哌替啶对小白鼠痛阈值的影响

药物	动物数	平均痛阈值(痛反应时间/s)						
		用药前	用药后			痛阈提高百分率/%		
			15 min	30 min	60 min	15 min	30 min	60 min
哌替啶								
生理盐水								

【注意事项】

(1)本实验应选用雌性小白鼠，雄性小白鼠遇热时阴囊松弛下垂且与热板仪接触，会影响实验结果。

(2)室温应控制在(13±18)℃，此温度下小白鼠对痛反应较稳定。

(3)正常痛阈≥30 s，痛阈≤10 s 以及喜跳跃的小白鼠均应弃用。

(4)若痛阈≥60 s 仍无反应，应立即取出小白鼠，以免烫伤足趾，且痛阈按 60 s 计。

【思考题】

(1)根据实验结果、分析比较两条曲线有何不同，说明哌替啶镇痛作用的高峰期与作用持续时间。

(2)讨论哌替啶的镇痛机制和临床应用。

(李勇文)

第二节　有机磷中毒及其解救

【实验目的】

陈述有机磷酸酯类中毒的原理、症状，观察解磷定和阿托品对中毒的解救效果，分析这两种药的解救机制。

【实验原理】

敌百虫为有机磷酸酯类的低毒农药,能持久抑制胆碱酯酶,使其失去水解乙酰胆碱的能力,导致体内乙酰胆碱大量堆积,引发 M 样和 N 样症状。解磷定和阿托品可分别恢复胆碱酯酶活性和解除 M 样症状,达到解救目的。

【实验动物】

家兔。

【实验材料】

兔固盒、注射器、瞳孔尺、2.5%敌百虫、0.05%阿托品、25%解磷定。

【实验步骤与观察项目】

(1)取家兔 2 只,称重编号,观察并记录表 13-2-1 中的生理指标,将兔固定于兔固盒中,由耳缘静脉注射 2.5%敌百虫 2.5 mL/kg,观察上述生理指标的变化。

(2)家兔出现明显症状后进行如下操作。

甲兔:先静脉注射 0.05%阿托品 1 mL/kg,10 min 以后静脉注射 2.5%解磷定 1 mL/kg。

乙兔:先静脉注射 2.5%解磷定 1 mL/kg,10 min 以后静脉注射 0.05%阿托品 1 mL/kg。

(3)观察并记录上述各项生理指标的变化。

【实验结果记录】

实验结果记录见表 13-2-1 和表 13-2-2。

表 13-2-1　敌百虫中毒症状的观察

兔号	观察时间	活动情况	瞳孔大小	唾液分泌	大便情况	肌张力	肌震颤
甲							
乙							

表 13-2-2　阿托品与解磷定对敌百虫中毒的解救作用

兔号	给敌百虫前	给敌百虫后	给阿托品后	给解磷定后
甲				
乙				

【注意事项】

有机磷酸酯类有强大的刺激性,注射前先暴露血管,固定好家兔头部,以免注射时家兔挣扎而将药物注入皮下或漏出血管外。

【思考题】

(1)以敌百虫中毒的症状说明有机磷中毒的原理。

(2)敌百虫中毒后，注射阿托品能立即解救中毒的症状，而注射解磷定则需要一段时间，为什么？

（王睿）

第三节　戊巴比妥钠的抗惊厥作用

【实验目的】

观察戊巴比妥钠的抗惊厥作用。

【实验原理】

尼可刹米是直接兴奋呼吸中枢的药物，剂量过大时通过增强中枢神经系统兴奋性而引起惊厥反应。戊巴比妥钠促进中枢 GABA 与 GABA$_A$ 受体的结合，促进 Cl$^-$ 内流，从而具有抗惊厥作用。

【实验动物】

小白鼠。

【实验材料】

鼠笼、天平、注射器、0.25%戊巴比妥钠溶液、2.5%尼可刹米溶液、生理盐水。

【实验步骤与观察项目】

(1)取小白鼠 2 只，观察正常活动，称重并编号。

(2)分别在 2 只小白鼠的腹腔注射 0.25%戊巴比妥溶液及生理盐水 0.15 mL/10 g，15 min 后均皮下注射 2.5%尼可刹米溶液 0.25 mL/10 g。

(3)观察小白鼠有无惊厥症状(如竖尾、跳跃、尖叫、咬齿)和死亡现象。

【实验结果记录】

实验结果记录见表13-3-1。

表 13-3-1　实验结果分析表

鼠号	药品	症状（有无惊厥）	有无死亡
甲	戊巴比妥钠+尼可刹米		
乙	生理盐水+尼可刹米		

【注意事项】

给药后应保持室内安静，避免刺激实验动物。

【思考题】

（1）惊厥对机体可造成哪些危害，抗惊厥药有何意义？
（2）根据本次实验结果分析，在使用呼吸中枢兴奋药时应注意哪些事项？为什么？
（3）常用的抗惊厥药有哪些？它们是怎样产生抗惊厥作用的？硫酸镁的抗惊厥作用机制与地西泮是否相同？

（王睿）

第四节　人体脑电的记录与影响因素观察

【实验目的】

了解人体脑电图仪器的基本原理、脑电信号的采集方法；分析脑电图的方法；观察 α 波及此波的阻断方法。

【实验原理】

人类大脑皮质存在着不同频率（单位：Hz）、振幅和波形的自发的生物电活动。将引导电极安装在头皮的固定位置，通过信号放大装置将很微弱的脑电信号通过滤波器滤波后再放大，在电脑上可显示并且记录大脑皮质的电位的改变，命名为脑电图（electroencephalogram，EEG）。目前公认的是，脑电波是由大量神经元同步发出的突触后电位的综合形成且可被机器记录的结果，其基本的波形有 δ、θ、α、β 四种波。

1. δ 波

频率范围为 0.5~3.9 Hz，幅度范围为 20~200 μV，且常在成年人进入睡眠状态后出现，或处于极度疲劳或被药物麻醉时，在颞叶和枕叶处可记录到比较明显的信号。

2. θ 波

频率范围为 4.0~7.9 Hz，幅度范围为 100~150 μV，是成年人困倦时的主要脑电活动表现，可在颞叶和顶叶处检测到比较明显的信号。

3. α 波

频率范围为 8.0~13.9 Hz，幅度范围为 20~100 μV，常表现为波幅由小变大、再由大变小,反复变化而形成 α 波的梭形。α 波在枕叶皮质处可得到显著信号,常在成年人清醒状态、安静状态并闭眼时出现,睁眼、进行思考或受外界刺激(如声音、光线等)时立刻消失,这一现象称为 α 波阻断(alpha block)。

4. β 波

频率范围为 14~30 Hz,幅度范围为 5~20 μV,在额叶和顶叶处可检测到显著信号,是新皮质处于紧张活动状态的标志。

【受试对象】

成年受试者(常为医学检查需要或者自愿参加实验的受试人员)。

【实验材料】

BL-420N 硬件、脑电帽、贴片电极、生理盐水(或导电膏)、75%酒精。

【实验步骤与观察项目】

1. 连接设备,准备检测

(1)连接脑电帽:将脑电帽接入 BL-420N 硬件的 CH1 通道。见图 13-4-1。

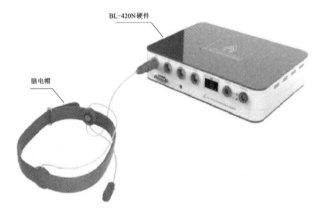

图 13-4-1　脑电帽连接示意图

(2)连接贴片电极:将脑电帽上的纽扣式接口部分与贴片电极背侧的铜扣部分相连。

2. 受试者的准备

(1)皮肤处理:受试人员取坐位,用酒精棉球轻轻擦拭安放电极处的皮肤,即在鼻根凹陷向上 2 cm 处、枕骨隆凸向上 2 cm 处(为了检测效果好,征得受试者同意后,可剃掉枕骨外侧部分毛发)以及耳垂处,去除面部皮肤与头皮表面的灰尘和油脂,并在耳垂处涂抹少量的生理盐水。

(2)电极的处理方法和安放方法:撕下贴片电极表面的绝缘保护膜,将前、后 2 个电极分别贴在受试者额叶和枕骨外侧的头部皮肤上。用脑电帽将电极固定好,确保电极与皮肤完全接触(因为头部有毛发,可以适量多涂抹些导电膏)。将耳夹夹在受试者的耳垂处(耳垂处也要去除灰尘和油脂)。见图 13-4-2。

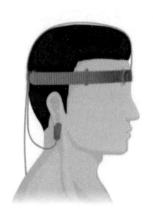

图 13-4-2 脑电帽佩戴示意图

3. 启动 HPS-10X 软件

在"首页"中选择"中枢神经系统"→"人体脑电的记录与观察"→"实验项目"。

【实验结果记录】

1. 脑电图的记录

(1)记录脑电图：受试者保持安静，全身放松，间隔且连续进行睁眼、闭眼动作，记录一段脑电波形。

(2)分析：注意观察受试者在睁眼、闭眼不同状态时，不同频率能量带高低的变化。

2. α 波和 α 波阻断

(1)闭眼：令受试者安静闭目，全身放松，不思考问题(最好是心无杂念的状态)，记录一段 α 波形。

(2)睁眼：请受试人员睁眼，可见 α 波立即消失，其频率加快呈快波。再闭目，α 波又重现，令其思考最近比较关注的问题，或者生活中的某些烦恼，观察不同频率能量带高低的变化。

如此反复 3~5 次。在波形旁添加"睁眼"标签。

(3)声音刺激：在受试者出现 α 波的情况下，给予受试者声音刺激，如大声说话、唱歌(可以是其最喜欢的歌曲，或者最讨厌的声音，以进行对比)、拍手等，观察 α 波有何变化。在波形旁添加"声音刺激"标签，不同类型的声音对 α 波的振幅、频率有不同的影响，可以拓展在音乐治疗领域的研究。

(4)思维活动：在受试者出现 α 波的情况下要求其心算数学题，如用 100 连续减 7，也可由实验者提问算术题(题目对一般非数学专业人员适用，对数学专业人员可提问更烦琐的计算题)，观察 α 波有何变化。在波形旁添加"思维活动"标签，不同思维活动可以有不同的分型，比如记忆再现型问题、计算题、推理题等。

3. 测量和结果分析

(1)打开双视。

(2)截取波形：先在"波形测量区"视图中单击"截图"按钮，然后在左视中选择目标波形段，截取的波形段自动进入"选择波形列表"和"波形测量区"视图中。

（3）数据测量：在"数据测量结果表格"中单击"α波RMS"单元格，移动鼠标到"波形测量区"，选择一段闭眼状态下的脑电波进行测量操作，依次在起点、终点单击鼠标左键。此段波形的α波RMS自动显示在对应单元格中。以同样的测量方式，找到各生理指标对应的波段，完成对睁眼、声音刺激、思维活动的测量（图13-4-3）。

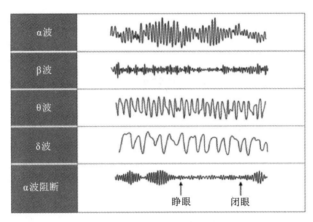

图13-4-3　脑电分类示意图

（4）实验结果记录见表13-4-2。

表13-4-2　在闭眼、睁眼及其他刺激条件下α波和β波频段脑电波的变化情况记录表

序号	受试人员状态	α波RMS	α波频率	β波RMS	β波频率
1	闭眼				
2	睁眼				
3	声音刺激				
4	思维活动				

4.脑电常见干扰分析

（1）记录受试者的正常脑电图：请健康受试者安静闭目，单击"开始"按钮，记录30 s正常的脑电图。

（2）快速眨眼：请受试者快速眨眼，同时记录脑电图，观察眨眼时脑电图的变化。

（3）转动眼睛：请受试者在安静、闭眼的状态下，向各个方向转动眼球（有神视神经系统疾病、眼病时可能受到影响），观察转动眼睛时脑电图的变化。

（4）咬牙：请受试者在安静、闭眼的状态下，用力咬紧牙齿（有牙周牙龈疾病时可能受到影响），观察咬牙时脑电图的变化。

（5）结果分析：观察眨眼、转动眼球、咬牙时脑电图的变化，学习脑电图常见的伪迹特点，以及排除伪迹的方法。

【注意事项】

(1)受试者在实验过程中保持安静状态(若受试者有癫痫等疾病,在癫痫发作期进行测量时需要有多人参与协助用力按住受试者;若无法控制,则不能进行测试)。

(2)受试者在安放枕骨隆凸处电极时,保持清洁,避免头发夹杂在其中(征得受试者同意可以多涂抹导电膏,但是可能会对护发用品有影响)。

【扩展知识】

脑电波的临床应用

【思考题】

(1)α 波的特点是什么?怎样识别 α 波?

(2)与闭眼时相比,睁眼时 α 波形发生了什么变化?

(3)声音刺激和思维活动对 α 波有何影响?

(4)眨眼、转动眼球、咬牙时产生的脑电伪迹有何特点?它们分别是怎样产生的?

(负可力)

第十四章 内分泌与代谢实验

第一节 糖皮质激素的抗炎作用

【实验目的】

观察地塞米松对小白鼠毛细血管通透性的影响。理解糖皮质激素抗炎作用的机制。

【实验原理】

二甲苯为致炎物质，将其涂于耳部，能引起局部细胞损伤，促使组胺、缓激肽等致炎物质释放，造成耳部急性炎性水肿；伊文思蓝属于一种常用的偶氮染料制剂，因其分子量大小与血浆白蛋白相近，而且在血液中与血浆白蛋白有很高的亲和力，同时炎症中毛细血管通透性增加，从而导致小白鼠耳部肿胀。可根据小白鼠两耳蓝色程度的不同，判断药物的抗炎作用。

【实验动物】

小白鼠。

【实验材料】

普通天平、1 mL注射器、鼠罩、小白鼠固定装置、棉签、0.025%地塞米松、二甲苯、生理盐水、1%伊文思蓝。

【实验步骤与观察项目】

(1)取体重为18~22 g的小白鼠2只，称重、标记后，分别从腹腔注射下列药物。

甲鼠：0.025% 地塞米松 0.1 mL/10 g。

乙鼠：生理盐水 0.1 mL/10 g。

(2)约30 min后两鼠均腹腔注射伊文思蓝 0.1 mL/10 g，然后用棉签蘸取二甲苯，涂抹在各鼠两耳郭内外侧，分别于涂二甲苯10 s、30 s、60 s后观察并记录鼠耳蓝色程度。

【实验结果记录】

实验结果记录见表14-1-1。

表 14-1-1　地塞米松对小白鼠毛细血管通透性的影响

动物	药物及剂量	不同时间下耳蓝色程度		
		10 s	30 s	60 s
甲鼠				
乙鼠				

注：耳蓝色程度可用"+"表示。

【注意事项】

在小白鼠耳郭外涂二甲苯时要均匀且不宜太多；按时观察耳郭变蓝的情况。

【思考题】

结合本实验结果，讨论糖皮质激素类药物对早期炎症和晚期炎症过程的影响及其机制。

（王睿）

第二节　胰岛素的过量反应及其解救

【实验目的】

通过观察过量胰岛素对小白鼠引起的低血糖效应，说明胰岛素的生理作用，分析其作用机制。

【实验原理】

胰岛素（insulin）是由胰岛 β 细胞受内源性或外源性物质（如葡萄糖、乳糖、核糖、精氨酸、胰高血糖素等）的刺激而分泌的一种蛋白质激素。胰岛素是机体内唯一能降低血糖的激素，同时又能促进糖原、脂肪、蛋白质的合成。给小白鼠注射大量胰岛素之后，可导致血糖降低，引起低血糖性休克，出现精神不安、惊厥等现象。

【实验动物】

小白鼠。

【实验器材与药品】

天平或电子秤、大烧杯、1 mL 注射器、小鼠笼、酸性生理盐水、50% 葡萄糖溶液、胰岛素溶液（2 U/mL）。

【实验步骤】

(1)取小白鼠 3 只，编号为甲、乙、丙并进行标记，称重，甲、乙为实验组，丙为对照组。

（2）给实验组甲、乙两只小白鼠腹腔注射 2 U/mL 胰岛素溶液 0.1 mL/10 g，给对照组丙小白鼠注射酸性生理盐水 0.1 mL/10 g。

（3）将两组小白鼠都放在 30~37℃ 的环境中，记下时间，注意观察并比较两组小白鼠的神态、姿势及活动情况。当实验组小白鼠出现明显反应时，给甲鼠注射 50% 葡萄糖注射液 0.1 mL/10 g 进行解救，乙鼠不进行解救处理。

（4）比较甲、乙、丙鼠的活动情况，进行记录并分析结果。

【实验结果】

将上述结果记录于表 14-2-1 中，并进行分析。

表 14-2-1　小白鼠用药反应记录表

鼠号	体重/g	药品及剂量	用药后反应
甲		2 U/mL 胰岛素溶液 0.1 mL/10 g， 50% 葡萄糖注射液 0.1 mL/10 g	
乙		2 U/mL 胰岛素溶液 0.1 mL/10 g	
丙		酸性生理盐水 0.1 mL/10 g	

【注意事项】

（1）小白鼠在实验前需禁食 18~24 h。

（2）用于稀释胰岛素的生理盐水要呈弱酸性，因为胰岛素在酸性环境下才有效应。酸性生理盐水配制：将 10 mL 0.1 mol/L HCl 加入 300 mL 生理盐水中，将其 pH 调节为 2.5~3.5。

（3）3.2 U/mL 胰岛素溶液配制：宜使用普通胰岛素，因为普通胰岛素显效快，实验现象明显；使用酸性生理盐水稀释至所需浓度。

（4）实验温度：夏季可为室温，冬季最好将注射胰岛素后的小白鼠放在 30~37℃ 的环境中保温，因为如果温度过低，则反应出现得较慢。

【思考题】

（1）胰岛素的药理作用和临床用途有哪些？
（2）胰岛素降血糖机制是什么？
（3）胰岛素过量会引起什么不良反应？如何抢救？

（吴建朝）

第三节　运动对人体能量代谢的影响

【实验目的】

掌握测量能量代谢的间接测热法的原理和方法；了解用间接测热法测定运动时能量代谢的方法。

【实验原理】

能量代谢（energy metabolism）通常指的是在生物体内物质代谢过程中伴随发生的能量释放、转移、储存和利用的过程。能量代谢率（energy metabolism rate）是指机体在单位时间内的能量代谢量，通常以每小时每平方米体表面积的产热量 $[kJ/(m^2h)]$ 作为衡量指标。肌肉活动对于能量代谢的影响十分显著，机体任何轻微的运动都可提高代谢率。机体能量代谢量（产热量）的增加与肌肉活动的强度成正比关系，因此，可将能量代谢率作为评估肌肉活动强度的指标。

由于肌肉活动所消耗的能量需要通过营养物质的氧化来补充，因而可引起机体的耗氧量显著增加。本实验通过开放式测定法（气体分析法），收集受试者一定时间内的呼出气体中 O_2 和 CO_2 的容积百分比。根据吸入和呼出气体中 O_2 和 CO_2 容积百分比的差值，可以计算出该时间段内的耗氧量和 CO_2 产生量。然后根据非蛋白质呼吸商，查表找到相对应的氧热价，推算出糖和脂肪氧化的比例，从而计算能量代谢率。

【受试对象】

成年受试者。

【实验器材与药品】

BL-420N 硬件、代谢仪、代谢仪面罩、代谢流量传感器、运动单车。

【实验步骤】

1. 设备连接

（1）连接代谢仪至 BL-420N 硬件：将代谢仪接入 BL-420N 硬件的 CH1 通道，此时仪器处于预热状态，当"运行"指示灯由红色变为绿色时（需 4~5 min），表明设备预热结束，可正常使用。

（2）连接代谢流量传感器：将代谢流量传感器和气体软管分别插入代谢仪对应接口。

（3）连接代谢仪面罩：将呼吸面罩与代谢传感器连接并顺时针旋转卡紧即可，连接时注意面罩的方向。

（4）校准：在代谢仪主机上短按"M"键，当听到"嘀"声，且"设置"指示灯点亮时，设备开始自动校准；待"设置"指示灯熄灭，表明设备校准成功。

2. 启动 HPS-10X 软件

在"首页"中选择"代谢系统实验"→"能量代谢实验"→"实验项目"。

【观察项目】

1. 静卧时能量代谢的测定

(1)设置数据分析时间：在测试开始前，将数据分析时间设置为 1 min，并单击"确定"按钮，此后每 1 min 软件将自动分析一次数据并填入"数据测量结果表格"中。

(2)静卧时能量代谢：受试者保持平静呼吸，在波形旁添加"静卧代谢量"标签，记录 3 min 数据。

2. 运动时能量代谢的测定

(1)运动前准备：将运动单车挡位开关调节至轻度阻力(运动单车 1~3 挡)。受试者坐在运动单车上，此时不做运动，适应性呼吸 2 min。单击"开始"按钮。

(2)设置数据分析时间：在测试开始前，将数据分析时间设置为 1 min，并单击"确定"按钮。

(3)运动前能量代谢记录：受试者放松保持平静，记录 1 min 数据，测量受试者静止时的能量代谢。软件自动对数据进行处理分析，并将实验结果自动填入"数据测量结果表格"中，在波形旁添加"静止"标签。

(4)运动中能量代谢记录：受试者以 60 r/min 的速度做蹬车运动，骑行过程中需要随时注意速度保持稳定一致。记录 1 min 数据，测量受试者在轻度阻力下运动时的能量代谢。在波形旁添加"轻度运动"标签。

(5)增加运动强度：将单车挡位开关调节至中度阻力(运动单车 4~6 挡)，受试者保持 60 r/min 速度不变。记录 1 min 数据，测量受试者在轻度阻力下运动时的能量代谢。在波形旁添加"中度运动"标签。用上述相同方法，测量出受试者在重度阻力下运动时的能量代谢。测量完成后，单击"暂停"，暂停实验

(6)结果分析：根据运动强度与运动代谢量的关系，绘制关系曲线。

【实验结果记录】

将实验结果记录于表 14-3-1 中，并进行分析。

(1)实验过程中软件会自动对记录波形进行处理分析，并将实验结果自动填入能量代谢数据记录表中。实验完成后，单击"暂停"，暂停实验。

(2)求均值：选取数据，点击鼠标右键求平均值，软件自动计算结果。

表 14-3-1　能量代谢数据记录表

序号	呼气量/ (L·min^{-1})	呼出气体 O$_2$ 含量/%	呼出气体中 CO$_2$ 含量/%	CO$_2$ 产生量/ (L·min^{-1})	O$_2$ 消耗量/ (L·min^{-1})	呼吸商 RQ	能量代谢/ (kcal·d^{-1})	评价
1								
2								
3								
均值								

【注意事项】

(1)实验开始前,首先检查受试者所戴的面罩,切不可漏气。

(2)实验前,仪器设备的准备工作必须做好,以避免误差。

【思考题】

(1)间接测热法的基本原理是什么?如何测算机体的产热量?

(2)影响机体能量代谢的主要因素有哪些?举例说明。

(3)机体耗氧量与肌肉活动的强度有何关系?可否将能量代谢率作为肌肉活动强度的指标?

【参考文献】

[1]姚泰.人体生理学[M].4 版.北京:人民卫生出版社,2015.

[2]王庭槐.生理学[M].9 版.北京:人民卫生出版社,2018.

[3]全国体育学院教材委员会审定.运动生理学[M].1 版.北京:人民体育出版社,1990.

(吴建朝)

第十五章 药物作用及其机制

第一节 水杨酸钠血浆半衰期的测定(两点法)

【实验目的】

采用比色法测定不同(两点)时间的血药浓度,学习计算药物半衰期($t_{1/2}$)的方法。

【实验原理】

药物血浆半衰期是指血浆药物浓度下降一半所需的时间。绝大多数药物是按一级动力学的规律消除,其血浆半衰期的数值是固定的。水杨酸钠在酸性环境中生成水杨酸,后者与三氯化铁反应生成一种紫色复合物。在波长为 520 nm 时,该紫色复合物的含量与测得的光密度值成正比关系。利用比色法测定药物在血中两个以上浓度值,即可求得药物的血浆半衰期。

光电比色法是用光电比色计测量一系列标准溶液的吸光度,将吸光度对浓度作图,绘制工作曲线图,然后根据待测组分溶液的吸光度在工作曲线图上查得其浓度或含量。与目视比色法相比,光电比色法消除了主观误差,提高了测量准确度,而且可通过选择滤光片来消除干扰,从而提高了选择性。

【实验动物】

家兔。

【实验材料】

5%水杨酸钠、5%三氯乙酸溶液、10%三氯化铁溶液、20%乌拉坦溶液、试管、试管架、吸管、注射器、离心机、天平、滴管、722 分光光度计、标准曲线图。

【实验方法】

1. 标记试管

离心管编号 1、2、3 号,每管加入三氯乙酸 3.5 mL。

2. 取血

取家兔 1 只,从耳缘静脉取血 1 mL,加入 1 号离心管。

3. 给药

耳缘静脉注射水杨酸钠 2.5 mL/kg。

4. 取血

分别于 10 min 和 40 min 后,从耳缘静脉各取血 1 mL,加入 2、3 号离心管。

5. 离心

将上述 3 根离心管以 3000 r/min 的速度离心旋转 5 min。

6. 测定

分别从各管取上清液 3 mL+0.5 mL 的三氯化铁溶液,混匀。波长为 520 nm 时,测定光度值(给药前管调零)。

7. 计算 $t_{1/2}$

按公式 $t_{1/2}=0.301/(\lg D_1-\lg D_2)\times t$ (min)计算。

$D_1=10$ min 光密度值;$D_2=40$ min 光密度值;t 为两次取血间隔时间。

【注意事项】

(1)给药要准确。

(2)取血要准确。

(3)将血样加入三氯乙酸试管中应立即摇匀,否则易形成血块,影响药物提取。

(4)每加一种试剂后应混匀,所加试剂的顺序不能颠倒,否则会不显色。

(马玉香)

第二节 药物的协同作用

【实验目的】

观察氯丙嗪与戊巴比妥钠的协同作用。

【实验原理】

在疾病治疗过程中,将两种或两种以上的药物合并使用,倘若它们的作用方向是一致的,可达到彼此增强的效果,此现象称为药物的协同作用。

【实验动物】

小白鼠。

【实验材料】

鼠笼、天平、1 mL 注射器、50 mL 烧杯、计时器、0.03%氯丙嗪溶液和 0.35%戊巴比妥钠溶液。

【实验步骤与观察项目】

（1）取体重18~22 g的健康小白鼠3只，编号标记分为甲、乙、丙。用天平称取小白鼠体重，并采用腹腔注射分别给予下列药物。

甲鼠：0.03%氯丙嗪0.1 mL/10 g（3 mg/kg）和0.35%戊巴比妥钠0.1 mL/10 g（35 mg/kg）。

乙鼠：0.35%戊巴比妥钠0.1 mL/10 g（35 mg/kg）。

丙鼠：0.03%氯丙嗪0.1 mL/10 g（3 mg/kg）。

（2）在给药后分别开始计时，观察记录各鼠的入睡情况，记录其入睡时间（给药结束至翻正反射消失之间的时长）及睡眠持续时间（翻正反射消失至翻正反射恢复之间的时长）。

注：翻正反射（righting reflex）亦称复位反射，一般指动物体处于异常体位时所产生的恢复正常体位的反射。

【实验结果记录】

实验结果记录见表15-2-1。

表15-2-1　氯丙嗪与戊巴比妥钠的协同作用

实验分组	入睡时间/min	睡眠持续时间/min
甲鼠（氯丙嗪+戊巴比妥钠）		
乙鼠（戊巴比妥钠）		
丙鼠（氯丙嗪）		

【注意事项】

（1）腹腔注射给药部位及药量要准确。

（2）氯丙嗪和戊巴比妥钠协同给药时，两药分别注射，不能混合，而且均不能减为半量。

（3）用翻正反射消失与否来验证小白鼠入睡状况时，不能频繁翻动小白鼠，以免影响其入睡效果。

【思考题】

（1）氯丙嗪可增强戊巴比妥钠的催眠效果的机制是什么？

（2）氯丙嗪还可与哪些药物联用发挥协同作用？

（3）临床上最常用的镇静催眠药是哪一类药物？为什么戊巴比妥类药物不作为镇静催眠药使用？

（韦京辰）

第三节　药物的基本作用

【实验目的】

学习鉴别药物的兴奋作用与抑制作用。熟悉药物的局部、吸收作用等。区别治疗作用的表现和不良反应的表现。掌握给家兔坐骨神经窝注射药物的方法。

【实验原理】

药物的基本作用除药物作用和药理效应外，还包括局部作用和吸收作用。药物作用范围与药物是否吸收有关，药物被吸收可表现全身作用，药物未吸收表现出局部作用。

药物的基本作用使机体的功能状态兴奋或被抑制；药物作用结果又包括治疗效果和不良反应两个方面。

普鲁卡因(procaine)具有局麻作用和中枢兴奋作用，地西泮(diazepam)、硫喷妥钠和戊巴比妥钠用于中毒解救。普鲁卡因是最常见的局部麻醉药(local anaesthetics)，通过局部给药可阻断用药局部神经细胞膜上的钠通道，以抑制神经冲动的传导和产生，产生局部麻醉作用；但吸收过多又会产生惊厥(兴奋)等中毒症状。地西泮是苯二氮䓬类常见的镇静催眠药(sedative-hypnatics)，其中枢神经系统作用是通过增强 γ-氨基丁酸(GABA)对中枢的抑制作用而产生的，作用机制是与中枢相应部位的苯二氮䓬受体结合，氯离子通道开放，增加氯离子内流，突触后增强抑制效应。

【实验动物】

家兔。

【实验材料】

家兔固定盒、药棉、5 mL 注射器、5%盐酸普鲁卡因溶液、0.5%地西泮溶液或2%硫喷妥钠溶液或2%戊巴比妥钠溶液。

【实验步骤与观察项目】

(1)取家兔1只称重，先察看其正常活动情况(如四肢站立和行走姿态)，并用针刺其后肢，检验有无痛觉反射。

(2)由一侧坐骨神经周围(使兔做自然俯卧式，在尾部坐骨脊与股骨头间摸到一凹陷处)注射5%盐酸普鲁卡因溶液 1 mL/kg。2~3 min 后观察和测试同侧后肢有无运动和感觉障碍，并与对侧相比较。

(3)待局部作用明显后，肌内注射5%盐酸普鲁卡因溶液 1 mL/kg，观察中毒症状(惊厥)是否出现。

(4)待出现明显中毒症状时，立即由耳缘静脉注射0.5%地西泮溶液 0.5 mL/kg 或2%

硫喷妥钠溶液 0.5 mL/kg 或注射 2%戊巴比妥钠 1 mL/kg，至肌肉松弛为止。

（5）记录观察结果，根据结果分析其作用机制。

【实验结果记录】

实验结果记录见表 15-3-1。

表 15-3-1　给药后家兔症状记录表

药物	症状	有无症状
5%盐酸普鲁卡因溶液	运动或感觉障碍	
5%盐酸普鲁卡因溶液	中毒症状（惊厥）	
0.5%地西泮溶液或 2%硫喷妥钠溶液或 2%戊巴比妥钠溶液	肌肉松弛	

【注意事项】

（1）局麻坐骨神经部位要找准确，否则会影响实验结果。

（2）给家兔坐骨神经窝注射药物时，将家兔置于自然俯卧式，在尾部坐骨脊与股骨头间的凹陷处注射。

（3）等出现明显的中毒症状时，注射药物解救至肌肉松弛为止。

【思考题】

（1）本实验中，药物的兴奋作用与抑制作用表现在哪里？

（2）本实验中，哪些是普鲁卡因和地西泮的治疗作用，哪些是它们的不良反应？

（王宇晖）

第四节　pH 对药物排泄的影响

【实验目的】

观察 pH 对水杨酸钠经肾脏排泄的影响。

【实验原理】

水杨酸钠（pKa=3.0）在弱酸性尿液中解离少，重吸收多，排泄少；在弱碱性尿液中解离多，重吸收少，排泄多。

水杨酸钠与氯化铁反应会产生暗紫色生成物，可根据生成物颜色的深浅程度判断水杨酸钠的含量。

【实验动物】

大鼠。

【实验材料】

代谢笼、烧杯、量筒、注射器(1 mL、2 mL、5 mL)、灌胃针、pH 试纸、2%水杨酸钠溶液、5%氯化铵溶液、5%碳酸氢钠溶液、蒸馏水、1%呋塞米溶液、5%氯化铁溶液。

【实验步骤与观察项目】

(1)随机选取大鼠 3 只,称重、编号,并灌胃给予以下药物。
甲鼠:5%氯化铵溶液 0.8 mL/100 g。
乙鼠:5%碳酸氢钠溶液 0.8 mL/100 g。
丙鼠:蒸馏水 0.8 mL/100 g。
(2)30 min 后,各大鼠用蒸馏水 4 mL/100 g 灌胃。
(3)15 min 后,各大鼠腹腔注射 2%水杨酸钠溶液 1 mL/100 g 和 1%呋塞米溶液 0.5 mL/100 g。注射完成后,将各大鼠分别放入代谢笼中。
(4)30 min 后,测量并记录各代谢笼中大鼠的尿量,用 pH 试纸检测尿液 pH 并记录。然后分别取大鼠尿量 2 mL 置于烧杯中,加蒸馏水至 25 mL,再加入 5%氯化铁溶液 5 mL,混匀,观察并记录各烧杯的颜色深浅程度。

【实验结果记录】

实验结果记录见表 15-4-1。

表 15-4-1 pH 对药物排泄的影响

药物	尿量/mL	pH	颜色(深浅)	水杨酸钠排泄量(估量)
氯化铵溶液+水杨酸钠溶液				
碳酸氢钠溶液+水杨酸钠溶液				
蒸馏水+水杨酸钠溶液				

【注意事项】

(1)实验操作前需将实验器材清洗干净,以免影响实验结果。
(2)各大鼠需注射完水杨酸钠溶液和呋塞米溶液后才可放入代谢笼中。

【思考题】

(1)利用学过的知识解释实验结果。
(2)调整尿液 pH 对于弱酸或弱碱性药物急性中毒有何实用意义?

(陈玲琳)

第五节 不同给药途径对药物作用的影响

【实验目的】

观察不同给药途径对硫酸镁作用的影响,并观察钙对镁的拮抗作用。

【实验原理】

不同的给药途径会使药物发挥不同的作用,口服硫酸镁可导泻和利胆,注射则会产生止痉、镇静和降低颅内压。

【实验动物】

家兔或小白鼠。

【实验材料】

家兔固定盒、药棉、注射器(5 mL、10 mL)、10%硫酸镁溶液、5%氯化钙溶液。

【实验步骤与观察项目】

(1)取家兔 2 只,称体重、编号。先观察其正常活动情况。

甲兔:缓慢地从耳缘静脉注射 10%硫酸镁溶液 2 mL/kg(200 mg/kg)。当家兔肌肉松弛不能站立、呼吸抑制时,立即停止注射。接着在耳缘静脉注射 5%氯化钙溶液 1~2 mL/kg(50~100 mg/kg)。观察家兔的肌张力(头是否下垂、前肢能否站立)和大小便变化。

乙兔:灌胃 10%硫酸镁溶液 8 mL/kg,观察动物有无上述反应。

(2)解释为什么给药途径不同所出现的药物作用也不同。

【实验结果记录】

实验结果记录见表 15-5-1。

表 15-5-1 不同给药途径对药物作用的影响

鼠号	体重/g	药量/mL	给药途径	给药前		给药后	
				肌张力	大小便	肌张力	大小便
甲							
乙							

【注意事项】

(1)从兔耳缘静脉注射硫酸镁溶液时,必须缓慢(于 1~2 min 注射完),否则中毒严重难解救。

（2）为及时用氯化钙溶液解救，先将氯化钙溶液抽在注射器内，同时将待注射的静脉暴露好以便解救。

【思考题】

（1）给药途径不同，一般情况下会对药物的作用产生什么影响？在哪些情况下可使药物的作用产生质的差异？

（2）给药途径不同时，为什么有的药物作用会出现质的差异，有的会出现量的不同？

（3）为什么不同的硫酸镁溶液给药途径会产生不同的药理作用？

【附件】小鼠法

小鼠法与家兔法实验方法相似，只是给药剂量不同。

甲鼠：腹腔注射 10% 硫酸镁溶液 0.2 mL/10 g。当出现肌肉松弛不能站立、呼吸抑制时，立即腹腔注射 5% 氯化钙溶液 0.1~0.2 mL/10 g。

乙鼠：灌胃 10% 硫酸镁溶液 0.2 mL/10 g，观察动物有无上述反应。

（李勇文）

第三篇

医学机能学科研

第十六章　医学科研设计的基本原理与方法

科学研究是指人类采用科学的逻辑思维配合实验方法和技术，对未知或未完全知道的事物本质及规律而进行的一种有明确目的的探索性研究。医学科学研究(以下简称医学科研)，就是以人的生命现象与疾病过程为对象，以揭示人体生命本质和疾病机制为任务，创造防病治病的各种技术手段的科学实践活动。按研究的目的划分，医学科研可分为基础研究、应用基础研究、应用研究和开发研究；按研究的方法划分，可分为调查性研究、观察性研究和理论性研究。

医学科研设计是医学机能学实验中的主要内容之一，主要涉及研究计划、方案的制订。良好的设计是实验过程的依据、数据处理的前提，亦是实验研究获得预期结果的重要保证。因此，一个科学合理的科研设计方案，不仅能够依据研究目的规定具体的研究任务和所采取的技术路线及方法，而且能最大限度地减少误差，获得可靠的结果。医学科研设计主要有调查设计和实验设计，本章主要介绍实验设计。

医学科研设计的一般程序：科研选题、提出科学假说、实验设计、实验与观察、实验结果整理和分析、撰写研究报告(论文)。

第一节　医学科研设计的基本要素

医学科研的基本要素包括受试对象、处理因素和实验效应三部分。这三部分内容构成了医学科研设计基本要素的有机整体，三者缺一不可。如何正确选择三大要素，是医学科研设计的关键问题。

一、受试对象

受试对象，即实验对象，医学科研的受试对象通常是人和动物。在实验设计时首先要确定受试对象，并对受试对象的条件(包括类型、数量等)做出严格的规定。受试对象必须具有敏感性、稳定性、特异性、经济性、可行性、相似性等条件。下列对象一般不宜作为受试对象：存在影响反应结果的并发症、危重状态、多种疗法无效、不能配合者等。

(一)临床试验对象

临床试验对象通常是患者。作为受试对象的前提是必须同时满足以下两个基本条件：患者必须对处理因素具有敏感性；对处理因素的反应必须具有稳定性。患者的特点各有不同，如患者的年龄、性别、民族、病种、病情、病期等，这些特点就决定着他们对同一药物可能产生不同的反应。患者之间的这些差异，也使临床试验研究变得十分复杂，如果不对受试对象加以控制，使受试对象做到标准化，就会造成试验结果的个体差异很大，难以进行统计和得出结论。因此，在临床试验设计时，必须对受试对象做出统一的规定。

(1)列为受试对象的患者，必须按统一的诊断标准进行诊断。通常根据国际疾病分类和全国性学术会议规定的诊断标准来选择患者，因为其具有权威性，还可与同类的研究结果相比较。

(2)对患者的年龄、性别、病情、病程和病史做出明确的规定。合乎条件的才可列为受试对象，不合乎条件的一概不能列为受试对象。只有这样，才能避免由于条件相差悬殊、个体差异大而影响试验结果的判断。同时还要制订排除标准，如年老体弱者、同时患另一种影响试验效果的其他疾病者，或对试验药物有不良反应者，均应排除在受试对象之外。

另外，研究者必须对患者的心理状况、工作性质、疾病状况、家庭经济收入、饮食习惯等可不同程度影响疗效的因素进行深入调查并加以控制，使组间均衡化。

(二)动物受试对象

根据研究目的的不同，对实验动物的选择要求也不同。总的原则是选择与人体功能接近的动物，要特别注意动物的种类、品系、年龄(月龄)、性别、体重及营养状况等；为保证实验效应的精确性，对某些动物的生活环境也要有严格要求；应选择对实验效应敏感的动物，以便得到预期的、可靠的结论。例如，研究循环、神经、消化的病理生理特点及血管吻合术、体外循环、脏器移植等时最好选用犬，因为犬在这方面的功能与人很接近。

在医学科研设计中，不论选择人或动物作为受试对象，首先要确定所选受试对象的纳入和排除标准，以保证其同质性。同时，还要确定一定的样本含量，即受试对象的总数。

二、处理因素

处理因素也称研究因素，是指根据实验的目的，人为地给受试对象施加某种外部的干预并引起受试对象直接或间接效应的因素，如观察某种药物对动物(受试对象)生理功能的影响。处理因素是实验中进行重点考察的实验条件，一般根据在以往研究基础上提出的假设和要求来确定。与其相对应的还有非处理因素，它是指非有意施加到受试对象上，而在实验中可能起到干扰作用的因素。一般情况下，影响实验结果的因素很多，研究者不可能也没有必要对所有因素进行研究，一次实验中处理因素不宜太多，也不应过少，这就要求研究者根据专业知识和实验条件，对重要的非处理因素进行控制。在整个实验过程中，处理因素应标准化，否则会影响实验结果的评价。

(一)处理因素的性质

1.施加处理因素

(1)化学性处理因素：如药物、营养素、激素、中毒物、粉尘、飘尘等。

(2)物理性处理因素：如外科手术、射线、理疗、针刺、艾灸等。

(3)生物学处理因素：如病毒、细菌、真菌、寄生虫等。

2. 固有处理因素

固有处理因素是指受试对象不可改变的生物特质，例如，研究成年男女冠心病发病率中，性别就是固有处理因素；研究不同年龄人群血脂含量的差异中，年龄就是固有处理因素。

(二)处理因素的数目与水平

处理因素的数目指实验中人为施加的几个因素，根据处理因素数目的不同，可分为单因素和多因素。如果是一个则称为单因素。单因素设计目标明确，一目了然，但同一因素在量上可有不同程度。例如，临床观察某种降血脂药不同剂量的降血脂效果，该降血脂药则是"(单)因素"，不同剂量则为"水平"，称为单因素多水平实验研究。又如，欲研究不同年龄组高脂血症患者采用这种降血脂药按不同剂量的治疗效果，这里的患者年龄和降血脂药分别为处理因素，此为二因素，每个因素又要分为若干个剂量水平，这就是多因素多水平实验研究。

(三)处理因素间的"相互作用"

多因素之间由于某种影响，能够增强或减弱处理因素原有的效应，称为处理因素间的"相互作用"。如观察两种药物的疗效是否可能发生协同作用或拮抗作用，在设计时分组应包括对照组、A药组、B药组和A药+B药组，这样才能判明两种药物间是否存在相互作用。

(四)处理因素的强度

处理因素的强度有大小、强弱、轻重等，而医学科研活动中往往指的是剂量，即施加的因素一定要达到使受试对象能产生效应的剂量。根据生物剂量反应关系，一般先选择几个不同的处理因素强度，以确定最佳处理因素强度。

(五)处理因素的标准化

医学科研设计中处理因素(如药品、仪器、观察时间、实验条件等)的标准化应特别注意，如用某抗生素治疗某病，在同一实验研究中要采用同一厂生产、同一批号、纯度相同的处理因素，使用时在不同组间还要按同一规程配制。如对中药的治疗效果进行观察，应对中药的种属、产地、采取季节、炮制方法、剂量、用法等力求一致，这就是处理因素的标准化。

(六)处理因素的实施

在解决处理因素数目、强度等问题的基础上，还需要制订处理因素应用规则、制度及具体方法。临床试验中，有时由于病情变化导致制订的规则难以实施，因此在设计时应同时考虑发现和处理这种情况的方法。

三、实验效应

实验效应是指受试对象接受处理因素后所出现的实验结果，可通过观察各项指标的变化来体现，是具体反映处理因素作用、效果的指征，是鉴定实验结果的客观尺度，是实验研究工作的核心内容。

要观察的指标包括主观指标和客观指标。为保证实验数据的可靠性、对比性，在选择指标时应尽可能地选择客观指标，并要求所选指标有一定的灵敏性和精确性；在观察过程中，应尽可能减少主观影响。

指标的数目没有统一的规定，一般按研究目的来确定，不是指标越多越好，而是要抓住主要指标，对主要指标进行仔细观察。主次同抓必将分散精力，既耗费不必要的时间，也耗费不必要的人力、财力和物力。

实验效应的观察应避免带有偏性，如临床试验中医生常偏重新疗法，从而影响结果的真实性。为了消除和减少这种测量上的偏性，在医学科研中应采用盲法，例如双盲法。

四、实验指标选择的基本条件

(一)特异性

指标应能特异地反映某一特定的现象，而不至于与其他现象相混淆（又称指标的效应性）。例如，血沉在结核活动期明显升高，属于敏感指标，但它在风湿病活跃期也会发生改变，显然对研究结核病不具有高特异性，仅能作为次要指标或辅助指标。因此，所选择的观察指标应能反映处理因素的效应本质，特异性低的指标容易造成"假阳性"。

(二)客观性

应避免受主观因素干扰而造成误差，尽可能选择用具体数字或图形表示的客观指标，如心电图、脑电图、血压、心率等。用疼痛、疲倦、全身不适、咳嗽等症状和研究者目测等作为实验指标则更易造成偏差。

(三)灵敏性

灵敏性是指表示该指标检出"真阳性"的能力。灵敏度高的指标对外界刺激反应灵敏，能使微小效应显示出来；灵敏度低的指标可使本应出现的变化不出现，造成"假阴性"。

(四)精确性

精确性包括精密度和准确度。精密度指重复观察时观察值与其均值的接近程度，其差值属于随机误差。准确度指观察值与其真实值的接近程度，主要受系统误差的影响。实验指标要求既精密又准确。

(五)关联性

关联性指观察指标能够准确地反映处理因素的效应本质,与处理因素有本质联系。如痰中结核菌检出率是反映开放性肺结核的本质性指标。

(六)标准性

指标应有时间和空间上的标准。如观察降压,不仅要观察降压的时间,还要观察降压的持续时间,就是要统一规定出持续多长时间才算有降压效果。

(周寿红)

第二节　医学科研设计的基本原则

医学科研设计是医学机能学实验中的主要内容之一。它同其他科研设计一样,科学性、创新性、可行性等是基本原则,除此之外,它还具备自身独特的原则。医学科研设计不仅是实验过程的依据和处理结果的一个先决条件,也是使科研获得预期结果的一个重要保证,一项良好的设计必须是在保证实验的科学性、合理性的前提下,以最大限度地节省人力、物力、财力。

一、医学科研的基本原则

(一)科学性原则

医学科研是指运用科学的逻辑思维和实验方法,对疾病相关知识进行探索性研究,创造防病治病的各种技术手段的科学实践活动。科学性原则要求每一项医学科学研究的设计都必须有科学依据,符合逻辑性(手段、方法、实验)和事物的客观规律。通过大量查阅文献和相关调查,搜集科学资料,或在进行预实验或可行性调查实验的基础上,进行严密的设计。

(二)创新性原则

创新性是科研设计的基本原则。科学研究是从无到有、从少到多、从多到精的过程,科学研究的主要任务是在前人的基础上推陈出新,探索未知。这就要求研究者要善于捕捉有价值的线索,在疾病现象或错综复杂的矛盾中寻找出新的切入点和突破点,并勇于探索、深化分析。

(三)可行性原则

实践是检验真理的唯一标准,只有具备可行性的设计方案才能验证猜想和假说的真伪,完成科学研究的任务,实现探索未知的目的。可行性要求医学科研设计方案在保证创新性的基础上,还要符合当下的研究条件(如人员、仪器、试剂等),切实可行。

(四)目的性原则

科学研究的目的在于解决现实中存在的尚未被理解和认识的问题，科学研究本质是一个提出假说、验证假说的过程。这就要求科研设计必须根据当下存在的问题，目的明确地针对这一问题进行方案设计，目标集中，不含糊，不笼统。

(五)先进性原则

创新性与先进性是密切相关的，创新往往针对科学而言，先进则多针对技术而言。

(六)需要性原则

科学研究并非盲目、无选择性地提出问题，解决问题。医学科研应选择医疗卫生保健事业中有重要意义或迫切需要解决的关键问题，分清主次，抓住重点矛盾。需要性原则是对研究中所消耗的人力、物力、财力同预期成果的科学意义、水平、社会和经济效益等进行综合衡量，以使用最少的人力、物力、财力达到最满意的结果。

(七)伦理性原则

科学研究必须符合社会伦理道德规范，弘扬人道主义精神。医学科研中使用动物总的伦理原则是"尊重生命，科学、合理、人道地使用动物"。在具体工作中，应严格遵循"3R"原则，即 Reduction(减少)、Replacement(替代)、Refinement(优化)。

二、实验设计的基本原则

在医学科研设计过程中，为了保证研究结果的科学性和准确性，并考虑经济学和伦理学因素，实验设计应遵循以下六个原则。

(一)对照原则

实验除了观察处理因素的作用，为了对比处理因素与非处理因素之间的差异，以减少和消除实验误差，还需要设立对照组。

1. 对照的形式

对照的形式应根据研究目的和内容加以选择。常用的有以下几种。

(1)空白对照：受试对象不做任何施加因素的处理。例如，观察维生素 A 的防癌作用时，试验组的石棉矿工人每天口服一定剂量的维生素 A，对照组的石棉矿工人不服用维生素 A，处理因素完全空白。追踪观察一定时期后，比较两组工人癌症的发生率。空白对照简单易行，但在许多情况下，空白对照不能包含影响实验结果的全部因素，如用动物试验某种药物作用时，需要用某种溶液作为溶剂将药物灌入动物的胃内。这时除了药物能影响实验结果，溶剂和灌胃操作也可在一定程度上造成实验结果的偏差，从而影响实验效应的测定。

(2)安慰剂对照：对照组采用一种无药理作用且对受试者无害的制剂，它在剂型或处置上与试验药物相似，不能为受试者所识别，称为安慰剂。例如口服安慰剂常用乳糖、注射液常用生理盐水。但由于心理因素的影响，也可产生意想不到的"药效"，甚至出现不良反应。因此，在使用安慰剂时一定要慎重，做好"保密工作"。一般来说，安慰剂对照适用于小规模的试验研究。

(3)双盲对照：在安慰剂对照的基础上发展起来的一种对照形式。"双盲"指病人和判断疗效者双方都不知道谁是对照组，谁是试验组。此方法集对照和随机的优势于一体，结果往往更加客观、真实。

(4)试验对照：对照组不施加处理因素，但施加某种与处理因素有关的试验因素。如赖氨酸添加试验中，试验组儿童的课间餐为加赖氨酸的面包，对照组为不加赖氨酸的面包。这里的面包是与处理因素有关的试验因素。两组儿童除是否添加赖氨酸外，其他条件一致，这样才能显示和分析赖氨酸的作用。由此可见，当处理因素的施加需伴随其他因素时(如将赖氨酸添加在面包里)，若这些处理因素有可能影响试验结果，应设立试验对照，以保证组间的均衡性。

(5)历史对照：以过去的研究结果或文献资料做对照。例如，某种疾病过去的治愈率为0，现有一种新药连续治愈2例，尽管没有另设对照，仍可认为该新药是一种很好的药，因为过去大量从未治愈的该病患者就是对照。由于过去的历史条件和现在的各种条件常会发生诸多改变，历史对照仅适用于非处理因素影响较小的少数疾病，一般不宜使用，而且使用时应特别注意资料的可比性。

(6)自身对照：对照与实验在同一受试对象上进行，比较受试对象接受处理因素前后实验效应的差别。例如，患者用药前后的对比、先用甲药后用乙药的比较等。自身对照简单易行，使用广泛，但它不是随机分配而成的，有一定局限性。若实验前后某些环境因素或自身因素发生了改变，并且所发生的改变会影响实验结果，这种对照就难以说明任何问题。因此，在实验中常需单独设立一个对照组，比较实验组与对照组处理前后的效应差值。

(7)组间对照：几种处理组(或水平)之间相互对照。例如，用三种方案治疗高血压，这三个方案组可互为对照，以比较疗效的优劣。但这种对照的个体差异大，故其抽样误差也大。

(8)标准对照：实验结果与标准值或正常值相比较。例如，实验指标脉搏的对比，以正常值72次/min做对照。这种对照在临床试验中用得较多，因为很多情况下不给患者任何治疗是不符合医德的。另外，标准对照还可用于某种新的检验方法能否代替传统方法的研究。

2. 对照的意义

对照就是比较和鉴别，没有比较就没有鉴别，对照的意义在于鉴别处理因素与非处理因素的差异，减少和消除实验误差。在确定接受处理因素的实验组时，要同时设立不施加处理因素的对照组，这是非常重要的。因为只有设立了对照，才能消除非处理因素对实验结果的影响，从而把处理因素的效应充分显现出来，这是控制各种混杂因素造成系统误差的基本措施。因此，在医学科研中，除单纯的正常生理指标的调查外，一般还需要进行有对照的比较研究。实验设计的对照不是可有可无，而是不可缺少。

3. 对照的应用

（1）消除非处理因素的影响：应用对照的目的是估计各种因素的影响程度，以便显示处理因素的真正影响。如观察某药是否有效，某种疗法是否可用，某个因素对某个指标是否有影响，都需要以各种形式进行对照研究，在互相对比中来辨别处理因素的效应。

（2）找出综合因素的主次：如验证某个方剂（多味药或多种药）对某种病的疗效，可通过多种对比或去除某几味药（中药方剂）的对照，最终找出起主要作用的某药或某几味药。

（3）验证实验方法的可靠性：通过标准阳性对照获得阳性结果，标准非阳性对照获得阴性结果，才能证明实验方法可靠，可应用在实验研究中。例如，临床生化检验中常采用对照的方法来修正实验数据，寻找实验的最佳条件，分析实验中的问题或产生差错的原因等。

（二）随机原则

运用"随机数目表""抽签""掷硬币"等方法将受试对象随机分配至各实验组中，通过随机化分组处理减少抽样误差、外在或人为因素的干扰，以保证结果比较准确地反映总体。在实验研究中，不仅要求有对照，还要求各组间除了处理因素，其他可能产生混杂效应的非处理因素尽可能保持一致，即均衡性要好。贯彻随机化原则是提高组间均衡性的一个重要手段，也是资料分析时进行统计推断的前提。随机化的含义包括两个方面，即随机化抽样和随机化分组。

1. 随机化抽样

随机化抽样是指用随机抽样的方法从受试对象的总体中随机抽取一部分具有代表性的样本来进行研究，并用样本所得的结果代表总体的状况。随机化抽样的目的是使受试对象总体中的每一个个体都有同等的机会被抽取作为受试对象。随机化抽样的方法有简单随机抽样、系统随机抽样、分层随机抽样、多级随机抽样等。

（1）简单随机抽样：最简单的抽样方法，有掷硬币、抽签、抓阄和随机数目表法等。

（2）系统随机抽样：将所有受试对象按照设计要求的抽样单位依次编号，先随机抽取第一个观察单位，再依次按照一定的间隔抽取其他观察单位。

（3）分层随机抽样：根据受试对象的特点，将年龄、性别、病情、有无合并症等作为分层因素，按照分层因素分层后进行随机分组。

（4）多级随机抽样：首先将受试对象的总体人群分成一定规模的抽样单位，抽出几个单位后，再从中进行第二次抽样，这种情况称为二次抽样。如果从二次抽样中再进行第三次抽样，称为三次抽样。如此多次重复，称为多级随机抽样。

2. 随机化分组

随机化分组是指将随机抽样的样本用随机分组的方法将受试对象分配到试验组或对照组去，接受相应的处理。随机化分组的目的是使每一个被随机抽取作为受试对象的个体都有同等的机会被分配到试验组或对照组去。随机化分组虽能提高比较组间的均衡性，但并不能保证比较组间具有均衡性。在研究设计及分析中要注意对混杂因素的控制。随机化分组的方法有完全随机分组、区组随机分组和分层随机分组。

（1）完全随机分组：不仅可采用随机排列表直接将受试对象分配到不同组别，还可利用抽签的方法分配受式对象，如预先规定奇数到实验组，偶数到对照组。当涉及大样本实验时，可利用计算机产生随机数字，如规定随机数字>0.5 的受试对象分到实验组，随机数字<0.5 的受试对象分到对照组。

（2）区组随机分组：先根据实验的分组数，将特征相同或相近的受试对象划分为若干区组，再在每个区组内应用随机方法进行分配。这样不仅保证了不同组间受试对象数相同，而且遵循了随机化原则，提高了组间的均衡性。

（3）分层随机分组：先将受试对象按某些特征（如年龄、性别或病情轻重等）分成不同层次，再在各层中进行简单随机分组，其可提高组间的均衡性。

（三）重复原则

1. 重复的意义

重复是指由于受试对象的个体差异等因素，各处理组及对照组的例数（或实验次数）要保证有一定的数量，以获得稳定的结果。重复包含以下两层含义。

（1）实验样本数必须足够大，保证每项实验都有充分的重复。

（2）可靠的实验结果，必须经得起重复性的考验。

重复最主要的作用是估计实验误差。随机抽取样本虽能在很大程度上抵消非处理因素造成的误差，但不能完全消除它的影响。实验误差客观存在，只有重复测量实验效应的指标，才能通过测量值的差异计算出实验误差的大小。设置重复的另一作用是减少实验误差，从而提高精密度。随机误差的大小与重复次数（样本含量）的平方根成反比关系，重复越多，抽样误差越小。样本含量越大或重复次数越多，则越能反映变异的客观真实情况，但若认为重复越多越好，也是不符合设计原则的。因为无限地增加样本含量，将扩大实验规模，延长实验时间，浪费人力、物力，增加系统误差出现的可能，所以，应该在保证实验结果具有一定可靠性的条件下，使样本在最低程度满足统计学显著性检验的要求。重复实验是检查科研成果可靠性的试金石，科学整理必须具有可重复性。

2. 样本大小的估计

在实验设计中，要对样本的大小做出科学估计，也就是说，该实验用多少受试对象或取得多少数据才能满足实验的显著性。对于样本含量的估计，要依据以往经验、预实验或文献资料所提供的参考。需要事先确定以下内容。

（1）所比较的两个总体参数间的差值 δ，如 $\delta = \mu_1 - \mu_2$ 或 $\pi_1 - \pi_2$。

（2）总体标准差 σ，常以样本标准差 S 估计。

（3）Ⅰ类错误的概率 α，一般取 0.05 或 0.01；Ⅱ类错误 β，常取 0.10 或 0.20。

（4）把握度，即检验效能 $1-\beta$，通常取 0.80 或 0.90，一般不宜低于 0.75，否则易出现假阴性结果。

（5）明确取单侧或双侧检验。α、$1-\beta$ 和 δ 需要根据专业要求，由研究者规定。

（四）均衡原则

均衡原则是指除处理因素外，不同比较组受试对象的其他因素或条件相同，即组间要有良好的可比性。均衡是进行比较分析的前提，没有均衡就没有比较分析的价值。均衡原则包括如下几个方面。

1. 除接受的处理因素不同，其他条件应相同

例如在临床疗效分析中，不同组间受试对象的年龄、性别、职业、病程、病情轻重程度等应相同或相近，以保证组间的均衡性。同样，在动物实验中，不同组间动物的品系、月龄、体重、饲养条件应相同。

2. 对实验效应的观察方式应相同

前面已提到对实验效应的观察要尽可能选择客观、精确、敏感、特异的指标，但在不同组间要采用相同的观察方式和标准，包括采用相同的仪器设备、测试手段、观察方式等。例如，对胃溃疡治疗效果的比较，不同组间可采用不同的处理因素（中药、西药等不同药物），但观察治疗效果的方式应一致，决不能一组用胃镜观察，另一组用钡剂 X 线造影或其他方式观察。

3. 对研究效应有影响的其他因素应相同

其他影响观察效应的各种辅助治疗因素也应相同。如做疗效比较时，不同组间的观察对象在是否保证良好休息、合理营养、社会心理因素等方面应一致。尤其对发病、治疗效果与多种因素有关的疾病，做疗效评价时应特别注意。对于与职业有关疾病，应特别注意不同组间是否脱离了职业致病环境。例如，比较中药、西药治疗急性肾炎的治疗效果，除不同组间患者的年龄、性别、病情轻重和观察方式相同，两组间患者的休息、饮食等情况也应相似，决不能一组采用住院方式治疗，另一组在门诊接受治疗。

4. 对各处理组的观察应同样重视

随访时在询问及标本化验方面，两组均应同样认真对待，更不能在诊断确定或阳性结果成立之后再去调查。齐同是进行分析比较的前提，许多实验设计内容的目的就是要实现齐同，包括合理选择受试对象、随机分配、采用合适的设计方案等。

（五）盲法原则

盲法是避免信息偏倚的重要措施之一，指在实验过程中，有目的地使研究对象或（和）研究者的一方或双方不知道实验设计的内容和分组情况，旨在消除主观效应对实验结果的影响，以保证实验结果的真实性。在临床试验的实验效应观察中应使用盲法。医学科研中常用的盲法有以下几种类型。

1. 公开法

公开法也称公开试验，即研究者和受试对象均知道分组情况。某些医学研究是一定要用公开法的，如比较手术治疗与药物治疗的效果时，对照组不可能使用假手术来掩饰。公开试验的优点是易于操作实施，易发现试验过程中存在的问题，并能及时采取措施补救。它的主要缺点是易产生观察性偏倚。

2. 单盲法

单盲法是指研究者知道设计和分组情况，而被研究观察的对象不知道。这种盲法的优点是研究者可以更好地观察和了解受试对象，必要时可以及时处理受试对象可能发生的意外，使受试对象的安全得到保障。它的缺点是避免不了研究者方面所带来的偏倚。因为若研究者自觉或不自觉地重视试验组而对对照组观察不够，这样两组间的处理就不够均衡。

3. 双盲法

双盲是指研究者和研究对象都不知道哪个受试对象被分配到哪一组，需要有第三者来负责安排、控制整个试验。这种盲法主要用于药物临床试验研究，它的优点是可以避免研究者和受试对象的主观因素所带来的偏倚；缺点是方法复杂，较难实行。一旦受试对象在试验过程中发生事先未预料到的意外反应，需要采取紧急医疗措施时，负责此项试验研究的第三者若不能及时查出此对象所在的组别，将耽误处理受试对象的最佳时机。

4. 三盲法

三盲法是不仅研究者和受试对象不了解分组情况，而且负责资料搜集和分析的第三者也不了解受试对象的分组情况，这样可以更客观地评价实验结果。三盲法是双盲法的延伸和发展，目的是避免双盲法在资料分析时的测量偏倚。但由于三盲法在设计、实施方面都较难，人们对使用三盲法进行试验尚有不同看法，目前应用得较少。

(六) 福利原则

福利原则即"3R"原则（减少、替代、优化），主要是针对动物实验而言。动物实验过程中，在一定程度上会对研究对象造成一定的紧张、痛苦或持续性的损伤，因此，必然涉及动物的福利问题。动物福利是指为了使动物能够健康快乐而采取的一系列行为和给动物提供相应的外部条件，包括生理上和精神上两方面。这是一个人性化的理念，体现了人们提倡善待动物的一种观念。

（王勇）

第三节　医学科研设计的一般程序

科学研究是用科学的观点和方法，探索未知事物与规律的认知活动，是整理、修正、创造知识及开拓知识新用途的工作。科学研究具有继承性、创新性、客观性、系统性等特点。按照科研一般步骤形成良好的科研习惯，是顺利进行科研和统计分析数据结果的重要条件，也是使科研获得预期结果的重要保证。任何科研工作都要根据特定的研究目的搜集资料，并经过资料的整理分析揭示事物的本质规律。医学机能学实验包括各个系统实验、多器官系统综合性实验、探索性实验和设计性实验。设计性实验是医学机能学实验中的重要内容之一，本节主要介绍设计性实验的一般程序。

设计性实验的一般程序：科研选题、提出科学假说、实验设计、实验与观察、实验结果整理和分析及撰写研究报告（论文）等步骤。

一、科研选题

科研选题是科研的起点，也就是确立所研究探索的问题，是关系到科研成败和成果大小的关键。科研选题主要靠实践观察和文献资料启发，在遵循选题基本原则的基础上，还要注意选题的技巧与方法。

(一)选题的技巧

1. 从各级科研课题申报指南中获得启发

各级科研课题申报指南都会提出鼓励研究的领域和重点资助范围,通过认真解读和领会申报指南,科研人员可以掌握当下科研方向和动态。当然,申报指南所列内容和范围都比较宏观、笼统,科研人员应结合自己熟悉的领域,从中发现问题,提出创意、见解。

2. 善于发现研究空白

研究空白是指在基础医学、临床医学及社会医学的研究中,还没有引起人们重视的问题。从另外一个角度来讲,要注意医学期刊选题的空白,注意医学期刊中哪些问题被遗漏,哪些问题还没有被期刊所重视,哪些论文交代得还不清楚且有探讨的价值,从而得到启示,发现研究空白。

3. 善于借鉴他人的选题

科研工作可以站在巨人的肩膀上,通过借鉴别人的选题,升华自己原来的选题。例如把应用于某些疾病、专业领域的先进方法借鉴移植应用于另外一些疾病、专业领域等。在前人研究的基础上改变科研设计的三要素中的任一因素,都可能成为一个新的选题。这种方法比较容易成功,可以少走弯路,往往是获得成功的捷径。

4. 补充丰富已有的观点

在科研实践中,原有的问题可能已解决,但在原有研究的基础上往往会发现新的问题,作为进一步研究的课题。另外,在医学科研的选题中经常有与他人选题雷同的情况,因此可从他人的选题中发现问题,得到启示,在此基础上产生新的认识、新的观点,使之更加全面、更加丰富。因此,补充自己原有的观点,或者丰富前人的观点及内容,是医学论文选题中的另一个技巧和捷径。

5. 在矛盾中寻求选择

由于人们对事物的认识不同,看问题的角度不同,以及受各种主客观因素的影响,难免对同一问题有着不同的观点,科研允许"百花齐放、百家争鸣"。而且在阅读文献中,常常会发现理论与事实之间的矛盾,同一学科不同理论之间的矛盾,不同学科理论体系之间的矛盾。另外,在科学的交叉区和边缘区中,还常常引出复杂程度、层次性、价值性颇高的科研选题和成果。

(二)选题的范围

主要围绕生理学、病理生理学及药理学专业所学的理论知识和相关文献,按照选题的基本原则与技巧进行选题。

(1)对原有实验方法的改进。对以往的实验方法感到有待改进、完善的必要,即可以设计改进的思路和方法,并在实际实验工作中加以证实其可行性、科学性等是否得到改进。

(2)建立一种新的动物模型及评价该模型的指标,必须注意以下事项。

1)实验结果表达率高,而且稳定可靠。

2)可重复性好。

3）实验方法更趋于简单、实用。

4）能被多数学者承认、借用。

5）学术上解决了一些临床实际问题，而且有推广使用价值。例：间歇低氧模拟睡眠呼吸暂停综合征的动物模型制备及评价。

（3）探讨体液因子等生理或病理的作用，例如神经递质、体液因子、生物活性物质、药物等对调节机体正常功能及参与疾病演变过程中的作用。如何研究这些体液因子的作用机制和生物功能是生命科学研究的重要课题之一。

（4）研究某种药物的体内过程或作用机制。医学研究的根本目的是预防和治疗疾病，保证人类生存质量和身体健康。其中，发现新药、研究药物的体内过程和作用机制是预防、治疗疾病的重要手段之一。因此，开发研究出一种既安全又有效的新型药物是医学研究永不衰竭的课题。

（5）研究某种疾病或病理过程的机制。疾病机制的研究是基础研究的重点，是病理生理与应用生理的主要内容之一。

（6）探索治疗某种疾病或病理过程的新方法。当今，医治人类疾病的方法和手段不断更新、发展，尤其是在生物制品药物、生物物理学技术以及核素制品等方面的进展更为迅速。因此，积极探索预防疾病和治疗疾病的综合性方法是基础、临床医学工作者的主要任务。

二、提出科学假说

有了发现并提出问题初始意念后，便要广泛查阅文献，将其提炼形成科学假说。

在医学科研中，人们通过实验和观察积累了一定的实验资料之后，依据已有的理论知识对研究的问题的某些现象和规律作出假定性的说明和推断。这种根据已有的科学事实和科学理论，对研究的问题提出的未证实或未完全证实的答案和解释，就是假说（hypothesis）。

对简单的材料题目，假说可以较简单，如某药物有疗效或者无疗效。对于某药物治疗作用原理，假说就可能复杂得多。对比较复杂的问题，可以提出多个假说，尽量考虑多一些可能性。虽然有一定的科学依据，但假说只是一种推测，需要实践来证明。科学假说将来既有可能的被确证而发展为理论，也有可能的被证伪而淘汰。

三、实验设计

实验设计是根据已有的文献报道和拟解决的关键科学问题，提出合理的科学假说后，结合科研人员实际的实验条件，制定合理的、具体的、能付诸实施的研究方案。实验设计是对科研内容与方法的设想和计划安排，是研究过程的纲领。实验设计有三个基本要素，分别是受试对象、处理因素和实验效应，一般原则有对照、随机、重复等（具体详见本章第一节、第二节）。

研究设计时，除了专业知识的设计，还需要应用医学统计设计的基本原理，以保证研究的结果能够回答研究提出的问题，使用较少的人力、物力和时间取得预期的效果。实验设计是实验过程的依据、数据处理的前提，亦是实验研究获得预期结果的重要保证。因此,设计一份严密的、科学的实验方案,不仅能够根据具体的研究任务和所采取的技术路线、技术方法得到可靠的结果,而且能最大限度地减少误差、减少人力和物力。

有了初步的研究设计构思之后,一般要填写实验设计书。医学机能学实验设计书一般包括以下内容。

(1)研究题目。

(2)实验设计者(组员)。

(3)研究背景或立论依据。

(4)实验设计思路(假说)。

(5)已具备的研究条件。

(6)研究目的和内容。

(7)受试对象(规格,数量)、材料和方法。

(8)观察指标:背景指标、探索性指标(前瞻性指标)。

(9)研究技术路线。

(10)统计学方法。

(11)预期实验结果。

(12)可行性分析。

(13)创新性分析。

四、实验与观察

实验的实施包括实验准备、预实验、正式实验、资料和数据收集、整理分析等阶段,根据设计要求获取可靠、完整的资料。

1. 实验准备

实验准备包括对理论知识、实验技术知识的复习,仪器设备的熟悉,动物、细胞、药品试剂的准备及相关参考文献的学习。

2. 预实验

为了使设计方案更完善、合理,应选择少量受试对象进行实验,还可以在实验选材、方法和程序等方面做好改进。通过预实验来摸索研究条件,可以提高实验效率和节约实验成本。因此,在正式进行实验之前,先进行预实验是必要的。

3. 正式实验

根据预实验摸索优化的实验条件和实验设计书拟定的实验方案,开展正式实验。小组成员需安排好各自在实验中的职责,做好团队合作。

4. 实验结果的观察和记录

观察和记录在科学实验中占有十分重要的地位。为了正确观察和记录,实验者在技术上应明确实验目的和要求,熟悉所使用的仪器设备和技术方法,尽量同一个人观察同一项内容,观察记录时要严谨、细致、实事求是,力戒主观性。因此,实验者不仅要重视原始记录,还要及时做好原始数据的记录。实验记录的要求包括以下几点。

(1)在实验设计中应预先规定或设计好原始记录方式。

(2)原始记录要及时、完整、准确,切不可用事后整理的记录代替原始记录。

（3）原始记录的内容如下。

1）实验名称、日期、时间、实验参与者。

2）受试对象，如为动物，应标明动物的种类、品系、体重、性别、健康状况等。

3）实验环境情况，如室温、湿度等。

4）实验仪器和药品，如主要仪器应标明名称、型号、厂家；药品应写明名称、厂家、纯度、浓度、给药剂量、给药时间、给药方法等。

5）实验方法和步骤，如动物分组、给药及处理方法、观察方法、测量方法、实验步骤及注意事项等。

6）实验指标，如包括名称、单位、数量及不同时间的变化等。

五、实验结果整理和分析

在取得原始数据后，首先需要计算、分析有关指标，使原始资料系统化、明确化、标准化。其次，进行统计指标的计算，算出各组数据的均数和百分率。若是计数指标，一般用百分数表示；若为计量指标，应计算均数、标准差及标准误等。接着，进行统计学的显著性检验，分析实验产生偏倚的原因。最后，应用分析、综合、归纳等方法推测事物的一般规律，从样本中推断整体是否符合假说，最终上升为结论或理论，把感性认识上升为理性概念。

六、撰写研究报告（论文）

医学科学研究论文（research）或论著（original）是按预先设计的实验方案进行实验所得到研究结果的书面总结和报道，并发表在正式刊物上。如何撰写医学科研论文详见本章第四节内容。

（王勇）

第四节　医学科研论文写作的基础知识

医学科研论文是交流和传播医学信息的重要载体，是医学科研工作者在科学研究的基础上，运用分析、归纳、综合、判断推理等逻辑思维方法，对前人积累的和自己在实验中观察到的研究资料进行整理而撰写的文章。医学科研论文直接反映了科研工作者的科研成果及学术水平，写好科研论文不仅是科研工作的重要组成部分，而且也是考核科技人员研究成果、学术水平和工作能力的重要标准之一。

一、医学科研论文的分类

医学科研论文依其论述内容、对所揭示的事物或问题的形式与深度等的不同，有各种各样的格式和写法。几种最常见的医学科研论文的类型如下。

（一）病例报告

病例报告也称个例报告或个案报告，是指对个别病例的病情及诊断、治疗方法所作报告形式的文章。报告的对象包括罕见病例、少见病例或者某些病例诊断治疗中的特殊情况。

（二）临床分析

临床分析指在一定数量的病例中，对其发病因素、临床表现、诊断、治疗或预后等方面所进行的观察、分析和讨论，用来指导医疗实践并促进医疗水平不断提高。因此，临床分析这类内容的关键在于，有无新的认识、新的见解或新的结论。

（三）疗效观察

疗效观察通常是指对一种新的药物或新的治疗方法所进行的评价性研究。评价的主要方式是比较，进行评价时必须配有与之平行的且已知疗效的常用药物或惯用疗法，最后才能得出公正的结论。

（四）临床病例讨论

临床病例讨论是指根据现有的事实材料，对某些疑难病例的诊断、治疗及发病机制等进行集体讨论，对帮助人们认识某些疾病的本质可以起到逐步深化的作用，对于不断促进临床医学的进步和积累诊疗经验有其特殊的意义。

（五）实验研究

实验研究通常是指在实验室内所获得的研究成果，也包括在临床上所进行的某些试验。通过科学实验的直接观察，可发现和收集新的材料及结果，并有新的创新点，也有可能取得某些突破性的科学成果。

（六）调查报告

为了查明某一事物特征在人群中自然存在的状况，主要依靠调查研究。例如某些疾病的流行状态、发生率或病死率、人群的免疫水平、不同地区身高和体重水平等，不通过调查研究就无从了解。

（七）文献综述

综述通常是对某一专题或某一领域在一定期间内的进展情况进行研究。以自己的实践经验为基础，将该时期内大量分散的、已发表的一系列文献高度概括，从而发现事物的本质及其规律，在分析与综合的过程中产生自己的观点。

（八）医学述评

医学述评有时亦称为评论或社论，是一种具有学术指导性的论文形式，其受试对象主要是一个学科或领域中的专业活动状况。医学述评大多出自名家或高级编辑之手，因此作者需要有丰富的理论知识和实践经验，能够准确地总结某范围内一个时期以来的医学实践，分析所存在的问题，指出解决办法和前进方向。

二、医学科研论文写作的目的

医学科研论文是反映医学科研水平的重要标志，表明医学科研动向的信息，也是推动医学及社会进步的有效形式。撰写医学科研论文的主要目的如下。

(一)科学积累

现代的科学文化知识是人类智慧的结晶,也是人类所特有巨大精神财富;但这一财富的形成绝非朝夕之功,而是自古以来经过无数人的实践和认识活动一点一滴积累起来的。只有不断地进行知识积累,科学文化才能不断地向前发展。

(二)学术交流

通过科学研究活动所探索到的新知识不宜据为己有,而应以最快速度和最有效的方式广泛加以传播,进行国内外学术交流。相互借鉴或促进能加速科学技术的进步。交流知识的方式一般有宣读、报告、讲座、专题讨论会等。

(三)检验成绩

通过撰写论文,可以考核一段时期内研究者的专业学习情况、技术业务进步情况、研究成果情况等,从而可以衡量一个人的知识增长速度和现有水平。另外,学位论文还可以对相关的教学工作提供参照信息。如果大多数学生的论文符合要求,可以说明教学工作取得了一定成效;反之,就说明教学中存在的问题比较多,需要有针对性地加以改进。

(四)完善和促进科研工作

撰写论文不仅可进一步完善该项科研,而且能为科研后续工作奠定一些基础。论文撰写过程中,不仅可以回顾科研工作的全过程,必要时补救遗漏的资料或增加某些实验,还可以总结和评价这一次的研究方法有何优缺点,发现进一步需要做的延伸课题等。

三、医学科研论文写作的原则

医学科研论文不是简单地介绍方法,罗列现象,一篇高质量和高水平的论文在写作的过程需要使文字简练,让表达内容一目了然,还要注意写作语言的流畅与规范,使读者用最少的时间,获取最多的知识和信息。在论文写作中要遵循以下原则。

(一)科学性

科学性包括两方面含义:一是内容科学,二是表达科学。内容科学要求真实、客观、先进,而表达科学要求论点正确、论据真实充分、论证严谨周密。

(二)创新性

创新性是医学科研论文的灵魂,也是决定论文质量的主要标准之一。医学科研论文是医学科学研究和技术创新的新成果的科学记录,用来交流医学新成就、新理论、新方法、新技术等。

(三) 规范性

规范性是指具有固定的格式和统一的规范，论文撰写要符合规范和各个期刊编辑部的具体要求。医学名词、计量单位、标点、符号和数字等规范使用能更清晰地展示论文的核心要点。

(四) 可读性

发表论文是为了传播交流或储存新的医学科技信息，为读者或后人所利用。因此要善于将图表与文字配合使用，用词简洁，条理清晰，详略得当。

四、医学科研论文写作的流程

(一) 准备资料

搜索和积累相关资料，包括了实验室的观察数据、结果、记录和文献资料摘录等相关资料。

(二) 拟定撰写提纲

以标题的形式把论文各部分内容概括出来，或者以能表达完整意思的句子形式把各部分内容概括出来，能使论文各部分间的关系一目了然，从而疏通作者思路。

(三) 写作成文

在写作过程中先把构思全部写进去，层次结构清晰、逻辑合理即可，不必力求完美。修改过程中着重考虑有无语法错误，内容、格式、序号、外文字母、图表等是否符合各个期刊编辑部的要求。文稿初步定下来以后，在未向编辑部投稿前，应征求同行专家的意见，这对论文定稿是十分必要的。

(四) 投稿和发表

论文定稿后，可选择合适的期刊编辑部投稿。编辑部如认为论文内容、质量不适合刊登则会退稿；如认为适合，则会邀请2~3名同行专家进行论文评审，据审稿专家的意见决定是退稿还是修稿。作者应根据审稿人和编辑部的意见，逐条修改或说明。最后，编辑部会根据审稿专家对修改稿的意见，决定是否录用稿件。论文被录用后，会经编辑部校样、发表。

五、医学科研论文写作的内容

科研论文不同于文学作品，其要求严肃、精练、规范，在论文写作的过程中应当注意其固有的格式要求。医学科研论文形式多样，本节着重讲述医学论著的写作内容及相应的格式。

医学科研论文的书写一般由以下几个部分组成：论文标题、论文作者与单位、论文摘要(中文和英文)、关键词(中文和英文)、论文正文、致谢、参考文献。论文正文包括前言或引言、材料与方法、结果、讨论及结论。中文论文字数一般不超过4000字(不包括图表和参考文献)。

(一) 标题

论文的标题要尽可能准确反映论文的主要内容和信息，要求精练、准确、规范，避免含糊不清。中文标题一般不超过 20 字，英文标题一般不超过 15 个实词，必要时可以加副标题。标题的表达方式要能引起读者重视，同时文题相符，充分概括论文的要旨。标题不可缩写，避免使用非公用公知的缩略语、符号、代号等。

(二) 作者信息

论文作者署名应只限于参与选定研究课题和制定研究方案、直接参加主要研究工作、撰写论文或对论文中关键性理论或主要内容等进行修改、能对论文内容负责的人。这些做出主要贡献的人员应按其贡献大小排列名次，而不是根据学术威望高低或上下级关系排名。作者单位名称、邮政编码可标注在作者署名的下一行。为了便于其他科研工作者交流与了解，论文应附有通信作者的通信地址、电话、传真。作者署名不仅表示对论文内容负责，也是对作者著作权的尊重。

(三) 摘要

凡论文表示码为 A、B、C 三类的期刊论文均应附中文摘要，其中 A 类论文还应附英文摘要。摘要(abstract)以提供文献核心内容梗概为目的，是反映全文重要内容的短文，具有独立性和完整性，不列图表，不引用文献。其逻辑和表达清晰，用语简练，是读者筛选论文的重要参考，也是科技信息工作者编制二次文献的基本素材。

我国大多数医学期刊摘要简化为目的(objective)、方法(methods)、结果(results)和结论(conclusion)四部分。各部分采用第三人称撰写，避免使用"本研究、笔者"等主语。文字要极其精练，字数 300 字左右，英文摘要 600 个实词左右。英文摘要与中文摘要的要求类似，并且要与中文摘要相对应。

(四) 关键词

关键词又称索引词，对读者通过关键词查阅论文有重要作用。论著应在摘要下面标出 2~5 个关键词(key words)，每个关键词之间用分号分隔，有英文关键词的应与中文关键词相对应。关键词是表示论文研究讨论重点内容的词语，在选择关键词的时候，尽量使用美国国立医学图书馆(National Library of Medicine，NLM)编辑的最新版《医学索引》(*Index Medics*)中医学主题词表(MeSH)内所列的规范性词。

(五) 前言或引言

前言或引言(introduction)是科研论文的开头语，主要是概括性地阐述本研究领域的背景、目的、范围、意义等，提出拟解决的问题，简要说明所采用的方法等。前言或引言是连接作者与读者的桥梁，其目的是引导读者进入论文主题，帮助读者理解论文的内容。前言或引言应该点明主题，用词言简意赅，一般 300~500 字。

(六)材料与方法

医学科研论文正文的第二部分是"材料与方法"(material and methods)。这部分是论文的重要组成部分,其篇幅最大,一般分析性和实验性研究大约需 1500 字才能写清楚。材料与方法是指在科学研究中所应用的实验材料和实验技术。凡是能影响实验(观察)结果和数据的诸种条件和因素都要在文中详细说明,其目的在于使别人能够重复该项实验。

医学研究必须使用仪器、试剂及材料,因此,大多数情况下都要对研究中使用的材料做出具体交代。撰写的主要内容包括受试对象(如实验动物、细胞)及其分组和处理条件、主要实验设备和仪器、研究条件和方法、检测项目与指标、数据处理与统计学分析。例如,实验动物应写明动物的名称、种系、等级、数量、来源、性别、年龄、体重、饲养条件和健康状况、分组情况等,实验设备应注明名称、型号、规格、生产厂商、主要参数等。已有报道的方法只要注明文献的出处即可,而新建立的实验方法应该详细描述,使其他研究者也能重复该项实验。

(七)结果

研究结果(results)是论文的核心内容。论文是否有创新性,是否对科学研究有意义等都在这里表现出来。结果中不应简单罗列研究过程中所得到的各种原始材料和数据,而应当是将其归纳分析,经统计学处理后用文字或图表的形式表达出来。

结果部分的表达方式可分为文字部分和图表部分。文字表达和图表表达不要重复,文字表达应当是要点式叙述,可分几项撰写,每一项报告一组数据,使读者看了一目了然;数据表达要完整,统计处理应报道绝对数,所选择的各种统计分析方法要正确;图表表达应符合统计学的规定。

统计表的结构应包括表序、标题、横标目(表达研究和观察项目)、纵标目(表达横标目的各个统计指标)。标目内容一般应按顺序从小到大排列,指标的计算单位须注明,表内数字必须正确,小数的位数应一致;线条不宜过多,表的上下两条边线可用较粗的横线,一般采用三横线表(顶线、表头线、底线),如有合计可再加一条横线隔开,但不宜用竖线;"说明"不列入表内,可用"＊"等符号标出并写在表下面。

统计图比统计表更便于理解与比较,但统计图中不能获得确切数字,所以不能完全代替统计表。统计图的标题应置于图的下端,图中有纵轴和横轴,两轴应有标目,标目应注明单位,横轴尺度自左至右,纵轴尺度自下而上,尺度必须等距,数值一律由小到大,一般纵轴尺度必须从 0 点起始(对数图及点图等除外),图中使用不同线条时应注明,图的长、宽比例一般以 7:5 为宜。常用的统计图有直条图、圆形图、百分直条图、线图、直方图、点图等。

(八)讨论与结论

这一部分内容要对所进行的研究和结果进行分析、评价、探讨、归纳概括,以阐明事物内在的联系和客观规律。讨论(discussion)所需引用的文献材料应尽量抽象概括,不能简单罗列引用的文献内容。

讨论部分是从理论上对实验和观察结果进行分析和综合,为论文的结论提供理论依据,说明该项研究的结果阐明了什么问题,得到了什么规律,解决了什么理论和实践问题,还可表达作者在结果部分所不能表达的推理性内容。讨论的内容应当从实验和观察结果出发,实事求是,切不可主观推测和超越数据所能达到的范围。归纳起来,讨论部分可表达下列内容。

(1)以作者的研究结果为依据,对阴性或者阳性结果进行必要的补充说明或者解释,验证假说是否正确。

(2)与国内外前人类似的结果或者结论进行对比,阐明论文研究的创新点、优点,指明研究成功的关键之处。

(3)对论文研究的不足之处进行讨论,提出研究结果存在的局限性,比如可能存在的偏倚以及产生偏倚的来源。

(4)阐述研究结果的理论价值和实际意义,体现研究结果的重要性。另外,也可提出对研究结果推广应用的建议和今后研究的方向。

(九) 致谢

本部分内容应是论文作者对为自己研究提供帮助的人或机构,以及对自己引用文章作者表示感谢。凡不具备前述作者署名条件,但对论文有贡献及帮助的人或机构,在征得被致谢人的同意后均应加以感谢。致谢可单独成段,一般置于正文之后,参考文献前。

(十) 参考文献

参考文献(reference)是指在论文中引用、参考过的文献资料,包括观点出处和引文出处。按"参考文献"在论文中出现的先后顺序,用带方括号的阿拉伯数字号顺序编码,并放在标注处的右上角。同一文献如被多次引用,应用同一顺序号标示。论文后参考文献的著录项目中,被引文献的作者1~3名全部列出,3名以上可只列前3名,后加", 等"或", et al"。外文期刊名称用缩写,以 Index Medics 中的格式为准,中文期刊用全名。每条参考文献均须标注起止页码。不同的出版社(杂志)有不同的要求,但都大同小异。

参考文献:

[1]杨芳炬.机能实验学[M].3 版.北京:高等教育出版社,2016.

[2]易光辉,谭健苗.机能实验学[M].2 版.北京:科学出版社,2016.

[3]李东亮,陈正跃.医学机能学实验[M].1 版.北京:人民卫生出版社,2016.

[4]项冰倩,郝卯林,王万铁,等.设计探索性教学实验在病理生理学教学中的应用[J].教育教学论坛杂志,2017,169:90-91.

[5]王方岩,王万铁.如何在机能实验课教学中培养学生的科研能力[J].科技视界,2012,35:38-39.

【练习题】

[单选题]

1.临床试验的受试对象为(　　)。

A. 动物　B. 病人　C. 社区人群　D. 病人和正常人　E. 动物和正常人

2. 按照一定的顺序，机械地每隔一定数量抽取一个观察单位进入样本的抽样方法称为（　）。

A. 单纯随机抽样　B. 系统抽样　C. 分层抽样　D. 整群抽样　E. 多阶段抽样

3. 医学科研设计的基本原则不包括（　）。

A. 创新性　B. 科学性　C. 均衡性　D. 效能性　E. 目的性

4. 医学科研设计中对照的意义是（　）。

A. 排除或控制自然变化对观察结果的影响　B. 鉴别处理因素与非处理因素的差异　C. 可找出综合因素中的主要有效因素　D. 通过对照可消除或减少实验误差　E. 以上都是

5. 医学科研论文的类型不包括（　）。

A. 实验研究　B. 病例报告　C. 临床病例讨论　D. 免疫研究　E. 文献综述

6. 我国大多数医学期刊将摘要简化为（　）。

A. 目的、方法、统计、结论　B. 目的、方法、结果、结论　C. 前言、目的、结果、结论　D. 背景、方法、结果、结论　E. 目的、方法、结果、讨论

7. 医学科研论文中图、表应用要求不正确的是（　）。

A. 图、表应具自明性　B. 图题、表题在图、表的上方　C. 一般采用三线表　D. 图、表中文字尽量简洁　E. 统计图横轴、纵轴的尺度一般等距

8. 医学科学研究设计的程序不包括（　）。

A. 科研选题　B. 实验设计　C. 实验实施　D. 创新性分析　E. 提出假说

[多选题]

1. 医学科研设计的作用为（　）。

A. 可以减少人力、物力和时间　B. 可以取得较为可靠的资料　C. 保证实验的科学性和可行性　D. 提高实验效率　E. 可对实验数据的误差大小做出比较准确的估计

2. 医学科研选题的常见技巧包括（　）。

A. 从科研课题申报指南中选题　B. 在已研究课题中扩大选题范围　C. 从学科交叉的边缘区选题　D. 借鉴他人的选题　E. 从不同理论之间的矛盾中选题

【参考答案】

[单选题]

1. B　2. B　3. C　4. E　5. D　6. B　7. B　8. D

[多选题]

1. ABCDE　2. ABCDE

（王勇）

第十七章　探索性实验

第一节　血管活性药物对家兔感染性休克的抗休克效果比较

【实验目的】

观察感染性休克时家兔的一般表现和微循环变化。观察血管活性药物对休克的治疗效果并进行比较。探讨感染性休克的发病机制并进行抢救。

【实验原理】

感染性休克是指病原微生物感染引起的休克。细菌引起的感染性休克在临床上最为常见，细菌所释放出来的内毒素即脂多糖（lipopolysaccharide，LPS），是其重要的致病因子之一。

感染性休克的治疗原则大体如下：

（1）应用抗菌药物，处理原发感染灶，控制感染。

（2）补充血容量，恢复足够的循环血量。

（3）注射碳酸氢钠溶液以纠正酸中毒。

（4）应用血管活性药物。

常用的血管扩张药物有酚妥拉明和山莨菪碱。酚妥拉明为 α 受体拮抗剂，可解除内源性去甲肾上腺素所引起的微血管痉挛和微循环淤滞，并增强左室收缩力，从而增加心排血量，改善休克状态。山莨菪碱是 M 受体拮抗剂，可引起外周血管舒张，降低阻力，改善侧支循环。

常用的缩血管药物有多巴胺。多巴胺能作用于 α 受体和多巴胺受体，通过血管收缩，增加收缩压。另外，多巴胺能舒张肾血管，使肾血流增加，也可激动心脏 β 受体，增强收缩性，增加心排血量，故多巴胺对于伴有心脏收缩性减弱及尿量减少的休克效果较好。异丙肾上腺素可激动 β 受体，使心肌收缩力增强，增加心排血量，同时激动 β_2 受体，降低动脉阻力，因而具有良好的抗休克作用。

本实验使用结扎肠系膜上动脉的方法来复制感染性休克模型。原理是夹闭肠系膜上动脉使肠系膜上动脉缺乏血液供应，造成肠系膜上动脉区域的血管内皮细胞损伤，同时往肠腔注射新鲜培养的大肠杆菌，导致感染性休克。

【实验动物】

成年家兔。

【实验材料】

微循环观察分析系统、气管插管、动脉夹、动脉插管、培养皿、膀胱插管、注射器(1 mL、5 mL、20 mL)、捆扎带、烧杯(500 mL)、止血钳、手术剪、手术镊、玻璃分针、动脉夹、20%乌拉坦、肝素生理盐水、新鲜培养的大肠杆菌、生理盐水(50 mL)、低分子右旋糖酐(50 mL)、2%碳酸氢钠溶液、0.01%硫酸异丙肾上腺素、0.008%山莨菪碱、2.5%酚妥拉明、0.01%多巴胺。

【实验步骤与观察项目】

(1)家兔捉拿、称重。

(2)用2.20%乌拉坦麻醉,固定在手术台。

(3)颈部备皮,完成气管插管、颈外静脉插管、颈总动脉插管。将颈外静脉插管连接输液装置,颈动脉插管连接 BL-420 系统,检测血压心率。

(4)下腹部备皮,切开,做膀胱插管,监测尿量。也通过插导尿管收集尿液。

(5)沿家兔正中腹部做 4~6 cm 切口。找到与阑尾系膜相连的回肠袢,置于恒温微循环灌流盒内,用显微镜观察家兔小肠系膜微循环变化。连续观察毛细血管血流速度、血流量及血管内径的改变。

(6)将新鲜培养的大肠杆菌注入肠管,用动脉夹夹闭肠系膜上动脉 1 h,其间观察微循环的改变,如毛细血管网血液流速、血管数目及毛细血管管径。

(7)家兔血压降到 40 mmHg 时,开始治疗性抢救。

1)补液:静脉注射,以 90 滴/min 快速滴入生理盐水 50 mL。

2)纠正酸中毒:静脉注射,以 20~30 滴/min 慢速滴入 2%碳酸氢钠溶液(10 mL/kg)。

3)当血压降到 30 mmHg 并维持 20 min 左右后,静脉给予 0.01%硫酸异丙肾上腺素(0.1 mL/kg),观察各项指标的变化。

4)扩血管:静脉注射 2.5%酚妥拉明(0.2 mL/kg),观察各项指标的变化。

5)当血压进一步下降,可从静脉以 60 滴/min 慢速滴入低分子右旋糖酐 50 mL。

6)缩血管:静脉注射 0.01%多巴胺(0.1 mL/kg)。

【实验结果记录】

实验结果记录见表 17-1-1。

表 17-1-1　感染性休克的实验结果

处置措施	血压	呼吸	尿量	皮肤颜色	血管数量	血管口径	血流速度
注射细菌前							
注射细菌 30 min							
注射细菌 60 min 补液							
纠酸 异丙肾上腺素 酚妥拉明 多巴胺							

【注意事项】

(1) 实验操作复杂，手术中应尽量手法轻柔，减少不必要的损伤。

(2) 在实验中应注意保持微循环灌流盒内的液体温度，防止微循环受到低温影响。

【思考题】

(1) 感染性休克的特点是什么？

(2) 选择各种血管活性药物治疗休克的病理生理学依据是什么？

(3) 除了本实验中的救治手段，对于感染性休克还有哪些救治方法？请阐述其依据。

(卢慧玲)

第二节　药物对大小鼠学习记忆功能的影响

　　人和动物的内部心理过程是无法直接观察到的，科学家只能根据可观察到的特定反应来推测脑内发生的过程。对脑内记忆过程的研究，只能从人类或动物的学习或执行某项任务时测量他们的操作成绩或反应时间来衡量这些过程的编码形式，如贮存量、保持时间和他们所依赖的条件等。学习记忆功能，包括空间学习记忆功能和非空间学习记忆功能。对小动物学习和记忆功能检测常用的实验方法，见表 17-2-1。

表 17-2-1　小动物学习和记忆功能检测常用的实验方法

空间学习记忆任务	非空间学习/记忆任务	空间学习记忆任务	非空间、学习记忆任务
Morris 水迷宫	迷宫	环形平台	嗅觉辨别
六臂或八臂辐射状水迷宫	Lashley 水迷宫	T 迷宫	新奇物体认知

续表17-2-1

空间学习记忆任务	非空间学习/记忆任务	空间学习记忆任务	非空间、学习记忆任务
辐射状水迷宫 (八臂或者十二臂)	H-W 水迷宫		条件性恐惧
Y 迷宫	回避实验(主动或者被动)		

1. 回避反应实验

(1)跳台法(step down test)。跳台法均较常用于大鼠和小鼠。在此仅介绍一种小鼠跳台的装置、操作过程和观察指标(图17-2-1)。

1)装置。实验装置为一个长方形反射箱,大小为 10 cm×10 cm×60 cm,用黑色塑料板分隔成五间,底面辅以铜栅,间距为 0.5 cm,可以通电,电压强度由变压器控制,每间在右角放置一个高和直径均为 4.5 cm 的平台。

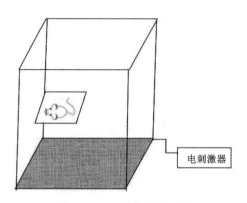

电刺激器

图 17-2-1 跳台法示意图

2)方法。将小鼠放入反应箱内,适应环境 3 min,然后立即通电流。大鼠是 0.8~1.0 mA,小鼠是 0.3~0.4 mA。小鼠受到电击后,其正常反应是跳回平台,以躲避伤害性刺激。大多数动物可能再次或多次跳至铜栅上,受到电击后又迅速跳回平台。如此训练 5 min,并记录小鼠自放上平台后跳下的潜伏期和每只小鼠受到电击的次数,称为错误次数(numbers of errors),以此作为学习成绩。24 h 后重做测验,记录小鼠自放上平台后跳下的潜伏期和 5 min 内的错误总数。

3)评价。评价简便易行,一次可同时试验 5 只小鼠。既可观察药物对记忆过程的影响,也可观察对学习的影响,有较高的敏感性,尤适合于初筛小鼠。缺点是小鼠的回避性反应差异较大,如需减少差异或少用小鼠,可对小鼠进行预选或按学习成绩好坏分档次进行试验。另外,跳台法在电击前施以条件刺激,则可同时观察被动和主动回避性反应。

(2)避暗法。

1)装置。分明暗两室(20 cm×20 cm×25 cm)×2,明室上方约 20 cm 处悬挂一个 40 W 的钨丝灯,两室之间有一个直径为 3 cm 的圆洞。两室底部均铺以铜栅,暗室底部中间位置或中后部的铜栅可以通电,电流强度可以选择。一般对大鼠和小鼠分别采用 1~1.5 mA 和

0.3~0.4 mA 的电流刺激,暗示与计时器相连,计时器可自动记录潜伏期的时间(图17-2-2)。此处以小鼠为例进行阐述。

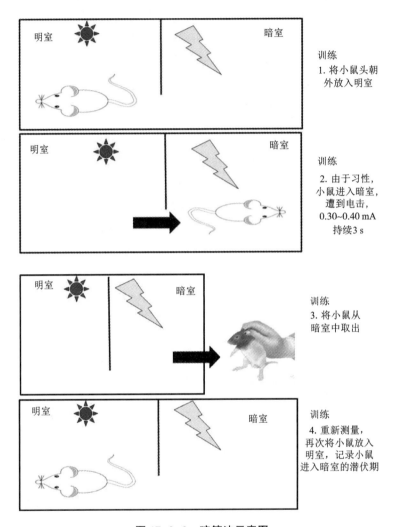

图17-2-2　暗箱法示意图

2)方法。此法系利用鼠类的嗜暗习性而设计的。将小鼠面部背向洞口放入明室,同时启动计时器,小鼠穿过洞口进入暗室,受到电击,计时自动停止,取出小鼠,记录小鼠从放入明室至进入暗室遇到电击所需的时间,计为潜伏期。24 h后重做测验,记录小鼠进入暗室的潜伏期和5 min内电击次数及错误次数。

根据大量研究,小鼠平均潜伏期约为十几秒,训练期接受一次电击后,记忆的保持可持续一周之久。在小鼠进入暗室后就将洞口关闭,使小鼠在暗室接受规定时间和规定电流强度的电击,然后取出小鼠。经此电击的小鼠记忆保持得更为牢固。

3)评价。评价简便易行,反应相越多,同时训练的动物也越多。以潜伏期作为指标,小鼠间的差异小于跳台法，对记忆过程，特别是对记忆再现具有较高的敏感性。

（3）穿梭箱（shuttle box）：在学习记忆中经常使用。

1）装置。装置与避暗法使用的仪器比较相似，由实验箱和自动记录打印装置组成。实验箱大小为 50 cm×16 cm×18 cm，箱底部的栅格为可以通电的金属栅箱底，中央部有一个高 1.2 cm 的挡板，将箱底部分隔成左右两侧实验箱，顶部有光源和蜂鸣音控制器，自动记录打印装置可连续自动记录动物对电刺激或条件刺激［灯光和（或）蜂鸣音］的反应和潜伏期，并将结果打印出来。此处以大鼠为例进行阐述。

2）方法。训练时将大鼠放入箱内的任何一侧，20 s 后开始呈现灯光和（或）蜂鸣音，持续 15 s 后在 10 s 内同时给予电刺激（100 V，0.2 mA，50 Hz）。最初大鼠只对电击有反应，及时逃至对侧，以回避电击，20 s 后再次出现条件刺激，并接着在大鼠所在侧施以电刺激，迫使大鼠跳至另一侧。如此来往穿梭，当蜂鸣音和灯光信号呈现时，大鼠立即逃至对侧安全区以躲避电击，即认为出现了条件反应或成为主动回避反应。隔天训练一回，每回 100 次。训练 4~5 回后，大鼠的主动回避反应可以达到 80%~90%。

3）评价。此法可同时观察被动和主动回避性反应，并可自动记录和打印出结果。此外，从大鼠的反应次数也可以了解大鼠是处于兴奋或抑制状态。

（4）迷宫实验。

迷宫（maze）用于学习、记忆实验已有几十年之久，现在仍是最常采用的方法。迷宫种类和装置繁多，但不外乎以下三个基本部分：起步区放置动物，目标区（安全区）放置食物；中间跑道有长有短，或直或弯，至少有一个或几个交叉口，供大鼠选择到达目标区的方向或路径。

1）Y 迷宫。装置一般分为三等份，分别称之为 I 臂、II 臂、III 臂。如果以 I 臂为起步区，则 II 臂为电击区，III 臂为安全区。训练时将小鼠放入起步区，操纵电击控制器训练小鼠遭遇电击时直接逃避至左侧安全区，此为正确反应；反之，则为错误反应（图 17-2-3）。

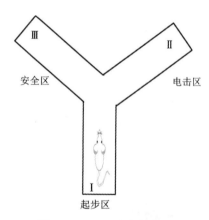

图 17-2-3　Y 迷宫示意图

训练方法有以下几种：①固定训练次数，10~15 次，记录正确和错误反应次数。②大鼠连续获得两次正确反应前所需的电击次数。③大鼠学习成绩达到 9 次或 10 次正确反应前所需的电击次数，表示 24 h 后测试记忆成绩。这是一种最简单的一次性训练的空间辨别反应的实验。

稍复杂一点的训练是按上述方法训练完成后，改用 II 臂，为起步区，小鼠在遭遇电击后直接逃生，I 臂为正确反应，逃至 II 臂为错误反应。训练达到要求后，再以 III 臂为起步区，小鼠电击后逃至左侧（II 臂）为正确反应，逃至右侧（III 臂）为错误反应，以小鼠在 3 个臂训练均达到规定标准所需电击次数的总和作为学习成绩。记忆成绩的测定仍在 24 h 或 48 h 后进行。

更为复杂的训练是先以 I 臂为起步区，小鼠在电击后到达 III 臂安全区，即以 III 臂为起步区，电击后小鼠必须从Ⅲ臂继续逃向左侧（Ⅱ臂），在此继续以电刺激，小鼠仍逃往左侧（Ⅰ臂），达到训练要求。要完成这一训练，要求每天训练一次，至少要训练一周时间。

注意事项：①如果在目标区放置食物，则动物必须在实验前禁食，使其体重减至原体重的85%，此时动物才具有摄取食物的驱动力或动机；②在目标区停留的时间不能太短暂，否则会失去强化效果；③每天训练结束后，要对实验箱进行清洗，以消除动物留下的气味。每天训练次数以10~15次为宜。

2）八臂迷宫。此法主要用于大鼠学习记忆的研究，它是一种食物性的行为模型，根据实验的需要可设计不同的训练程序，如将食物放置在四个室、两个室或一个室，室越少则越增加寻找的困难。在此食物性行为模型上进行研究，必须使动物具有取食动力，因此在实验前需要严格控制动物对食物的摄取量，一般应使其体重减至原体重的85%左右。如在此模型上进行空间辨别实验，应消除迷宫内依赖于空间的暗示线索(图17-2-4)。

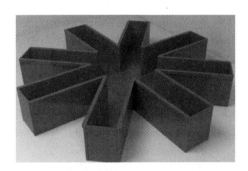

图 17-2-4 八臂迷宫

方法：大鼠回到中央平台后旋转迷宫，使大鼠只能依赖于空间记忆来选择有食物的臂（图 17-2-5）。

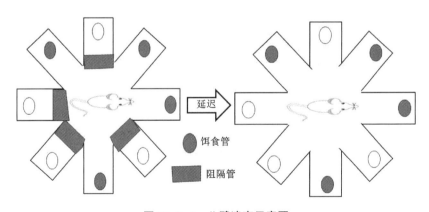

延迟

饵食管

阻隔管

图 17-2-5 八臂迷宫示意图

这一方法可测定两种形式的记忆，即工作记忆和参考记忆，可以比较全面地反映动物的短时记忆和长时记忆情况。但八臂迷宫比较耗时，对动物造成饥饿的极端状态也在某种程度上限制了它的使用。

（5）水迷宫（Morris water maze）。

水迷宫于1981年首次被英国心理学家 Morris 设计并应用于研究大鼠学习记忆机制。1984年，Morris 对实验程序进行了改进，实现了对大鼠游泳路径的自动化追踪和分析，通过改变训练程序来检测空间记忆的不同方面，发展了非空间界定学习的程序。虽然起初的受试对象为大鼠，但此后该迷宫系统成为评估啮齿类动物空间学习和记忆能力的经典程序，广泛用于神经生物学、药学等领域的基础和应用研究中。

1) 装置。Morris 设计的水迷宫由一个圆形水池(直径 1.5~2.5 m，高 0.4~0.6 m)、水下平台(低于水面 1 cm 左右)以及一套图像采集和处理系统(摄像机、录像机、显示器和分析软件等)组成。实验过程中，往池中加入牛奶或者黑色食用色素遮蔽平台，保持水温为 21~22℃，水池被或不被布帘围绕，但周围有若干恒定的可被动物利用的外部线索(如在池壁上做标记)(图 17-2-6)。

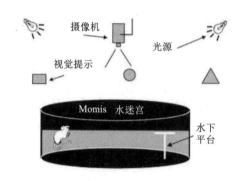

图 17-2-6　Morris 设计的水迷宫示意图

2) 方法。

①定位航行实验(place navigation)。用于训练和测定动物对水迷宫学习和记忆的能力。实验通常需要 5 天，第一天上午让动物自由游泳 3 min，使得其适应环境和人的抓握等相关操作；下午记录动物游泳 3 min 的轨迹，作为对照数据(未经任何训练)，这时水中不放平台。从第 2 天起，任意选一个象限放置平台，每天分上、下午各一个训练程序，每个程序训练 4 次/只，分别从 A、B、C、D 这 4 个入水点将动物面向池壁放入水中，计算机监测并记录动物从入水开始寻找至爬上透明平台的路线、所需时间(潜伏期)及游泳速度等。如果动物 3 min 内未找到平台，需将其引到平台，并停留 30~60 s，这时潜伏期记为 3 min。每次训练间隔 60 s，共训练 8 个程序。

②空间搜索实验(spatial probe test)。用于检测训练 8 个程序后的动物对平台空间位置的记忆能力，即在上述训练结束后拆除平台，然后任选一个入水点将动物面向池壁放入水中，分别记录 3 min 内动物在各个象限区域内游泳的距离和时间及所占总量的百分比；动物到达平台所需的时间(潜伏期)和距离；朝向错误角度，所采取的搜寻策略(算出直达式、趋向式、随机式的比例)；于实验最后一天拆去平台后动物在原放置平台的象限内经过的次数或者停留的时间。

3) 评价。

优点：

①由于对年龄相关性空间记忆损害有可靠的敏感性，Morris 水迷宫是判断老年小鼠空间学习记忆能力特别有用的工具。

②驱使动物逃避的是水，而不需要剥夺食物和水，避免了剥夺食物和水后给实验动物带来的新陈代谢方面的问题。

③动物不必接受电击。

④可以消除气味线索。

⑤能提供较多的实验参数，系统、全面地考察实验动物空间认知加工的过程，客观地反映其认知水平。

⑥将实验动物的学习记忆障碍和感觉、运动缺陷等分离开来，减少它们对动物学习记忆过程检测的干扰。

⑦可以检测空间参考记忆，又可以检测空间工作记忆。

⑧操作简便，数据误差较小。

缺点：

①监视系统和分析软件价格比较昂贵。

②实验程序的设计需要考虑较多的因素，需要实验者具备一定的神经生物学、认知生理学、心理学和统计学方面的知识。

③由于体力消耗太大，动物的体温丧失过多。年老体弱，动物难以完成任务。

④并非所有种系的鼠都适合于 Morris 水迷宫测验，如 BALB/c 小鼠不能学会该任务，成绩并不随训练天数增加而进步，129/SvJ 小鼠的学习成绩也有较大的偏差。

⑤某些种系如 129/SvJ 小鼠因为有年龄相关性视路病变，在衰老时完成以视觉为基础的学习任务时会出现困难。

⑥对于轻微的学习、记忆能力的减退，该迷宫程序可能不敏感。

⑦将动物放入水中，可能引起动物的内分泌或其他应激效应。

⑧所占实验场地过大。

（6）通道式水迷宫（passage water maze）。

这是一种相对复杂的迷宫，主要用于小鼠。它含有动物必须学会和避免的盲端和动物必须做出正确的左拐弯或者右拐弯的 T 选择。该迷宫起点为 S 点，小鼠从此处进入水迷宫开始测试。P 点为平台及迷宫的唯一出口，小鼠必须从这个出口逃出，进入盲端次数和潜伏期可以通过软件或人工记录。见图 17-2-7。

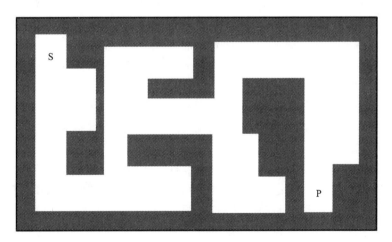

图 17-2-7　通道式水迷宫示意图

1）方法。

①训练和筛选。将小鼠头朝向墙壁，放入通道式水迷宫中给予引导，使其在 2 min 内走完全程。连续 7 天，每天训练 3 次。训练 7 天后，对小鼠进行筛选，达到以下标准则认

为合格：时间小于等于 20 s，错误次数小于等于 2 次。合格的小鼠每天只训练 1 次，以巩固记忆；未合格的小鼠，每天仍接受 3 次训练。直到有总数 90% 以上的小鼠达到标准时，停止训练，随机分组。

②测试。在造模给药后开始测试，将小鼠头朝向墙壁，放入水迷宫中，开始记录，记录其游完全程的时间、潜伏期和错误次数，如 2 min 内未能游完的按照 2 min 记录。

2）评价。操作比较简单，耗时短，可以满足大量筛选，但由于通道相对复杂，可能导致动物学习成绩差异大，必须对受训动物进行严格筛选，筛选后方可进入测试。

2. 操作式条件反射（operant conditioned reflex）

操作式条件反射又称工具性条件反射（instrumental conditioned reflex），是由美国行为主义心理学家斯金纳（BF Skinner）于 20 世纪 30 年代在巴甫洛夫经典的条件反射基础上创立的一种实验方法。斯金纳为了研究动物的学习行为，采用精确的测量习得反应技术，设计了一种由大鼠进行操作活动的实验箱，用它来测定动物完成压杆或按键的特定活动。现在把这种实验箱通常称为斯金纳箱（Skinner box）。斯金纳箱除了可训练大鼠进行操作式条件反射活动，还可以训练猫、家兔和猕猴等实验动物做操作式条件反射活动。操作式条件反射可分为食物性条件反射和防御性条件反射两种形式。

现在常用的大鼠斯金纳箱是由 20 cm×20 cm×30 cm 的有机玻璃组成，在实验箱的一壁上方设一个信号灯作为条件刺激，在信号灯的正下方离箱底 5 cm 处设置一个杠杆作为反应键，箱底部为间隔 2 cm 的铜栅。如作为防御性操作式条件反射装置，以信号灯作为条件刺激，将箱底的铜栅和刺激电路连接，以电刺激作为无条件刺激，这就是防御性操作式条件反射装置。若为食物性条件反射装置，只要在斯金纳箱的正前方设置一个小食盘和传送食物丸的装置即可。

实验前先训练动物在信号灯亮以后学会压杆或按键。动物经过多次随机反应后，便能学会做正确反应以获得食物或回避来自箱体底部的电击。以后随着这种机遇的增加，动物去压杆的次数便越来越多，这样信号灯亮和压杆反应便紧密地结合起来。在这里的操作是指压杆或按键活动。在操作式条件反射中，其主要的作用是动物的反应行为，得到某种奖励（reward），即所谓强化操作式条件反射。在经典的条件反射中，条件刺激和非条件刺激之间建立了某种联系。动物所做的行为反应是由条件刺激控制和强化物所诱导的，而在操作式条件反射中，动物的行为反应是随机出现的，强化物只不过是提高了能够得到强化的那种行为反应的出现率（图 17-2-8）。

现在以大鼠的防御性操作式条件反射为例，探讨实验中必须注意的一些问题。

（1）灯光信号呈现时间的设定。一般为 3~5 s，在这个时间内动物做压杆反应为正确反应。正确反应率的高低是说明动物学习和记忆好坏的一个指标。从灯光信号的呈现到动物做压杆反应的这段时间为潜伏期。在整个实验中，潜伏期的平均值愈小，说明动物反应愈灵敏，学习和记忆能力较好。

（2）灯光信号呈现后，在规定时间 3~5 s 内，如动物不做压杆反应，灯光信号继续呈现，并立即进行电击（电流强度约为 1 mA），动物受电击后如压杆反应，称为被动反应。被动反应后灯光和电刺激便立即同时消失，从灯亮到动物受到电击后出现压杆反应的时间为反应时，反应时的长短也可作为评价动物反应灵敏性的一个指标。

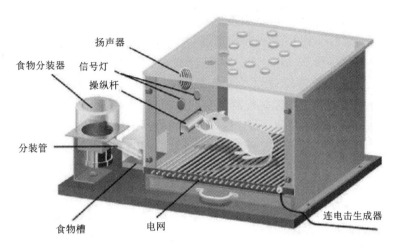

图 17-2-8　斯金纳箱示意图

（3）在灯光信号和电刺激同时呈现后一段时间内（可预设 1~2 min 或 2~3 min），如动物仍不做压杆反应，称为无压杆反应，简称无反应。此时，上述两种刺激会自动消失，经过一定的时间间隔以后，再开始下一次训练。

（4）由于每次固定的时间间隔也可以作为条件刺激信号，使动物养成了按一定的时间间隔作为习惯性的压杆反应或产生期待反应。为此，一般将信号之间的时间间隔事先按随机数值确定，长短不一，大致可在 30~90 s 任意设定。如在信号灯亮以前，即两次信号呈现的间隔期间动物做压杆反应，则称为错误反应。

（5）在实验时应防止由于动物在实验箱内自由活动时无意碰撞杠杆而引起的虚假反应。因此，在设计实验装置时，应考虑安装特定的电路，只有当动物明确地做向下压杆时才能触发。

（6）操作式条件反射的强化形式可不同，可以做一次压杆反应，有一次强化；也可以做 2~3 次压杆反应后，给一次强化；还可以按信号灯呈现后的固定时间，如信号灯呈现后 2 s 做压杆反应才给予强化。

一般情况下，操作式条件反射每天训练 2 次，每次训练 15~20 次，在训练后 7~10 天，正常动物的正确反应率一般可在 70% 以上，如连续 3 次的正确反应率达到 70% 以上，即达到训练标准。动物学会操作反应后，可观察各种神经系统药物对其操作活动的影响。当然，也可以在操作式条件反射的建立过程中，观察各种不同的神经系统药物对动物建立操作式条件反射活动的促进作用或延缓作用。

中国科学院心理研究所于 20 世纪 60 年代初建立了我国第一个猕猴的操作式条件反射实验室。实验是在专门设计的隔音实验室中进行的，主要的操作是将动物实验室分为两间，可以通过单向玻璃观察动物的行为活动；将实验笼（105 cm×68 cm×75 cm）分成大小相等的两个部分，正中设一个能自动开启的中门；在中门的两侧各设一对形状不同的正负动因反应键，以纯音作为正动音条件刺激，食物（花生或蚕豆）作为正动因非条件刺激，圆球式反应键作为正动音刺激的反应键，将灯光信号作为负动因条件刺激，电击作为负动因非条件刺激，长把式反应键作为负动因条件刺激反应键。每天上下午各训练1次，每次以正、负动因条件刺激各训练15次。每次训练前将正、负动因条件刺激按随机方式呈现，为了避免动物做习惯性的操作动作，同一刺激连续出现不能超过3次。现在国内外有条件的实验室常常利用操作式条件反射的方法来观察神经系统药物对猕猴的行为活动的影响。近年来，国内外有些实验室用微机控制斯金纳箱的实验装置和记录系统，可利用Basic语言进行人机对话，不但操作简便，而且提高了实验数据的精确性和可靠性。在实验程序的控制下，该系统能自动呈现信号和刺激，并且能够同时监测和记录5只动物甚至更多动物的操作性行为活动。在实验结束后，该系统便能分别将每只动物的实验数据全部打印出来或储存在计算机中，并且还可对实验数据加以统计、处理和绘图等。

目前，操作式条件反射方法已被神经科学界广泛应用于动机、情绪和觉醒等方面的研究，特别适用于研究神经系统药物对学习、记忆等高级心理功能的影响。

3. 记忆障碍动物模型

导致记忆障碍的原因有很多，主要有电休克、脑部缺血、缺氧、给予某些化学药品、应激、剥夺睡眠、老年动物、有遗传缺陷的动物。下面分别介绍记忆获得、记忆巩固和记忆再现缺失动物模型的制备方法。

（1）记忆获得障碍。

鉴于抗胆碱能药物影响记忆的机制比较清楚，结果易于重复，且无明显非特异性作用，用它来制备记忆获得障碍模型较为理想，故而在国内外得到广泛采用。最常采用的抗胆碱药物是东莨菪碱，国内使用樟柳碱也较多。于训练前10~30 min，腹腔给药一次，剂量为1~5 mg/kg，能显著破坏动物的学习和记忆获得。其他如利舍平、戊巴比妥钠、氯丙嗪等中枢抑制剂，均能明显阻抑记忆的获得。

（2）记忆巩固障碍。破坏记忆巩固的方法很多，择其常用，简述如下。

电休克：动物训练结束后，立即将电极接于其头部和鼻部，通以强度为7 mA的电流，持续1 s，24 h后重做测验，使其记忆不再保持。

缺氧：训练后立即将小鼠置于密闭的罐子里，通以96.2%氮气和3.8%氧气混合气体直到动物倒地、意识丧失为止。此外，可让动物吸入纯的二氧化碳或皮下注射亚硝酸钠溶液（120 mg/kg）以造成脑部缺氧，从而破坏记忆的保持。

蛋白质合成抑制剂，如环己酰亚胺、氯霉素、茴香霉素等均常用，其中环己酰亚胺的作用易于重复，结果可靠，剂量为120 mg/kg，于训练后立即或训练前10 min腹腔给药一次，即可破坏记忆的巩固。

（3）记忆再现缺失。

小鼠经训练后在重新测验前0.5 h腹腔注射20%~40%乙醇（0.1 mL/10 g），可明显干扰记忆的再现。乙醇价廉易得，在适宜的浓度下实验结果稳定，易于重复，对中枢神经和一般运动功能无明显影响。缺点是目前不了解乙醇影响记忆的确切作用机制。在上述方法中使用化学药品形成记忆障碍模型具有以下几个优点：①操作简便，尤其适用于大量动物实验或筛选实验；②可按需要用不同的化学药品分别造成不同类型的记忆障碍模型；③根据不同化学药品（如胆碱能抑制剂、去甲肾上腺素能抑制剂、多巴胺抑制剂、RNA和蛋白质合成抑制剂等)所致记忆障碍模型得出的初步结果,有助于初步分析药物的作用机制。

(4)给药方案、结果的评价及有关问题。

1)给药方案:按照信息论的观点,一般把记忆分为三个阶段。如前文所述,采用不同的给药方案和不同类型的记忆障碍模型,可分别观察药物对学习效应、记忆获得、记忆巩固或保持及记忆再现的影响,从而可以更全面地了解所示药物作用的性质和特点。

训练前给药:训练前几天给药,可以观察药物对长期学习效应的影响;训练前数小时至几分钟内给药,可观察药物对学习成绩和记忆获得的影响。

训练后给药:训练后立即或者短时间给药,可观察药物对记忆巩固的影响。

几天持续给药:可观察药物对记忆保持的作用。

重新测验前给药:经训练动物予重新测验前几小时至几分钟内给药,可观察药物对记忆再现的影响。

以上给药方案不是绝对的,有些学习记忆实验中动物需经多次或多天训练才能学会执行。某一药物的效果很可能是对学习记忆获得和记忆保持的综合作用的结果。

(5)对结果的评价。

一个药物是否有效至少要满足以下几个条件:①结果经得起重复;②药物有剂量效应关系或有其作用规律,如有的药物剂量效应关系呈倒 U 形;③在不同类型实验方法和不同类型动物模型中均显示效果,且在作用性质和方向上是吻合一致的。

(6)实验中要注意和重视的问题。

1)实验环境。学习记忆实验宜在隔音室或半隔音室内进行,室内温度、湿度和光照度应适宜和保持一致。

2)实验动物。最好采用纯种动物。实验前数天将动物移至实验室,以使其适应周围环境。实验者必须天天与动物接触,如喂水、喂食和抚摸动物,动物在 24 h 内有其活动周期且在相同时相处于几乎相同的觉醒水平,故实验应选择适宜时间进行。前后两天的实验要在同一时间内完成。

3)减少非特异性干扰。如情绪、注意力、动机、觉醒、运动、活动水平、应激和内分泌等因素。

4)奖励或惩罚效应。采用奖励效应,应特别注意动机和驱动力的问题,采用惩罚效应时,要特别注意药物引起的动物镇静或痛阈改变等问题。故完成学习记忆实验,尚需观察药物有无中枢兴奋、镇静和止痛等作用,以避免或减少假阳性、假阴性结果。

5)药物作用的多重性。药物往往具有多方面的作用,有的作用易化记忆过程,而有的作用阻抑记忆过程,或在给药后不同时间内分别产生不同的作用,以致在某一时间内出现记忆改善,而在其随后一段时间内出现记忆减退的情况。

6)动物种属差异和脑内不同部位给药引起的差异。某些药物在一些动物种属产生阳性结果,而在另一些动物种属则不产生阳性结果。另外,不同种属动物各自具有特殊的学习能力。这些都说明对动物种属的选择十分重要。许多研究工作还指出,同一药物在脑内不同部位会产生不同的作用,提醒实验者在分析实验结果时,要考虑到有关因素。

(贠可力)

第三节　抗抑郁药对抑郁症动物模型抑郁样行为的影响

【实验目的】

抑郁症是一种复杂的精神疾病,主要症状表现为抑郁心境、兴趣缺失、负罪感或无价值感以及自杀观念等。本实验通过建立抑郁症动物模型评价抗抑郁药的治疗效果。

【实验原理】

本实验通过实验动物的体重变化和旷场实验评价抗抑郁药的治疗效果。旷场实验(open field test)又称敞箱实验,是评价实验动物在新异环境中自主行为、探究行为与紧张度的一种方法。以实验动物在新奇环境之中某些行为的发生频率和持续时间等,反映实验动物在陌生环境中的自主行为与探究行为,以尿便次数反映其紧张度。

【实验对象】

昆明小鼠。

【实验材料】

小鼠社交失败旷场(42 cm ×42 cm ×42 cm)、行为学视频分析系统、生理盐水、丙咪嗪、帕罗西汀。

【实验步骤与观察项目】

1. 实验分组

将实验小鼠随机分为4组,分别为对照组(无应激)、生理盐水组(应激刺激+生理盐水治疗)、丙咪嗪治疗组(应激刺激+丙咪嗪治疗)和帕罗西汀治疗组(应激刺激+帕罗西汀治疗)。

2. 慢性不可预知温和刺激

慢性不可预知温和应激因素:晃动鼠笼(5 min)、冷刺激(将小鼠放置在冰上,1 h)、束缚(1 h)、拥挤饲养(10 只/笼,6 h)、倾斜鼠笼(45°,12 h)、禁水(12 h)、禁食(12 h)、空笼(12 h)、湿笼(12 h)、昼夜颠倒(24 h)及令小鼠恐惧的气味(大鼠垫料,12 h)。应激小鼠每天随机接受3种不同的刺激,相邻两天不能接受同一种刺激,注意长时间刺激与短时间刺激配合使用,慢性应激持续5周。在应激小鼠接受光照或气味刺激时,将对照组小鼠移至其他房间饲养。从第4周开始分别给对照组、生理盐水组、丙咪嗪治疗组、帕罗西汀治疗组小鼠腹腔注射生理盐水、生理盐水、丙咪嗪(20 mg/kg)、帕罗西汀(20 mg/kg)进行治疗,治疗时间为2周。治疗过程中仍进行慢性应激刺激。

3. 体重测量

分别测量小鼠实验前、第1周、第3周和第5周的体重,观察其体重变化。

4. 旷场实验

第 5 周将小鼠从正中放入，10 s 后开始记录 3 min 内小鼠各项行为指标，对其自主活动能力进行评估。利用行为学视频分析系统记录小鼠在中央格内的停留时间、穿格数、站立数、尿便次数、运动速度、运动距离、休息时间、沿边运动距离、中央运动距离等。

【实验结果记录】

实验结果记录见表 17-3-1 和表 17-3-2。

表 17-3-1　体重测量实验结果

观察项目	对照组	生理盐水组	丙咪嗪治疗组	帕罗西汀治疗组
第 1 周				
第 3 周				
第 5 周				

表 17-3-2　旷场实验结果

观察项目	对照组	生理盐水组	丙咪嗪治疗组	帕罗西汀治疗组
在中央格内的停留时间				
穿格数				
站立数				
尿便次数				
运动速度				
运动距离				
休息时间				
沿边运动距离				
中央运动距离				

【注意事项】

旷场实验要在弱光照明的安静环境中进行，观察者尽量与测试动物分隔。每两只小鼠实验间用干净的抹布和纸巾将旷场清理干净，以免上次动物余留的信息(如动物的大小便、气味等)影响下次测试结果。

【思考题】

简述抗抑郁药物的分类及其代表药物。

（卢珺）

第十八章　设计性实验

设计性实验是医学机能学实验中的一项重要内容。研究者在掌握了一定的实验技能和方法后，可根据所学知识提出问题，采用科学的逻辑思维对拟定的研究问题进行有明确目的的探索性研究。设计性实验的基本步骤包括科研选题、提出科学假说、实验设计与实施、实验结果的分析与处理、研究论文的撰写与发表等。开展设计性实验的目的是通过科研实践提高研究者发现问题、分析问题和解决问题的能力，这对于培养高素质、创新型人才具有重要意义。

一、科研选题

生物医药科研选题是医学工作者为探索并解决一个医学科技问题而提出的假说、设想及其依据，为达到研究目标而设计出实施方案并加以探索的一个最基本的研究单元，它也是科学研究的起点，包括"提出问题（实践经验）—文献评述—立题（形成假设）—课题设计"等程序。科研选题可反映出科研工作者的思维能力与认识水平的高低，反映出其专业知识的广度与深度。

如何发现、选择和凝练一个有意义的科学问题，对于研究者来说是一个挑战。高水平、高质量的选题应具有创新性、科学性和可行性。创新是科学研究的灵魂，因此选题应是目前尚未解决且解决后会推动理论研究或临床实践发展和前进的。科学性，即选题应实事求是，符合客观规律，合乎逻辑推理。可行性，即选题必须具备完成课题的主客观条件，要结合自身研究领域、学术水平的实际情况，并充分考虑设备、技术、经费等客观因素的影响，切忌不切实际、好高骛远。研究者首先需要通过查阅大量文献资料，了解有关研究的历史和现状，包括已取得的成果和尚未解决的问题；然后在此基础上，结合自身研究特点、优势及研究所具备的客观条件，经过认真思考凝练出需要探索的主要科学问题，并提出解决该问题的假说，从而选定明确的课题以开展研究。

生物医药科研选题应根据国家经济建设和社会发展的实际需要，选择在医药卫生事业中急需解决或有重大意义的关键问题。因此在申报科研选题时，各级科研课题申报指南通常是正确选题的重要依据。研究者可以从学科交叉的边缘区或研究空白区选题，或从学术研究的争论中选题，也可以在文献阅读的积累中筛选出好的选题。善于借鉴他人的选题，升华自己的构思，补充前人的观点并丰富其内容，是科研选题的又一技巧和捷径。研究者在机能学设计性实验中可围绕生理学、病理生理学及药理学中所学的知识，按照选题的基本原则与技巧进行选题，如对原有实验方法的改进、新建一种动物模型及评价指标、探讨某种体液因子或药物的作用及机制、研究某一疾病的病理生理机制或治疗新方法等，都可以作为选题范围。

当确定选题并提出问题后，便要广泛查阅文献，根据科学理论、事实和实验，对拟研究的问题提出假定性说明或推测性解释，这一步骤即形成科学假说的过程。假说虽然有一定的科学依据，但毕竟是对未知研究事物及其规律的猜想和推断，尚有待实践的检验，将来既有可能因被证实而发展为理论，也有可能因被证伪而遭淘汰。

二、实验设计

实验设计是研究者根据研究目的、在合理科学假说的基础上，结合具体的实验条件设置干预措施，制定合理的研究方法及技术路线的过程，包括专业设计和统计设计。实验设计是实验实施的依据和数据处理的前提，亦是科学研究获得预期结果的重要保证。一个科学合理的实验设计方案，不仅能够验证为解决科学问题所提出的假说，而且能最大限度地减少误差，获得可靠的结果。

实验设计主要由受试对象、处理因素和实验效应三大基本要素构成。受试对象也称实验单位，主要是动物，有时也可以将人作为受试对象。动物实验中应根据实验要求选择适当的实验动物或动物模型，并估算出合适的样本含量(动物数量)。处理因素是施加于受试对象在实验中需要观察并阐明其效应的作用因素，可以是物理因素(如电刺激、温度、手术)，也可以是化学因素(如药物、毒物、缺氧)或生物因素(如细菌、病毒)等。与处理因素同时存在，可能影响实验结果的因素称为非处理因素。一般的实验常用单因素设计，即除某特定的处理因素可变动外，其他因素保持不变。如果一个实验中处理因素过多，会使分组过多，实验方法复杂，实验难以控制。设计处理因素时，应注意处理因素的标准化(如确定处理因素的性质、作用强度或剂量、作用时间等)，还要充分考虑非处理因素的可能影响(如设置合适的对照组及分组方法，尽量使非处理因素在各处理组中均衡分布等)。实验效应是处理因素作用于受试对象后所产生的反应或结果，它是通过具体观察指标来体现的。观察指标应满足实验设计所要求的客观性、特异性、灵敏性、精确性及有效性等。

为了减少实验误差和提高效率，在实验设计时必须遵守三个基本原则，即对照原则、重复原则和随机原则。

1.对照原则

对照原则是指在设立对照组时除处理因素不同外，其他对实验结果可能会有影响的非处理因素应尽量一致。只有使对照组和实验组的非处理因素达到均衡，才能把处理因素的效应充分显露出来。在医学研究中常见的对照形式如下。

(1)空白对照：受试对象不做任何施加因素的处理。

(2)实验对照：对受试对象进行与实验组同样的处理，但是不给药物。设立实验对照的目的是消除实验过程(如麻醉、注射、手术等非处理因素)对实验结果的影响，特别是在制备动物病理模型时，必须考虑设置实验对照组。

(3)标准对照：在同样的实验条件下，设立给予"公认标准方式"的实验组(如目前疗效确定的同类药物或治疗方法)，以检查实验方法及技术的可靠性。标准对照在药理实验中应用得比较普遍。

(4)自身对照：对照与实验在同一受试对象上进行，如观察给药前后某种观测指标的变化，这样可以减少个体差异的影响。

（5）组间对照：即几个实验组之间相互对照，以便将各实验组的结果进行比较，确定实验效果。

2. 重复原则

重复原则是指实验组和对照组应有一定数量的重复观察结果，即要达到一定的样本含量。由于受试对象的个体差异等因素，一次实验结果往往并不够准确，因此，需要多次重复实验以获得较为稳定的结果。当然，也不是样本含量越大越好。样本量过大，一方面会造成浪费，另一方面也不易严格控制实验条件。总之，在实验设计时应正确估算所需要的样本含量。

3. 随机原则

随机原则是指在进行实验分组时，每个受试对象具有均等的机会被分配到实验组或对照组。在医学研究中，随机原则可以保证实验组和对照组的受试对象都属于同一总体，避免研究者主观愿望破坏实验组和对照组的均衡性，同时这也是统计假设检验推论的前提条件。

三、实验实施

实验设计方案一旦研究通过，就要遵照科研计划付诸实验，获取原始数据。这一过程被称为实验实施，包括实验准备、预实验、正式实验、资料和数据收集、整理分析等阶段。

在实验实施中必须恪守实事求是的原则，如实测取实验数据，翔实记录研究结果。为了获取客观真实的实验结果，控制和减少实验误差，应注意做到以下几点。

（1）严格遵守实验室规章制度，在了解研究目的和内容、掌握实验方法和技术的基础上规范操作。

（2）培养严谨的科学态度和实事求是的工作作风，密切注意实验过程中的每一个细节，及时并详细做好主要观察指标的记录，同时也要留心其他现象，尤其是特殊现象。

（3）科研记录是对科研实践全过程的客观、全面、准确的科学描述，在科学研究中，尽量用各种方法获得真实结果的直接记录，或所统计的各种数据、文字、图表、照片、声像等原始资料的直接记录。

（4）全体科研成员要有吃苦耐劳、协作奋斗的团队精神。

医学机能学实验设计的内容参见第十六章第三节相关内容。

（王勇）

第十九章　医学科研论文写作

第一节　医学科研论文的基本格式与要求

　　医学科研论文是在医学科学研究和科学实验的基础上，对医学及其专业技术领域里的某些现象或问题进行专题研究，将研究中所获得的数据资料经过归纳、整理和统计，并通过分析、判断、推理等逻辑思维手段，得出相应的研究结论，揭示出某些现象和问题的本质及其规律性而撰写出的论文。在撰写医学科研论文的过程中，应当选题恰当、目的明确、数据可靠、方法科学、分析及推论正确、文字简练、图表规范，充分体现出科研论文应具有的科学性、创新性、逻辑性和简洁性。将具有创造性和科学价值的医学科研成果通过论文的形式公开发表展现出来，对于推动医学的发展极为重要。

　　常见的医学科研论文有研究类论文（论著）、综述类论文和报道类论文等。科研论文的撰写一般都有比较固定的格式和规定，本书以医学研究类论文为例，介绍其基本格式与要求。医学研究类论文主要包括以下几部分。

一、标题

　　论文的标题应简明扼要，能准确反映研究的主体和核心内容，是论文的总纲和最重要的信息点。好的论文标题应具有画龙点睛、启迪读者思维的作用。一般中文标题以 20 个汉字以内为宜，英文标题一般不宜超过 10 个实词。

二、作者及单位

　　作者的署名通常只限于参与研究课题的选题和设计、直接参加研究或论文撰写工作并做出主要贡献的人员。其他仅参加筹措科研经费或资料收集者、一般的科研管理者、后勤保障人员或对论文进行评价者等不宜列为署名作者，但可以在致谢部分写出他们的贡献。署名时应按照作者在研究中的作用及贡献大小排列名次。通信作者往往是课题的负责人，承担着课题研究经费和研究方案设计，对论文内容和实验数据的真实性、可靠性等方面负主要责任。在读研究生撰写的论文，一般是由其导师担任通信作者。所有作者的工作单位、地址、邮政编码、电子邮件等信息应当详细列出，以便读者或编辑部联系。

三、摘要

　　摘要是对论文主要内容的高度浓缩和概括，应能准确反映全文的关键信息，使读者能在短时间内了解文章的概况，也是读者筛选是否需要进一步阅读的重要参考依据。论文摘要通常包括目的、方法、结果和结论四要素，要求简明、客观，不加评论和补充解释，字数一般限于 200~250 字。英文摘要应与中文摘要相对应。

四、关键词

在论文的中英文摘要之后，通常要求标出 3~5 个中英文关键词，这对于论文的检索有重要作用。关键词要求简洁、明确，并充分涵盖论文的中心内容。尽量使用美国国立医学图书馆最新版《医学索引》(*Index Medicus*)中医学主题词表(MeSH)内所列的词作为关键词。若主题词表中尚无合适的词可供选用，则可以将目前通用的词作为关键词。

五、引言

引言为科研论文的开头语，主要介绍研究背景、目的和意义，引导读者进入论文的主题，了解研究的来龙去脉。引言的字数不宜过多，主要讲清所研究问题的来源及论文目的即可。读者通过阅读前言，一般能够回答作者研究的是什么问题，以及这些问题是来源于他人的研究还是来源于作者的实际工作，准备解决哪些具体问题，问题解决后将有何意义，等等。

六、材料及方法

材料及方法是指在医学科学研究中所使用的实验材料和实验技术等。这部分是对论文研究设计及实施方法的介绍，着重体现研究的科学性和可靠性，需要详细撰写，以便他人能够重复该项实验。撰写的主要内容包括受试对象、实验分组方法、仪器设备、实验试剂、干预措施及质量控制标准、检测指标与测量方法、数据处理与统计分析方法等。

七、结果

结果部分为论文的核心内容，是对研究成果的总结，是获得重要结论的基础，也是进行判断推理的科学依据。结果的表达形式主要为文字叙述和统计图表，文字与图表应有机结合，注重二者间的内在逻辑联系和互补性，使研究结果重点突出，避免重复表达。统计数据及图表应客观准确并符合统计学规范，如计算均数时要同时提供标准差，显著性检验应提供统计量和相应的 P 值大小等。对于一些组织形态学或影像学图像要求清晰度高，对比度好，对重点要观察的阳性或阴性特征一般需要有明确的外加标志(如箭头或标尺等)。

八、讨论与结论

讨论与结论部分为科技论文的精华所在，是把实验结果提高到理论认识的部分，要对实验结果进行理论性分析、归纳和概括，阐明研究中各实验现象的内在联系和客观规律，并由此得出相应的研究结论。

讨论部分是从理论上对实验现象及观测结果进行分析综合，为文章的结论提供理论依据，说明该研究结果阐明了什么问题，揭示了什么规律，有何理论及实践意义，还可表达作者在结果部分所不能表达的推理性内容。但讨论的内容应当实事求是，符合客观规律，不可盲目夸大研究的理论意义、应用范围和价值。论文讨论部分需要阐述的主要内容：本研究结果的新发现、特点、优势、不足和局限性，与国内外类似研究对比有何异同，本研究的理论价值和实践意义，进一步的研究方向及展望等。

九、致谢

致谢是论文作者对为自己研究提供帮助的人或机构表示感谢。致谢部分一般置于正文之后，参考文献之前。对本研究有贡献，但又不符合署名作者条件的人员或机构，均应在文末以致谢的形式将相关人员或机构名称逐一列出。致谢内容必须实事求是，说明其具体贡献。

十、参考文献

参考文献是在论文中引用过的有关文献目录及相关信息。列出参考文献不仅能体现对他人研究成果的尊重，也可以向读者提供相关研究线索。不同的期刊对参考文献的格式有不同的规定，投稿时需要参照期刊的投稿要求来撰写。引用参考文献时，应尽可能引用最新和最主要的，以最近 5 年内发表的文献为宜，忌用无关或尚未公开发表的文献。作者应对引用文献的卷号、期数、年份、页码等信息核对无误。

第二节　医学科研论文的写作技巧与注意事项

科学研究结果只有经过发表和验证，才能成为人类知识理论体系的一部分。撰写和发表科研论文是医学科研工作者应具备的能力，发表论文的质量和数量也是衡量科研工作者学术水平高低的一个客观标准。

"持之有故，言之成理"是科研论文写作的基本要求，即在研究过程中对发现事物本质和规律所持的见解主张要有一定的依据，同时还必须经受实践的检验。论文的写作要经历选题、资料收集整理、拟定提纲、思维创造等多个步骤，在完成初稿后，还需反复修改打磨，确保论文的学术性、观点的确定性和语言表达的准确性。对于初写科研论文的人来说，论文标题不宜太大，篇幅不宜太长，涉及问题的面不宜过宽，论述的内容不求过深，尽可能在前人已有知识的基础上提出一点自己的新看法。

一篇好的医学科研论文不仅应主题突出，论点鲜明，还应结构严谨，层次分明，文字和图表简练规范。论文的选题内容要充分体现其科学价值，具有一定的新颖性，而不是对他人研究的简单重复。对于围绕论文的主题，采用合适的结构顺序和层次，安排好材料和组织段落。论述必须合乎逻辑，坚持摆事实讲道理，强调"以理服人"而不是"以情动人"。因医学科研论文的专业特点，在文字表达上力求准确、简练和生动，要能客观如实地反映事物的本来面目，并且通顺易懂、言简意赅，能给读者留下深刻印象。在向读者呈现研究结果时，可通过图表来展示。恰当地使用图形和表格，不仅可直观形象地表达论文的内容，而且图文并茂，与正文形成统一整体。

医学科研论文的写作是一个循序渐进、不断提高的过程，只有多学勤练和反思总结，才能提高自己的写作水平，同时其对锻炼逻辑思维能力也是大有裨益的。

（王勇）

附　录

附录一　实验动物的正常生理、生化指标

　　动物实验涉及许多生命指标的观察、测定和分析，有些指标可通过肉眼观察获得，有些需通过仪器检测获得，有些则要通过生化检验得到（附表1-1）。这些获得的指标均为实验结果，对实验过程和结果分析至关重要。

附表1-1　常用实验动物的正常生理、生化指标的正常值

指标	犬	兔	大鼠	小鼠	豚鼠	猫
寿命/年	10~20/ 10~15	4~9/ 5~7	2~3/ 2.0~2.5	2~3/ 1.5~2.0	5~7	6~10
性成熟期/天	180~300	120~240	60~75	35~60		
成年体重	8~20 kg	>1.5 kg	雌：>150 g 雄：>250 g	约20 g		
适用体重/kg	5~15	1.5~2.5	0.12~0.20	0.018~0.025	0.3~0.5	2~3
体温（直肠）/℃	37.5~39	38.5~39.5	37.8~38.7	37.2~38.8	38.2~38.9	38.0~39.5
心率/（次·min^{-1}）	109~130	123~304	216~600	323~730	260~400	110~140
呼吸频率/（次·min^{-1}）	11~37	38~60	66~114	84~163	69~104	20~30
潮气量/mL	251~432	19.3~24.6	0.6~1.25	0.09~0.23	1.00~3.20	
通气量/（mL·min^{-1}）	3300~7400	800~1140	50~101	11~36		
血压/kPa	8~16	10.66~14.66	10.13~13.7	10.8~14.79	7.53~11.6	7.57~12.12
血红蛋白/（g·dL^{-1}）	10.5~20	7.1~15.5	7.8~12	10~19		

续附表1-1

指标		犬	兔	大鼠	小鼠	豚鼠	猫
红细胞数/ ($10^{12} \cdot L^{-1}$)		5.5~8.5	4.0~6.4	7.2~9.6	7.7~12.5		
白细胞/ ($10^3 \cdot mm^{3-1}$)		6~17	5.2~12	5.0~25	4.0~12.0		
血小板/ ($10^4 \cdot mm^{3-1}$)		2.0~30	12~25	10.0~138	15.7~152		
血液 pH		7.31~7.42	7.21~7.57	7.26~7.44			
总血量(占体重百分比)/%		8~9	5.46	5.76~6.94	7.78		
血清非蛋白氮/ (mg/dL)		20~44	28~51	20~44	36~117		
血清钾/ (mmol·L^{-1})		3.7~5.0	2.7~5.1	3.8~5.4			
血清钠/ (mmol·L^{-1})		129~149	155~165	126~155			
血清钙/ (mmol·L^{-1})		3.8~6.4	5.6~8.0	3.1~5.3			
血清氧/ (mmol·L^{-1})		104~117	92~112	94~110			
血清胆红素/ (mg/dL)		0.1~0.3	<0.1	0.1~0.3			
尿比重		1020~1.050	1.010~1.050				
重要脏器质量(占体重百分比)/%	脑	0.59	0.40	1.22			
	心	0.85	0.35	0.76	0.50		
	肺	0.94	0.53	1.34			
	肾	0.30	0.70	0.32	0.88		
	肝	2.94	3.19	1.65	5.18		
	脾		0.94	0.15	0.38		
	甲状腺	0.02	0.022	0.016			
	肾上腺	0.01	0.02	0.05			

续附表1-1

指标		犬	兔	大鼠	小鼠	豚鼠	猫
白细胞分类/%	嗜中性粒细胞	62~80	26~52	12~14	9~34	22~50	44~82
	嗜酸性粒细胞	2~24	1~4	0~5	1~6	5~12	2~11
	嗜碱性粒细胞	0~2	1~3	0~1	0~1.5	0~2	0~0.5
	淋巴细胞	28~100	30~82	54~85	65~84	36~64	15~44
	嗜中性粒细胞	3~9	1~4	0~15	0~5	3~13	0.5~0.7

附录二 人体生理、生化指标参考值

人体生理、生化指标参考值见附表2-1~附表2-6。

附表 2-1 人体生理、生化测定指标及参考值

序号	测定指标	参考值
1	腋温	36~37℃
2	心率	60~100 次/min
3	血压	舒张压：8.0~12.0 kPa 或 60~90 mmHg； 收缩压：12.0~18.7 kPa 或 90~140 mmHg
4	红细胞数	男性：$4.0×10^2$~$5.5×10^2$/L 或 4.010^6~$5.5×10^6$/μL； 女性：$3.5×10^2$~$5.0×10^2$/L 或 $3.5×10^6$~$5.0×10^6$/μL
5	血红蛋白	男性：120~160 g/L 或 12~16 g/dL； 女性：110~150 g/L 或 11~15 g/dL
6	红细胞比容	男性：0.40~0.50 或 40~50 vol%； 女性：0.37~0.48 或 37~48 vol%
7	白细胞数	$4×10^9$~$10×10^9$/L 或 4000~10000/μL
8	中性粒细胞比例	0.5~0.7 或 50%~70%
9	嗜酸性粒细胞比例	0.005~0.03 或 0.5%~3%
10	嗜碱性粒细胞比例	0.00~0.0075 或 0~0.75%

续附表2-1

序号	测定指标	参考值
11	淋巴细胞比例	0.2~0.4 或 20%~40%
12	单核细胞比例	0.01~0.08 或 1%~8%
13	血小板数	$100×10^9$~$300×10^9$ 或 10 万~30 万/μL
14	出血时间	Duke 法 1~3 min, lvy 法 0.5~6 min
15	凝血时间	毛细管法 3~7 min, 玻片法 2~8 min, 试管法 4~12 min
16	凝血酶原时间	>20 sec
17	部分凝血活酶时间	35~45 sec
18	凝血酶时间	13~17 sec
19	全血葡萄糖	3.9~5.6 mmol/L 或 70~100 mg/dL
20	全血尿素	3.2~70 mmol/L 或 19~42 mg/dL
21	全血尿素氮	3.2~7.0 mmol/L 或 9~20 mg/dL
22	全血非蛋白氮	14.3~25.0 mmol/L 或 20~35 mg/dL
23	尿酸	119~238 μmol/L 或 2~4 mg/dL
24	全血肌酐	88~177 μmol/L 或 1~2 mg/dL
25	全血肌酸	230~530 μmol/L 或 3~7 mg/dL
26	全血丙酮酸	45~140 μmol/L 或 0.4~123 mg/dL
27	动脉血氧分压 PaO_2	13.33 kPa 或 100 mmHg
28	组织氧分压 PtO_2	5.32 kPa 或 40 mmHg
29	动脉血二氧化碳分压 $PaCO_2$	4.67~6.00 kPa 或 33~46 mmHg
30	二氧化碳结合力 CO_2CP	22~31 mmol/L 或 50~70 vol%
31	血液 pH	7.35~7.45
32	标准碳酸氢盐(SB)	22~27 mmol/L
33	实际碳酸氢盐(AB)	22~27 mmol/L
34	缓冲碱(BB)	45~52 mmol/L
35	碱剩余(BE)	−3~+3 mmol/L
36	阴离子间隙(AG)	10~14 mmol/L
37	血清钠	135~150 mmol/L
38	血清钾	3.5~5.5 mmol/L
39	血沉 ESR(魏氏法)	儿童：0~10mm/h； 50 岁以下：男性 0~15 mm/h, 女性 0~20 mm/h； 50 岁以上：男性 0~20 mm/h, 女性 0~30 mm/h； 85 岁以上：男性 0~30 mm/h, 女性 0~42 mm/h
40	抗链球菌溶血素试验(ASO)	<400 U

续附表2-1

序号	测定指标	参考值
41	鱼精蛋白副凝试验（3P 试验）	阴性
42		

附表 2-2　循环系统人体生理指标及参考值

序号	指标	参考值	说明
1	左室射血时间（LVET）	约 0.25 s	左室射血进入主动脉的时间。射血期可因为射血速度的快慢分为两期，其中快速射血期持续约 0.1 s，减慢射血期持续约 0.15 s。对早期发现心脏泵血功能异常具有重要意义
2	心室充盈时间	约 0.33 s	血液从心房进入充盈至心室内的过程。其中快速充盈期约 0.11 s，减慢充盈期约 0.22 s。对早期发现心脏泵血功能异常具有重要意义
3	每搏输出量（SV）	60~80 mL	一次心搏一侧心室射出的血量，简称搏出量。对早期发现心脏泵血功能异常具有重要意义
4	射血分数（EF）	55%~65%	搏出量与心舒末期容积之比，称为射血分数。对早期发现心脏泵血功能异常具有重要意义
5	心率（HR）	60~100 次/min	正常人安静状态下每分钟心跳的次数。心率变化与心脏疾病密切相关
6	心输出量（CO）	男性：4.5~6.0 L/min 女性比同体重男性约低 10%	每分钟一侧心室射出的血液总量，又称每分输出量。心输出量等于每搏输出量与心率的乘积，是评价循环系统效率高低的重要指标
7	心指数（CI）	2.5~4.0 L/（min·m²）	以单位体表面积（m²）计算的心输出量称为心指数。是比较不同个体之间心脏泵血功能的较好指标
8	左室每搏功	约 0.803 J	左心室一次收缩所做的功称为每搏功。左室每搏功可以更全面地对心脏泵血功能进行评价
9	动脉血压	收缩压：100~120 mmHg 舒张压：60~80 mmHg	血管内流动的血液对血管侧壁的压强，即单位面积上的压力，称为血压。动脉血压是循环功能的重要指标之一，其过高或过低都会影响各器官的血液供应和心脏的负担
10	肺动脉压	收缩压：10~30 mmHg 舒张压：5~10 mmHg	血液流经肺循环对肺动脉血管产生的侧压力。增高见于肺部疾患、低氧血症、二尖瓣疾病、左室衰竭等；降低见于低血容量、三尖瓣狭窄等

续表2-2

序号	指标	参考值	说明
11	中心静脉压（CVP）	5~12 cmH$_2$O	上下腔静脉进入右心房处的压力，通常将右心房和胸腔内大静脉的血压称为中心静脉压。临床上可作为补液速度和补液量的指标
12	血量	4.2~4.8 L（60 kg 的健康成年人）	全身血液的总量。健康成年人的血液总量相当于体重的 7%~8%。血量的变化及其调节对全身各部分的功能影响极大

附表 2-3　呼吸系统人体生理指标及参考值

序号	指标	参考值	说明
1	呼吸频率（RR）	12~20 次/min	单位时间的呼吸次数。呼吸减慢常见于代谢率降低、麻醉过量、休克以及明显颅内压增高等。呼吸增快常见于发热、疼痛、贫血、甲状腺功能亢进症、心力衰竭、精神障碍等
2	潮气量（TV）	400~600 mL	每次呼吸时吸入或呼出的气体量称为潮气量，因呼吸交替似潮水涨落而得其名。轻度阻塞性通气障碍时可增大；轻度限制性通气障碍时可减小
3	肺通气量（PV）	男性：约 6.6 L 女性：约 4.2 L	每分钟吸入或呼出的气体总量称为肺通气量。低于 3 L 表示通气不足，高于 10 L 表示通气过度
4	肺泡通气量（AV）	约 4.2L/min	每分钟进入肺泡的气体总量。需和其他肺功能指标综合判断
5	胸膜腔内压	−10~−3 mmHg	胸膜腔内压是指存在于肺表面的脏层胸膜和衬于胸廓内壁的壁层胸膜之间的腔隙内压力。胸膜腔负压可以维持肺的扩张状态，保证肺通气正常进行，可降低中心静脉压，有利于静脉血和淋巴液的回流
6	肺内压	−2~2 mmHg	肺泡内的压力在呼吸过程中呈周期性变化。当呼吸道不够通畅时，肺内压升降明显
7	肺泡 O$_2$ 分压（PaO$_2$）	约 102mmHg	肺泡气中氧气分子产生的压力。该值增加提示通气过度，降低常提示通气不足
8	肺泡 CO$_2$ 分压（PaCO$_2$）	约 40 mmHg	肺泡气中二氧化碳分子产生的压力。该值增加提示通气不足，降低常提示通气过度
9	肺活量（VC）	男性：约 3500 mL 女性：约 2500 mL	尽力吸气后能呼出的最大气量。肺活量是潮气量、补吸气量和补呼气量，是临床上的常用指标之一。该值减少见于限制性通气障碍和严重阻塞性通气障碍

续附表2-3

序号	指标	参考值	说明
10	余气量（RV）	1000~1500 mL	最大呼气末尚存留于肺内不能再呼出的气体量。限制性通气障碍时减小，阻塞性通气时增大
11	功能余气量（FRC）	约2500 mL	平静呼气后肺内存留的气量。功能余气量为补呼气量和余气量之和。限制性通气障碍时减小，阻塞性通气时增大
12	肺总量（TLC）	男性：约5000 mL 女性：约3500 mL	肺能容纳的最大气体量。肺总量为肺活量和余气量之和。限制性通气障碍时常减小
13	通气/血流比值（Va/Q）	约0.84	每分钟肺泡通气量和每分钟肺血流量的比值。该值增大意味着通气过度或血流相对不足，部分肺泡气体未能与血液气体充分交换，致使肺泡无效腔增大
14	最大通气量（MVV）	男性：（104±2.71）L/min 女性：（82.5±2.17）L/min	单位时间内所能呼吸的最大通气量。反映呼吸系统整体效能，阻塞性和限制性病变时均可下降
15	深吸气量（IC）	1900~2600 mL	从平静呼气末做最大吸气时所能吸入的气体量。深吸气量为潮气量与补吸气量之和。限制性通气障碍时减小，阻塞性通气障碍时不明显
16	补吸气量/吸气贮备量（IRV）	1500~2000 mL	平静吸气末，再尽力吸气时所能吸入的最大气量。与通气储备有关
17	补呼气量/呼气贮备量（ERV）	900~1200 mL	平静呼气末，再尽力呼气时所能继续呼出的最大气量。与通气储备有关
18	用力肺活量（FVC）	男性：3.2L左右 女性：2.3L左右	将测定肺活量的气体用最快速呼出的能力。下降见于限制性通气障碍或严重阻塞性通气障碍
19	1s末用力肺活量（FEV1）	FEV1/FVC约为83%	最大吸气后尽力尽快呼气，在第1 s呼出的气体量。为排除背景肺容量的影响，通常以FEV所占FVC的百分数表示。该值是临床上鉴别阻塞性肺疾病和限制性肺疾病最常用的指标
20	生理无效腔	约150mL	肺泡无效腔与解剖无效腔一起合称为生理无效腔。常因肺部疾病时增大

附表 2-4　泌尿系统人体生理指标及参考值

序号	指标	参考值	说明
1	尿量	1000~2000 mL/d	24 h 内排出体外的尿液总量。新鲜尿液一般呈淡黄色、清晰透明，比重为 1.015~1.025，多呈弱酸性，随机尿 pH 4.5~8.0，挥发性酸的气味。尿液性状改变提示肾脏功能障碍
2	肾小球滤过率（GFR）	约 125 mL/min	单位时间内（每分钟）两肾生成的超滤液量。用于早期了解肾功能减退情况，在慢性肾病的病程中可用于估计功能性肾单位损失的程度及发展情况
3	血清肌酐（Cr）	男性：44~133 μmol/L 女性：70~106 μmol/L	在肌肉中，肌酸主要通过不可逆的非酶脱水反应缓缓地形成肌酐，再释放到血液中，随尿排泄。血清肌酐是了解肾功能的主要方法之一，是肾脏功能的重要指标，该值升高意味着肾功能的损害
4	尿素氮（BUN）	2.9~7.5 mmol/L	血浆中除蛋白质以外的一种含氮化合物，它从肾小球滤过而排出体外，是判断肾小球滤过功能的指标
5	尿酸（UA）	男性：149~416 μmol/L 女性：89~357 μmol/L	尿酸是嘌呤代谢的终产物。血清尿酸增高是诊断痛风的主要依据

附表 2-5　内分泌系统人体生理指标意义及参考值

序号	指标	参考值	说明
1	生长激素	儿童<20 μg/L 男性<2 μg/L 女性<10 μg/L	能够调节控制人体内分泌机制，使进入机体内的营养物质，按人类对动物生长的需求使其朝着有益的方向进行再分配功能的各类激素的总称。在人体生长发育中起着关键作用
2	甲状腺激素	TT：465~155 nmol/L TT3：1.6~3.0 nmol/L rT3：0.2~0.8 nmol/L	甲状腺激素是甲状腺所分泌的激素，作用于人体几乎全部细胞。维持正常生长发育、促进代谢和产热、提高机体交感-肾上腺系统的反应性等作用
3	肾上腺皮质激素	血清皮质醇：上午 8 点为 140~630 nmol/L，凌晨 2 点为 5~165 nmol/L 尿液皮质醇：30~276 nmol/d	人体肾上腺皮质束状带与网状带分泌的类固醇激素，是维持生命所必需的物质。主要影响物质代谢过程，具有调节糖、脂肪和蛋白质的生物合成和代谢的作用

附表 2-6　血液系统人体生理指标意义及参考值

序号	指标	参考值	说明
1	动脉血氧分压（PaO_2）	80～100 mmHg	动脉血中物理溶解的氧分子所产生的压力。动脉血氧分压检测主要用于缺氧或氧中毒性疾病的诊断
2	动脉血二氧化碳分压（$PaCO_2$）	35～45mmHg	溶解在动脉血液中的二氧化碳分子产生的压力。测定二氧化碳分压可反应呼吸功能对酸碱平衡的调节能力
3	动脉血氧饱和度（SaO_2）	95%～98%	血液中被氧结合的氧合血红蛋白的容量占全部可结合的血红蛋白容量的百分比，即血液中血氧的浓度。其是呼吸循环的重要生理参数，过低会造成机体供氧不足，过高会导致体内细胞老化
4	静脉血氧分压（PaO_2）	约 40mmHg	混合静脉血中物理溶解的氧分子所产生的张力。判断肺换气功能是否正常
5	静脉血二氧化碳分压（$PaCO_2$）	45～55mmHg	溶解在混合静脉血液中的二氧化碳分子产生的压力。增高见于呼吸性酸中毒、代谢性碱中毒；降低见于呼吸性碱中毒和代谢性酸中毒。
6	红细胞（RBC）	男性：$(4.0～5.5)×10^{12}/L$ 女性：$(3.5～5.0)×10^{12}/L$ 新生儿：$6.0～7.0×10^{12}/L$	红细胞是血液中数量最多的一种血细胞。红细胞增多常见于身体缺氧、血液浓缩、真性红细胞增多症、肺气肿等，红细胞减少常见于白血病、急性大出血、缺铁、等疾病
7	白细胞（WBC）	$(4.0～10.0)×10^9/L$	无色、球形、有核的血细胞。白细胞增多，常见于炎症的发生
8	血红蛋白（Hb）	男性：120～160 g/L 女性：110～150 g/L 新生儿：180～190 g/L	红细胞内运输氧的特殊蛋白质，是使血液呈红色的蛋白，由珠蛋白和血红素组成。与真性红细胞增多症、贫血、白血病相关
9	血小板（PLT）	$(100～300)×10^9/L$	从骨髓成熟的巨核细胞胞质中脱落下来的小块胞质。对机体的止血功能极为重要
10	出血时间（BT）	出血时间（模板法）：4.8～9.0min	从针刺使皮肤毛细血管破裂后，血液从伤口内流出到自动停止流出所需的一段时间。出血时间用于评价皮肤毛细血管的止血能力
11	凝血时间（CT）	凝血时间（试管法）：4～12 min	从血液流出体外时起到血液在体外自动凝固所需的时间。凝血时间用于测定血液的凝固能力

续附表2-6

序号	指标	参考值	说明
12	血糖 （GLU）	空腹：3.9~6.1 mmol/L 餐后2 h：<7.8 mmol/L	血中的葡萄糖称为血糖，正常人血糖的产生和利用处于动态平衡的状态，维持在一个相对稳定的水平。为各种组织、脏器的正常运作提供动力
13	血清蛋白	总蛋白：60~80g/L 白蛋白：40~55g/L 球蛋白：20~30g/L	血液中脂肪酸的携带者。可用于机体营养状态的监测，还可用于疾病的诊断及鉴别诊断
14	脂类	甘油三酯： 0.56~1.70 mmol/L 总胆固醇： 2.33~5.69 mmol/L 高密度脂蛋白： 1.0~1.7 mmol/L 低密度脂蛋白： 1.3~4.0 mmol/L	人体需要的重要营养素之一，供给机体所需的能量、提供机体所需的必需脂肪酸，是人体细胞组织的组成成分。与心血管疾病相关

（周寿红）